U0094561

中华医典

第四辑

健康成都·中医药文化系列

诸病源候论

主编 舒畅 尹波

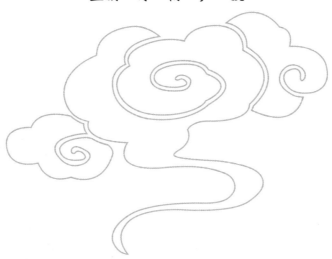

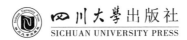

四川大学出版社

SICHUAN UNIVERSITY PRESS

图书在版编目（CIP）数据

中华医典. 第四辑 / 舒畅，尹波主编. — 成都：四川大学出版社，2023.2
（健康成都. 中医药文化系列）
ISBN 978-7-5690-5932-8

Ⅰ. ①中… Ⅱ. ①舒… ②尹… Ⅲ. ①中医典籍 Ⅳ. ① R2-5

中国国家版本馆 CIP 数据核字（2023）第 015607 号

书　　名：中华医典（第四辑）
　　　　　Zhonghua Yidian (Di-si Ji)
主　　编：舒　畅　尹　波
丛 书 名：健康成都·中医药文化系列

选题策划：刘慧敏
责任编辑：刘慧敏
责任校对：舒　星
装帧设计：墨创文化
责任印制：王　炜

出版发行：四川大学出版社有限责任公司
　　　　　地址：成都市一环路南一段 24 号（610065）
　　　　　电话：（028）85408311（发行部）、85400276（总编室）
　　　　　电子邮箱：scupress@vip.163.com
　　　　　网址：https://press.scu.edu.cn
印前制作：四川胜翔数码印务设计有限公司
印刷装订：四川盛图彩色印刷有限公司

成品尺寸：170 mm×240 mm
印　　张：37.75
字　　数：651 千字

版　　次：2023 年 4 月 第 1 版
印　　次：2023 年 4 月 第 1 次印刷
定　　价：198.00 元

扫码获取数字资源

四川大学出版社
微信公众号

本社图书如有印装质量问题，请联系发行部调换

版权所有 ◆ 侵权必究

《中华医典》编委会

主　编：舒　畅　尹　波

副主编：李文泽　孙锦泉　王朝阳

编　委：马　宇　王小红　李　健　王智勇

　　　　任玉兰　吴洪泽　杨世文　杨　静

　　　　舒　星

凡 例

一、本丛书收录范围为先秦到清末的中医古籍经典文献，因卷帙浩繁，体例所限，择其要者而收之。

二、所收古籍，每种皆选择善本或足本，原则上以底本为主。因本丛书按辑出版，各书体例、用字原本就不尽统一，故通假字、异体字、俗体字不强求统一，由各书点校者视各书具体情况而定，尤其涉及特殊情况者，各书点校者可另拟恰当凡例。

三、每种书前均撰写提要，简述本书作者、版本流传、价值及意义。

四、凡有歧义者，加脚注。

五、有些书，如张仲景的《伤寒论》和《金匮要略》，既是指导性的医理经典，又是伤寒杂病的临床医学经典，具有医学的指导性意义，故置于"医理经典"中。

六、中医古籍原版采用繁体竖排，为适应现代人阅读习惯，本丛书均改为简体横排。为适应版式之变化，对原书的个别用语做了调整，如改"右引"为"上引"之类。

历史理性与文化智慧交融的城市

——写在"健康成都·中医药文化系列"丛书刊行之际

明清以降，"西学东渐"，中国传统文化"面临千年未有之大变局"，中医作为其重要组成部分，同样经历了艰难曲折的发展历程。但正所谓"否极泰来"，随着我国综合国力的提升与文化自信的建构，以及群众对健康需求的提高，中医面临着近现代以来前所未有的发展机遇。

仰观俯察，重返历史现场，延伸历史视野，无论何时，当我们审视传统医学这一历久弥新的学科时，都无法回避历史与现实。历史是由大量的史实构成的，而"所有的历史都是当代史"，我们每个人都处在当下，都需要具备宏通的历史知识和敏锐的洞察力。

洞彻中华民族"观乎人文，以化成天下"的文化特质，则"为天地立心，为生民立命，为往圣继绝学，为万世开太平"的崇高理念，仍是全体中医人必须承担的责任与精神价值所在，亦是中医回归主流的必然选择。

中医之道，是升华生命的生生不息之道；中医之学，是生命健康的文化与技术；中医之术，是生命健康法则的实践与运用；中医精神，则如传统文化一样，能达于生命时空的每个角落。成都市建设"国际知名的文化之都"的目标，为中医事业的发展开辟了广阔的领域，涵括了更为广泛的人事因缘，于激荡的历史中深植理性与智慧，因此有了本系列丛书之刊行。借此，愿成都更从容睿智，更健康美丽，更祥和温煦！

是为序。

傅勇林①

2012 年 2 月 15 日

---

① 傅勇林，著名学者、博士生导师，时任成都市人民政府副市长。

《中华医典》序

中国传统医学经过几千年的传承和积淀，形成了一套博大精深、系统完整、逻辑严密的医学体系。该医学体系的基础涉及人文科学与自然科学的诸多学科，包括药物学、生物学、生理学、病理学、心理学、养生学、生态学、人类学、社会学、历史学、哲学、民族学、历算学、地理学、天文学、气象学等，可谓义弘体博，涵括了人类生活和认知的重要领域和多维的时空概念。在历史的不同时期，中国传统医学留下了许多里程碑式的经典之作，其中尤以四大经典引人瞩目。

《黄帝内经》以生命科学为主体论述阴阳五行、气血、津液、脏象、经络、五运六气、病因、病机、病症、治则治法，在人与自然的互动协调中全面认识自然特征与生命规律，抉天人之秘奥，阐顺逆之精微。明代医家王纶认为："盖医之有《内经》，犹儒道之六经，无所不备。"

《神农本草经》以"养命以应天，养性以应人，治病以应地"的"三品分类法"将中药按君、臣、佐使归类，由此奠定了中医药学的基础。唐代苏敬及金代张元素等，对药物性质展开研究，妙析玄解精粹之蕴，强调药物四气五味之厚薄、升降沉浮之区别，进一步完善了药物的归经理论。到明代李时珍的《本草纲目》，以及清代赵学敏对《本草纲目》的补遗，古代中医药物学臻于完善。

中医望、闻、问、切四诊法是扁鹊根据审察内外、辨证求因的诊病原则创立的。他循思古训，发皇古义，自有心得，创新立论，独步一代，在其著作《难经》中详细述及四诊法。四诊法成为传统中医诊病的主要手段并沿袭至今，《难经》也被列为中医四大经典之一。

医圣张仲景衰辑众本，博采众方，浸寻其义，方臻理要，勤于临证，创立了伤寒病的六经辨证诊治方法和内伤杂病的脏腑辨证诊治原则，并为后世留下了不少经典名方。其中，麻桂汤的汗法、承气汤的下法、理中汤的温法、柴胡汤的和法、鳖甲煎丸的消法、白虎汤的清法、建中汤的补法、瓜蒂汤的吐法等被奉为圭臬。其著述《伤寒杂病论》被尊为医学之经典，成为中医的又一大名著。朱丹溪曰："仲景诸方，实万世医门之规矩准绳也，后之欲为方圆平直者，必于是而取则焉。"

四大经典亦成为后世医家遵从的准绳，只是医无定则，同病异方，医家对病理、药理的理解不同，差异甚大，故历史上医派众多，聚讼纷纭。医学的纷争，宋代以降初见端倪，金元以后医学门派之别明若观火，医学的多元化始于金元四大家并由此演绎，影响后世。

金元四大家之刘完素认为自然之风、寒、暑、湿、燥、火六气入体皆能化火，宜养阴退阳，用寒凉之药治六气化火之病。在病机理论和治疗方法上独述新义，创立六气病机学说，成为"寒凉派"始祖。

张从正学宗刘完素，认为时人之病以热证、实证为多，治病祛邪强调一个"通"字，以汗、下、吐三法为要，重流忌滞，主张上涌下泻，汗法外化，使其上下无碍，气血通达，身无壅滞，成为"攻下派"（河间学派）的鼻祖。

李东垣则强调脾胃在五脏六腑中的重要性，认为脾胃居人之中，乃央土，治病首先要培土，否则，"脾胃内伤，百病由生"，成为脾胃学说的先导，创立了"补土派"。

朱丹溪鉴于东南"湿热痰火，致病常多"的特点，认为人体常有相火妄动而生邪火，提出"阳常有余，阴常不足"之论，治疗倡导滋阴降火，成为"滋阴派"的创始人。

金元四大家各执一端，皆著称于世，对后世特别是明清医家影响深远。阐发经义，详加释解之人有之；补充医理，完善医派之人有之；或不从一而宗，兼容并包者更有之。随之取舍，无所匡定。

明代医家薛己推崇东垣的补土理论，认为："人得土以养百骸，身失土以枯四肢。"同时，他发现"阳非有余，阴常不足"，故对丹溪的滋阴学说又进行了补偏救弊，提出"求之脉理，审其虚实，以施补泻"的治病方略。清代医家叶天士补充了东垣的脾胃论，提出"上下交损，当治其中"，进一步强调调理脾胃于治疗系统疾病的重要性，实为对东垣脾土理论的发挥。

明代医家王纶不从一派，兼容并蓄、博采众长，"外感法仲景，内伤法东垣，热病用河间，杂病用丹溪"。

在治病的机理上，一些医家则从脏腑、三焦或卫气营血切入。

《内经》在讲五脏的关系时特别强调心经的制衡作用，认为心火盛则诸脏衰，心火衰则诸脏盛。孙思邈据此进一步提出："凡大医治病，必当安神定志。"若是心神不宁，必将周身不安，故一些医家在治病时兼顾调理心经。

张景岳则注重肾经的调理，认为命门是人体脏腑生理功能的动力，是真阴之脏，生命之源，藏精化气，兼具水火，是脏腑的化源。由此，他创制了不少补肾方剂，成为后期温补派的主要代表。

叶天士在解读温邪病理之后尤其注重对肺经的防护和调理，其在《温热论》中开宗明义：温邪上受，首先犯肺，逆传心包，不同于伤寒六经传变，故按温病发展卫、气、营、血的四个阶段辨证施治。

吴鞠通在治病的法度上，继承了仲景、天士的医理思路，进一步完善了张氏《伤寒论》的六经辨证理论。他根据叶天士"河间温热，须究三焦"，"温热时邪，当分三焦投药"的论点，创立了三焦辨证理论。传变方式即自上而下为顺传，认为伤寒六经由表入里，由浅入深，顺传三焦。"治上焦如羽，非轻不举；治中焦如衡，非平不安；治下焦如权，非重不沉。"

因医派驳杂，门户既分，袭以成弊，致使医纲失序，错乱舛互，庸医亦随之泛滥。清中期以后，被誉为"一代医宗"的黄元御针对蔑视古经、倾议前哲之风，正其讹舛，正本清源，遂对《内经》《难经》《伤寒论》《金匮要略》等医学经典进行系统释读、融会贯通。他从阴阳变化、五行生克、脏腑生成、气血营卫、经络腧穴、病能脉法、泻南补北、精神化生等方面探微索隐，阐述古籍之精要，将人与自然四时相生、天人应和之关系的认识推到了一个新的高度，完善了中医的养生学理念。同时，对伤寒六经更有新解，对诸类杂病亦多抉奥阐幽。

晚清杏林亦有两位医家值得一提，即四川的唐容川和郑钦安。

唐容川既精于岐黄之道，嘉惠茕躬，又才高识妙，兼具西医的病理和解剖学知识，倡导中、西医汇通。认为西医详于形态结构，中医长于阴阳气化，试图用西医的生理解剖学原理来印证中医的脏腑经络理论，从中寻求中、西医对人体的认知异同，识契真要。

郑钦安师从梁漱溟、陈寅恪、蒙文通都倍加推崇的刘咸炘之祖父刘沅——一位集儒释道之大成的通学大儒，精于祛邪扶正、养气修性的道医之法。郑氏依托刘沅在人道、文道和医道方面给他的启悟，涉猎方书，研求医理，熟谙仲景岐黄之术，善解先圣古义，针对四川阴湿之病多发，提出扶阳学说，认为人身之阴阳并非平衡关系，乃元阳正气为本，强调阳主阴从。他用大剂量的姜、附、桂等辛温之药治病，成为"火神派"的一代宗师。

民国时期，传统中医体系多有传承，也颇有建树。京城四大名医之首的萧龙友与成都郑钦安的学生卢铸之同享盛名，中医界向有"北萧南卢"之说。新中国成立后，上海祝味菊集之大成，创立了"八纲论杂病，五段论伤寒"的理论，成为新中国医学院研究院第一任院长，对新中国中医学发展做出了奠基性贡献。

当今中医多分科而治，分科多重标病，即见病治病，这是西医的治病理路，对中医而言则是医家之大忌。周慎斋云："病有标本，多有本病不见而标病见者，有标本相反不相符者，若见一证即医一证，必然有失。"中、西医体系迥异，医理泾渭分明，中医不能丢失本经，盲目仿效，否则，不仅难达预期效果，甚至会贻误病情。异端曲学，足以害道。

古人皆知"运气不齐，古今异轨，古方新病，不相能也"（张元素语），既然时代、气候、环境都在变化，时过境迁，人体的疾病亦随社会生活的复杂化而呈现出多元化倾向，这就需要我们重新思考和审视中医的治病理路，与时俱进，加以调整。

中医不外乎循人与自然之生命规律，以望闻问切为诊治方法，按药物四气五味之归经，治阴阳寒热虚实表里之疾患，求人体五脏六腑系统平衡之要义。标本兼治，调理人体的全息系统，乃中医之正道。

数千年的临床实践，先哲前贤发其幽杳，博施典著，不仅中医的基础理论积淀深厚，而且在脉学、针灸学、经络学、腧穴学、中医推拿、养生学等众多专业领域成就斐然。各类医学典籍构建了中国传统医学系统完善的文化体系，在这座取之不尽、用之不竭、博大精深的医学文化宝库面前，吾辈当做出应有的创新探索和贡献。

四川大学中医文化与养生研究所所长、教授　孙锦泉
辛丑孟冬

前　言

舒　畅

有天地然后有生命，有生命而后有医药。医药几乎是伴随着人类的诞生而诞生的，也是伴随着人类文明的进步而进步的。同时，医药的进步又是人类文明健康持续发展的重要保证。纵观世界历史，有的人类群体因疾病而消失，有的文明之花因疫疠而枯萎……拥有五千年文明史的中华民族之所以创造出辉煌灿烂的历史，也与中华民族源远流长、风格独特的医药文化分不开。在中国医学史上，大家林立，学派争鸣，互相补益，无论从理论上还是实践上，都极大地促进了人类健康事业的发展。

一、中国医史觅踪

从传说来看，中医的出现几乎与中华文明的起源同步。自岐黄问答、神农尝药，医学便在中国历史的蒙昧状态中产生了。就像中华礼乐文明肇自轩辕黄帝一样，传说中医药的雏形也与 5000 年之前的黄帝时代有千丝万缕的联系。按《世本》《内经》《本草》《帝王世纪》等历史文献记载，几乎所有早期医林人物，诸如岐伯、巫彭、巫咸、俞跗、雷公、桐君、伯高、玉女、玄女、素女等，都是黄帝之臣，特别是文献载岐黄问对，始有《内经》，《世本·作篇》说"巫彭作医"，更明白不过地告诉人们：医学的产生早在黄帝之时！经专家研究，20 世纪 60 年代在内蒙古多伦旗头道洼新石器时代遗址中出土的砭石为原始先民使用的治疗器具；继后，70 年代，在距今 7000—6000 年的浙江河姆渡新石器时代遗址中又发现了一批骨针、骨锥，与《内经》用于针灸的"九针"之铍针、锋针绝相类似。

相传大禹之时，伯益佐治，经山际海，记其异物，遂有《山海经》。《山海经》载有"操不死之药以距"死气的巫彭、巫抵、巫阳、巫履、巫凡之人，还有十巫行医、灵山采药的记载，更记有具药用功能的大荒、海外异物奇兽多达120余种。王勃《黄帝八十一难经序》说："岐伯以授黄帝，黄帝历九师以授伊尹，伊尹以授汤，汤历六师以授太公，太公授文王，文王历九师以授医和，医和历六师以授秦越人，秦越人始定立章句。"上古医学传说并非纯出虚构，宜有史影。

传说"伊尹作汤液"，说明商代人对医药也有重大贡献。通过甲骨文卜辞可知殷人已具有较强的疾病分辨能力，其中记载了"疾目"、"疾首"、"疾耳"、"疾齿"、"疾舌"、"疾言"（咽喉痛）、"疾自"（鼻疾）、"疾身"（腹疾）、"疾足"等20余种疾病，同时还记载了生儿育女、梦幻臆病等疾病现象，反映了当时不一般的医疗水平。

"周人尊礼尚施，事鬼敬神而远之"（孔子），于是有巫医分途之革命。《周礼》巫、医两官分治，一属之"天官冢宰"，一属之"春官宗伯"，官有分属，职有专司，如"司巫掌群巫之政令。若国大旱，则帅巫而舞雩；国有大灾，则帅巫而造巫恒"云云，这里司巫的职掌纯为祭祀巫祝之事。又曰"医师掌医之政令，聚毒药以共医事。凡邦之有疾病者、疕疡者造焉，则使医分而治之；岁终，则稽其医事，以制其食"云云。周代的专职医官出现了进一步职业化、专门化的现象，分设有食医、疾医、疡医、兽医等职务，专司其业。

东周时期，王权下移；天子失官，学在四夷。从前各医多见于王官，活跃于内廷，自此也散在草野，布于民间。于是在春秋战国时期出现了一批游走于民间、出入于筚门蓬户的著名医生，医和、医缓、扁鹊等人就是他们的代表。《史记》载扁鹊"过邯郸，闻贵妇人，即为带下医；过洛阳，闻周人爱老人，即为耳目痹医；来入咸阳，闻秦人爱小儿，即为小儿医"。这种"随俗为变"的灵活性，使得中医学在周人医学分科的基础上进一步专业化。扁鹊还提出了望、闻、问、切的诊治方法，并实施药物疗法、针灸疗法和手术疗法等多种治疗手段。人们对医药之业的要求也越来越高，春秋时期有"医不三世，不服其药"（《礼记·曲礼》）、"三折肱知为良医"（《左传》定公十三年）之说，表明了人们对医药知识经验积累的重视。

伴随着诸子蜂起、百家争鸣的学术形势，医学家们自觉地将中国哲学中的阴阳、三才、五行观念引入医学理论领域，作为争鸣的"百家"之一活跃于学术领域。这不仅促进了中国医学理论的系统化和哲学化，而且为先秦时期的百家争鸣增添了崭新的内容。20 世纪 70 年代发现的长沙马王堆汉墓医书，经整理定名为《足臂十一脉灸经》、《阴阳十一脉灸经》（甲乙二本）、《脉法》、《阴阳脉死候》、《五十二病方》、《却谷食气》、《导引图》、《养生方》、《杂疗方》、《胎产书》、《十问》、《合阴阳》、《杂禁方》、《天下至道谈》等 15 种。经研究，这批入葬于汉文帝时期的医籍成书时间显然比秦汉之际的《黄帝内经》早，应是春秋战国时期重要的医学遗籍。2012 年在成都天回镇老官山汉墓出土的医简，据考证为扁鹊（敝昔）一系遗籍，弥足珍贵。

经春秋战国的发展，医药学在秦汉时期进入成熟期和定型期。秦始皇焚书坑儒，不焚医药、卜筮、种树之书，使战国以来的医药文献得以保存。汉武帝"表章六经"，其他诸子文献得以搜集、整理和保存，中医文献也是如此。司马迁《史记》为医林人物设立了专门的"列传"，扁鹊、仓公、淳于意等一批名医的事迹和医疗经验得到完整的记录，客观反映了社会对医者的重视。汉成帝时，刘向、刘歆父子领校群籍，侍医李柱国"校方技"，"方技"即医书。依据这次整理成果改编而成的《汉书·艺文志·方技略》，分医经、经方、房中、神仙四类，共著录 36 家医学著作，可见其时医学成果之夥！特别是著录时将"神仙"置于方技之末，这既反映了巫、医未能彻底分离的历史实际，也高扬了巫祝在医疗领域退居次要地位的时代旋律。司马迁在《扁鹊传》中将"信巫不信医"列为疾病"六不治"之一，更是对巫祝作用的大胆否定。汉初入葬的长沙马王堆医籍、成都天回镇医简，都表明医药之术不仅是生者健康的保障，也是死者安眠于地下的希望所系。汉代医学的一项伟大成就是《黄帝内经》的结集和整理，为整个中国医学体系奠定了从脏象、病机、运气，到诊法、治则等一系列理论基础和方法论原则。

东汉末年，医圣张机（字仲景）总结前人及时贤临床诊治经验，撰著《伤寒杂病论》（含《伤寒论》《金匮要略》两部分），对外感热病和内科疾病以及部分外科、伤科和妇儿科疾病诊治的理论和经验进行了系统研究，形成了"辨证施治"的中医治疗原则，为后世临床医学奠定了理论基础和行动指南。《三国志》《后汉书》都记载著名医家华佗发明了麻醉剂——麻沸散，他还利用这一"神药"对患者进行剖肠浣胃、剖判腹背等大型手术，这是人类医学史上亘古未有的大事件。《关羽传》所记关公"刮骨疗毒"，

《抱朴子》所说张仲景"穿胸以纳赤饼"等故事，当是此时麻醉药普遍使用的神奇记录。

魏晋南北朝到隋唐五代，中医脉诊、本草学、针灸学都取得了突出的成就。晋代名医王叔和著《脉经》，在前代著作《难经》"独取寸口"诊法的基础上，进一步总结归纳出二十四种脉象，提出了脉、证、治并重的理论。魏晋南北朝，关于药物学的认知也取得了长足进步，产生了大量"本草"类药物学著作，《汉书·艺文志》未著录的一代药典——《神农本草经》即出现并整理于这一时期；针灸学从理论到实践都达到前所未有的高度，其专门著作则有西晋皇甫谧的《针灸甲乙经》。其他医学门类都形成了各自的专门特色，这一时期的目录书一改《汉书·艺文志》只著录少量专科医书的情况，著录了一大批专科性医学著作。西晋葛洪所著《抱朴子》《肘后方》是炼丹和方书的代表作，南北朝雷敩的《雷公炮炙论》是制药学专著，南北朝的《刘涓子鬼遗方》是颇有成就的外科学专著，隋朝巢元方的《诸病源候论》是病因病机专著，产生于隋唐之际或更早的《颅囟经》是颇有影响的儿科专著，唐代苏敬等人的《新修本草》则是世界上第一部由政府组织修撰的中药大典，还有居于成都的波斯后裔李珣的《海药本草》。唐代还有眼科专著——《银海精微》，食疗专著——孟诜的《食疗本草》，伤科专著——蔺道人的《理伤续断方》，产科专著——咎殷的《经效产宝》，等等。此外，唐代还产生了"药王"孙思邈的《千金要方》《千金翼方》和王焘的《外台秘要》等大型方书，五代后蜀韩保昇修《蜀本草》，融药物、方剂于一体，更是沾溉后学，使百世蒙恩。

从南北朝开始，历代朝廷都有太医署的设置，唐代开始在科举考试中设置医学专科，这对医学从业及管理等专业人才的培养，无疑起到了规范化、专精化的影响，这也是世界上最早的国立医学学校和医学人才选拔制度。

中国文化"造极于赵宋"，医学亦复如是。随着经济、文化的发展，宋朝政府创设了"校正医书局"，集中了一批著名医家和学者，对历代重要医籍进行收集、整理、考证、校勘，刊行了一批重要医籍，在医籍从手抄向版刻转变的过程中，对刊正医籍、普及医学知识、促进医学事业的发展起了重要的作用。宋代开始设立官办药局，推广以中成药为主要产品的"局方"，极大地促进了中药的应用，方便了患者。在宋代医学教育中，针灸教学有了重大改革，王惟一于天圣四年（1026）著《铜人腧穴针灸图经》，次年又主持设计制造了等身高的针灸铜人两具，在针灸教学时供学生实习操作。这一

中华医典 第四辑

创举对后世针灸的发展影响很大。宋真宗时，峨眉女医发明用已愈痘痂接种法预防天花；蜀医唐慎微著《证类本草》，集"本草学"之大成，也为后来李时珍的《本草纲目》奠定了基本框架和文献基础。

金元时期，出现了医学流派，称为"金元四大家"。《四库全书总目》子部医家类序曰："儒之门户分于宋，医之门户分于金元。观元好问《伤寒会要序》，知河间之学与易水之学争；观戴良作《朱震亨传》，知丹溪之学与宣和局方之学争也。然儒有定理，而医无定法，病情万变，难守一宗。"《总目》所谓"分于金元"即指金代刘完素（刘河间）的"寒凉派"、张子和的"攻下派"、李东垣的"补土派"和元代朱震亨（号丹溪）的"滋阴派"。

公元1126年宋室南迁，黄河流域这一北宋文化中心处于金人的统治之下。北人南移，南人北投，水土不服，疾病丛生；"大兵之后，必有凶年"，长期的战乱导致疠疫横行，旧方成药无法解决新出现的疾病。金朝统辖地区的一批学识之士，在"不为良相，便为良医"的价值取向下，为了解决因战乱导致的医学新问题，对医学旧理成法进行反思，于是出现了挑战旧学的理论探讨，进而出现不同医学流派之间的学术争鸣。金元时争鸣的医学流派，各有自己的理论见解和与之相对应的治疗主张，各有自己的学术团体或追随者，也有各自的影响面。虽然他们都同处于一个时代（甚或是同一地区），又都以《内经》为自己的学术渊源，但对致病的原因和治疗方案有着迥然不同的见解。

张仲景《伤寒论》成书后，对后世医学影响甚大，特别是北宋时对《伤寒论》进行了重新整理，研究者、崇尚者更是趋之若鹜。在《伤寒论》的影响下，医家对外感热病多从伤寒角度考虑，处方多用温热药。但物极必反，至北宋后期，滥用温热香燥药剂又成医林一大弊端。这对宋金对峙时期出现的流行疫病，已是病不切理、药不对症了，传统方法已适应不了新的医学实际。于是金代河间人刘完素、易州人张元素均从运气说入手，提出了新的主张。张元素提出："运气不齐，古今异轨。古方新病，不相能也。"道出了金元医家要求变革医学理论、再创医学新方的共同心声。刘完素的《素问玄机原病式》依据《素问·至真要大论》的病机十九条原理进行阐发，认定凡人体中，与火热有关的病机占主要部分；并认为六气（风、寒、暑、湿、燥、火）之中，火热有二（火、暑），其他四气也都能化火生热，火热又往往产生风、燥，"六气皆从火化"，火之盛衰是人身致病之源。基于此，刘完素治"伤寒"（实则多为后世的瘟病），多用寒凉药，创制了一系列清热通利方剂，故后世称他所创医派为"寒凉派"。他的亲传弟子和私淑弟子继承了他的学术思想，由此形成声势浩大的"河间学派"。

河间学派中成就最大、足以张扬师学的弟子是张子和。张子和认为天下太平之时，人多恬静安逸，静逸属阴，用温药来解表发汗，可以收到治疗效果。但宋金之际，战争频繁、饥馑荐臻、赋役迭兴，是天下至扰至乱之时，动则属阳，诸病从火化，再用辛温就如以火济火，无济于事了。他认为应该改用刘河间的寒凉之剂。鉴于时医好补成风，滥用香燥，张子和又旗帜鲜明地提出治病必先攻邪，邪去则元气自复。张子和的"攻邪"思想落实在汗、吐、下三种治疗大法上，故后世称他的学派为"攻下派"。当然，张子和的汗、吐、下三法实与《素问》《伤寒论》的某些论说有密切关系。

与刘完素对立的是，张元素创立了"易水学派"。张元素对脏腑病机学说有新的阐发，他十分崇尚张仲景的用药法，认为用其法来治内科杂病也有神效。他治疗内科病主张以脏腑的寒热虚实来分析疾病的发生和演变，尤其强调"养正"，正气强，邪自除。张元素的学生李东垣发展了脏腑辨证和"养正"说，以《素问》"土者生万物"立论，著《脾胃论》《内外伤辨惑论》。战乱环境中的行医实践，使李东垣体会到"饮食劳倦则伤脾"（《难经》）的事实，而脾胃为生化之源，人以胃气为本，因此他创制了补中益气汤、升阳益胃汤等方，用以调补脾胃。胃属土，故后世称其学说为"补土派"。李东垣的弟子罗天益继承了重视脏腑辨证的传统，又对三焦辨证续有发挥。王好古则发展了"阴证"论，主张用温养脾肾法进行治疗。

"河间"学说传至元代朱震亨（丹溪），又进一步得到充实和发挥。朱丹溪生于南方，而南方疾病湿热较多，湿热和火热病机不同，不可再套用"河间"治火热之法，更不能采用《和剂局方》的辛燥香窜之方。朱丹溪是元代颇有造诣的理学家，他把医理和哲理相结合，对《素问》的研究别开生面，提出"阳常有余，阴常不足"的见解，主张用滋阴降火的方法来补肾养阴，创制了补阴丸等一系列滋阴降火方剂，因此后世称他的学说为"滋阴派"。朱丹溪的学术见解在明初风靡一时，影响甚巨。由"河间学派"衍生出来的温热学派，在清代发展到顶峰。

明代中后期曾出现一个新的学派，即"温补学派"，其首倡者为薛铠、薛己父子，影响及于晚明之赵献可与张景岳，继而发展了肾与"命门"、阴阳的理论。这一派认为，人之生气以阳为主，治病则应重用温药和补药。明代，中医病理学说有所进步，一批医学家主张把伤寒、温病和瘟疫等病区别对待。至清代，温病学说臻于成熟，一批有影响的医学家加入其中，壮大了"温病学派"的实力，如著《温热论》的叶天士，著《温病条辨》的吴鞠通，著《温热经纬》的王孟英等，皆是这一学派的学术中坚，也产生了韩懋《医通》等集历代医学之大成的重要医书。

由于西方传教士进入中国，从明代开始，西学已逐渐传入中国。伴随"西学东渐、东学西传"的形势，19世纪时，医学界便产生了"中西医汇通派"，其中有一批著名医学家如唐宗海（容川）、恽铁樵、张锡纯、张山雷、杨则民等，特别是唐容川，著《中西汇通医书五种》，明确标榜"中西医汇通"和"衷中参西"等，开启中西医结合的先声，与当时学人主张"中学为体，西学为用"的变革思想遥相呼应。时至当下，尽管西医方法已随着现代科技进步而日新月异，但是中医的理论和方法仍然在强身健体、治病救人等实践中发挥着重要作用。中医不仅是中华文化的宝贵遗产，也是保障中华民族健康的重要资源，不仅不能忘记，而且要传承、弘扬、创新，使其永葆青春，益加强盛。

二、中医理论述要

中医有浓厚的文化气息，如果说西医重视技术和操作的话，中医则在形上思维和临床实践的基础上形成了一套独特的哲学体系，在世界观、方法论等方面都有其自身的特点。中医的基础理论是建立在对人与自然的关系（特别是人与天地、四时、万物之间的关系）、人体自身的生命活动和疾病变化规律的认识基础上的，形成了阴阳、五行、运气、脏象、经络等学说，以及病因、病机、诊法、辨证、预防、养生等观念和方法。

"阴阳"是中国哲学的一个基本概念。人们通过对事物本身存在的互相对立的两个方面的观察，逐步形成对立统一的阴阳范畴，并用阴阳二气的消长来解释事物的运动变化。《周易》说"立天之道曰阴与阳"（《说卦传》），又说"一阴一阳之谓道"（《系辞传》）。阴阳二气互相依存、互相对立、互相作用，是宇宙万物发生、发展和变化的根本原理。"天地之性人为贵"，作为宇宙生灵的人类，当然也摆脱不了阴阳的相互作用。《素问》所谓"人生有形，不离阴阳""生之本，本于阴阳"，即此之谓也。根据这一认识，中医学运用阴阳对立统一的观念来阐述人体上下、内外、表里各部分之间，以及人体生命活动同自然、社会这些外界环境之间的复杂关系，认为阴阳的相对平衡是维持和保证人体正常活动的基础，阴阳失衡则将导致人体不适甚至疾病。《素问》说："阴阳者，天地之道也，万物之纲纪，变化之父母，生杀之本始，神明之府也。"张介宾说："凡诊病施治，必须先审阴阳，乃为医道之纲领。"是故处方施药，应调理阴阳，使之趋于平衡。

"五行"学说，最早出现于殷末周初文献（箕子所述大禹遗法《洪范》）之中，后来在《国语》《左传》等文献中累加应用，逐渐成为中国古代哲学中用以解释事物之间普遍联系的基本概念。五行即水、火、木、金、土，既可用它们代表客观世界中不同事物的属性，也可用它们之间相生相克的动态模式来说明事物之间相互联系和转化的规律。中医主要用五行学说阐述五脏六腑间的功能联系以及脏腑失衡时疾病发生发展的机理，调理五行关系也可以治疗脏腑疾病。在中医学中，各脏（肝、心、脾、肺、肾）腑（胆、小肠、胃、大肠、膀胱、三焦）之间的功能活动是相互联系、相互制约的。中医学将相互之间有生克关系的脏腑——用五行标识出来，根据五行生克原理调整各脏腑之间的制约关系，使之处于协调和谐状态，这也是中医诊病求治的基本法则。

"运气"学说，又称五运六气，是通过研究、探索自然界天文、气象、气候、环境变化对人体健康和疾病的影响来认识疾病产生原因的学说。在方法上，五运六气几乎是五行学说与天文历法、气候知识、地理环境相结合的产物。五运即木运、火运、土运、金运和水运，指自然界一年中春、夏、长夏、秋、冬的节候循环。六气则指一年四季中风、寒、暑、湿、燥、火六种气候因子。运气学说根据天文历法参数推算出年度气候变化和疾病发生规律，这在人类抵抗自然灾害能力比较低下的古代社会，是具有一定说服力的。

"脏象"学说，主要研究五脏（肝、心、脾、肺、肾，包括心包时称六脏）、六腑（胆、小肠、胃、大肠、膀胱、三焦）和奇恒之腑（脑、髓、骨、脉、胆、女子胞）的生理功能和病理变化。与阴阳学说相联系，中医认为五脏属阴，主要功能是藏精气；六腑属阳，以消化、腐熟水谷，排泄糟粕为主要功能。脏与脏、脏与腑、腑与腑的功能活动之间，还存在着相互依存、相互制约的关系。与西医解剖学意义上的脏器不一样，中医脏象概念除了脏器器官之外，还包括体内精、神、气、血、津液等，这些既是脏腑功能活动的物质基础，又是脏腑功能活动的外在表现。中医认为，一个人如果脏腑功能正常，这些生命元素也就充足旺盛，没有疾病；若其因病而损伤，则脏腑的功能也会随之失常，将导致更大的疾患。中医脏象学说，一方面要揭示人体脏腑、经络、气血、津液各自的生理功能及其相互联系，另一方面又要探索这些机能与自然界各种变化的相互关系。这对人体病源病理的探讨和诊治具有重要作用。

"**经络**"学说与脏象学说密切相关。中医神奇的经络辨证，一直因无法用现代科学技术完全测定和解释而备受怀疑，可喜的是，近时在中美学者共同努力下，中医经络学说逐渐得到证实。经络大致相当于人体内运行气血的通道，它有沟通内外、网络全身的作用。中医将人体经络分为十二经脉、奇经八脉以及相连的络脉，认为这些经络分别联系着不同的脏腑，各具特殊的生理功能。脏腑病变，经络系统功能将发生异常，会呈现出相应的症状和体征，通过这些异常现象就可以诊断出体内脏腑疾病。中医望、闻、问、切四诊法中的"切"法，就是建立在经络学说基础之上的。经络学说，也是进行针灸治疗和推拿治疗的立说基础，经络学认为，通过刺激经络可以调整气血运行，达到治疗躯体疾病的目的。经络学说也是中医区别于西医的突出特征之一。

"**病因**"学说在中医学中也占有重要地位。斩草除根，治病求因。中医学强调未治疾病，先明病因，因为只有明确病因，才能有针对性地进行预防。中医强调整体观，强调人体内外环境的统一以及体内各脏腑间的功能协调。疾病发生发展的根本原因即在于上述统一协调关系之失常，也就是正气和邪气交争。正气是机体防御致病因素侵袭、防止疾病发生发展的内在因素，邪气是致病因素。中医将致病因素概括为外感六淫、内伤七情和饮食劳倦等，认为在正气不足的情况下，这些内外失和现象都可能导致疾病。正邪相争，双方的力量对比是决定疾病的发生发展和病程演变的基本机制。因此，中医在临床上主张扶助正气，祛除邪气，并将其作为治疗疾病的重要原则。

"**辨证**"是临床诊治的核心部分。通过四诊取得临床资料后就要认真分析判断，辨别疾病的原因、性质、部位、阶段、邪正盛衰以及发病机制的变化。这样得出的综合性结论便是"证"，是进一步决定治疗方针的主要依据。通过长期的临床实践，中医已总结出八纲辨证、脏腑辨证、经络辨证、六经辨证、卫气营血辨证、三焦辨证等多种辨证方法。掌握这些方法，进行正确辨证，才能制定合理的治疗方案，取得预期的疗效。

"**针灸**"包括针和灸两部分。针是针刺人体腧穴，灸是以燃烧艾绒熏灼腧穴部位的皮肤或病患部位，目的都是治病保健。其作用主要是刺激针灸穴位，疏通经络脏腑气血运行，调和阴阳，扶正祛邪，消除疾病，使功能异常的脏器恢复正常。针灸治疗也遵循辨证论治法则，根据疾病与脏腑、经络的关系，疾病的阴阳、寒热、虚实、表里、气血等不同证候，选取穴位，以不同的补泻手法，或针或灸，才能取得较好的疗效。

"**预防**"，中医学推崇未病先防和既病防变，认为治未病者为上医。《内经》早就提出"不治已病治未病"的预防思想。中国古代对治未病有着很多经验，包括锻炼体质、讲求卫生、预防免疫等内容。五禽戏、太极拳、八段锦、导引按摩及人痘接种术等，都是行之有效的方法。

三、中医古籍及其整理

中医基本典籍，内容多样，种类繁多，历代学人对之曾有整理和著录。《汉书·艺文志》在"六略"中将医书著录为"方技略"，按医经、经方、房中、神仙四类收录36家医学著作；其《楼护传》又称："护少随父为医长安，出入贵戚家。护诵医经、本草、方术数十万言。"可见班固已将医书分为医经、经方（又称方术）、房中、神仙、本草五大类别。马王堆出土的医书，以脉学、针灸、导引、养生、房中、胎产为主要内容，如以《汉志》分类，遍及医经、经方、房中、神仙四类。

经魏晋南北朝、隋唐五代、北宋的发展，中医文献日渐丰富。至南宋郑樵《通志·艺文略》则分"脉经、明堂针灸、本草、本草音、本草图、本草用药、采药、炮炙、方书、单方、胡方、寒食散、病源、五藏、伤寒、脚气、岭南方、杂病、疮肿、眼药、口齿、妇人、小儿、食经、香薰、粉泽"26类，共著录662部医药文献。1819年，日本学者丹波元胤编著医学文献通考《医籍考》，又分医经、本草、食治、藏象、诊法、明堂经脉、方论、史传、运气九大类；在方论下又分伤寒、金匮、诸方、寒食散、眼目、口齿、金疮、外科、妇人、胎产、小儿、痘诊诸门，著录医药之书2880余部。今人严世芸等所编《中国医籍通考》，著录历代已佚、未佚医籍9000余种，遍涉医经、伤寒、金匮、藏象、诊法、本草、运气、养生等类别。

从现存医学书的实用角度看，这些内容多样的医书，不外乎三大类别：其一医经，即以《黄帝内经》《难经》《伤寒论》《脉经》《针灸经》等为代表的以医学理论、伤寒病理、脉法诊治和针灸治疗为主要内容的医理性书籍；其二本草类，以讲药物性味为主，如以《神农本草经》《重修本草》《证类本草》《本草纲目》等为代表的药物学著作；其三医方类，即以收录治病方剂、用药成规为主的方书，如《肘后方》《千金方》《圣惠方》《普济方》等，又分为外科、内科、妇女、儿童等分支。其他皆三大类的辅助与衍伸。

西汉时期的医籍搜集与整理，开启了中医古籍整理的先河。《汉书·艺文志》载，西汉成帝时刘向主持校书，令"侍医李柱国校方技"，颜师古注：方技，"医药之书"。当时每校正毕一种书，即抄录一份藏于中秘，还由刘向撰写一篇叙录，以呈御览。刘歆《七略·方技略》载，当时有医经、经方、房中、神仙四类医书 36 家 868 卷，可见汉代医书已十分丰富，朝廷的搜罗也至为殷勤。

后来的历代王朝，但凡搜书整理和著录文献，无一不将医药之书作为着力收集和整理的对象。这些成果，在晋朝的《中经簿》、南朝的《七录》中皆有记录。这些目录书中，医籍或为"七录"中的一"录"，或为"四部"中子部的一类，历来都没有被忽略过。从唐代开始，朝廷还组织人力重修"本草""方书"，这些都见诸记载。宋代特设"校正医书局"专司其职，并利用当时成熟的刻版印刷手段，对医书的整理做进一步的推动。

在手抄书的时代，文字容易脱误，于是有良知的医家起而校勘整理经典医学著作，如梁代陶弘景的《本草经集注》，首次对《神农本草经》和《名医别录》进行整理，并加诠释；南朝齐全元起、唐代王冰注释《素问》，虽然意在对《黄帝内经》进行注解，但对医籍的整理也很有贡献。隋唐时期，天下和平，文化勃兴，公私学人都比较重视医书的整理和散见资料的搜集。国家图书资料收藏丰富，人力物力充足，对医书整理十分有利。隋朝廷命巢元方等编撰以集录古代医疗经验为主要内容的《诸病源候论》；又组织人员编纂历代医人经验方剂《四海类聚方》2600 卷、《四海类聚单要方》300 卷（俱佚）。如此规模的方书恐怕是空前绝后的。唐朝廷组织杨上善等注释医学圣典《黄帝内经太素》《黄帝内经明堂类成》；又组织苏敬等对《神农本草经》进行增订，纂成《新修本草》，并进行全国范围的药物标本和资料征集工作，充实了医疗经验。五代时期，偏安于西南的后蜀政权也令医官韩保昇充实和新订《唐本草》，修成《重广英公本草》一书。这些由朝廷组织官员完成的医书搜集和整理活动，为宋代深入进行该项工作提供了经验。

北宋时期是医书由手抄转向版刻的关键时期。宋廷对医药事业十分关注，大批医学资料得以校正和保存。为了尽可能多地搜集民间医书，北宋朝廷曾屡次下令在全国范围内征集医学资料，采用多种奖励办法，抢救了不少珍贵的医学图书。诸如《黄帝内经素问》《难经》《甲乙经》《脉经》《伤寒论》《金匮要略》《金匮玉函经》《诸病源候论》《千金要方》《千金翼方》《外台秘要》等一大批医学典籍，都是经宋代整理和抢救流传下来的。北宋官修医书 11 种 18 次，所编《太平圣惠方》、《神医普救方》（今佚）、《圣济总录》，集方书之大成，亦得益于民间进献的医药资料。蜀医唐慎微撰《证类本草》，亦得朝廷表彰和推广。为了使医书整理工作更为全面深入，北宋朝廷于嘉祐二年（1057）成立了"校正医书局"，采用儒臣、医官联袂校订的办法，使儒者的学识与医者的经验结合起来，为尽可能保存中医古籍的原貌，保证其内容的正确性，做出了莫大贡献。整理好的医书一般由国子监刊刻，由朝廷颁行各地，质量很高，服务斯民，利在当代，功在千秋！为推广医书，朝廷又采用低利润、刻小字本等办法降低书价。为了使某些重要医书不致讹误，北宋朝廷还将其铭刻在石头上，如曾将《铜人腧穴针灸图经》镌刻在石碑上。这些卓越的工作，使中医的许多经典著作得以广泛流传，为医学教育提供了教材，也为金元医学理论研究高潮的兴起在文献上做好了准备。

宋金元医家对这些医籍进行了深入研究并与其医疗实践相结合，又产生了一批个人著述，这些著作既反映了这段时期的医学水平，也丰富了整个中医宝库。明清时期的医书更多，在内容、形式、规模等方面都比宋金元时期大有进步。清代儒学朴学之风竞吹，对古代经典加以注释、阐发乃至辑佚，成为一代时尚，医学著作整理领域实受其惠。清代黄元御尊岐伯、黄帝、扁鹊、张仲景为"中医四圣"，推《内经》《难经》《伤寒论》《金匮要略》为"中医四经"，成为当时一批尊经尚古者的杰出代表。

随着医药实践的不断深入和丰富，医学经验积累的速度也不断加快。为了适应这一医学发展形势，明清时期涌现出各种总结性或集大成的医药书籍。药学方面最突出的成果是明代李时珍的药物学百科全书——《本草纲目》，方剂学方面是明初朱橚编修的当时最大的一部方书《普济方》，临床医书方面则以明代王肯堂《证治准绳》最享盛名。此外，临证医书较实用的还有明代虞抟《医学正传》、龚廷贤《寿世保元》、林珮琴《类证治裁》等。外、伤科的著作在这一时期空前增多，其中颇有影响的就有十几种，如明代陈实功《外科正宗》，清代王维德《外科证治全生集》、高秉钧《疡科心得集》，等等。针灸学则以明代杨继洲《针灸大成》最为引人注目，该书资料丰富，且有众多的实践经验。

明清时期民间印书业也十分发达，辑印了不少医学全书、类书和丛书。比较著名的有明徐春甫《古今医统大全》，辑录了230余部医籍及其他文献中的医药内容，全面丰富。张景岳《景岳全书》、韩懋《医通》和王肯堂《证治准绳》，也都是学识与经验兼备的医学全书。清代蒋廷锡等受命编纂《古今图书集成》，其中医学部分集录古典医籍注释、临证各科证治、医家传略、医学艺文与记事等内容，堪称"中医类书"。清廷诏令纂修的《医宗金鉴》，包括从理论到临床各科的内容，文字通俗，取材精当，内容全面，是非常实用的医学丛书。

辑刻医学丛书是从元代开始的，据《中国丛书综录》著录，现存最早的医学丛书即元人杜思敬的《济生拔粹方》，收录金元人著作19种。明人辑有《东垣十书》（又名《医学十书》，收录宋金人著述10种）、《医要集览》（辑录实用医书《脉赋》《脉诀》《用药歌诀》《药性赋》《珍珠囊》《伤寒活人指掌提纲》《诸病论》《难经》等）。

一代名医王肯堂辑《古今医统正脉全书》，收录《黄帝内经素问》《黄帝内经灵枢》《针灸甲乙经》《中藏经》《脉经》《难经本义》《伤寒明理论》《金匮要略方论》等医学要籍，还广辑金元人刘完素、朱震亨、王好古、王履等人医书凡44种。

清人整理医籍尤显功力，官修《医宗金鉴》无庸多言，即以《四库全书》而论，其收入的医学著作就已达96种1813卷，实可当一部大型医学丛书；四库馆臣还对每种医籍进行整理，撰写提要，编为总目，并附录医籍94种681卷（另有6种25卷）提要作为"存目"，实为一部内容齐全的经典医学书目总览。

降及近代，西医传入，其新颖的分科方法也影响了对中国医籍的重新归类。民国时期整理和刊刻医籍的名家裘庆元编有两套大型医学丛书，其一为《三三医书》，分刻三集，每集33种，三集共99种，上起宋元，下迄民国，外及日本，要以存异为主。裘氏所编另一套丛书是《珍本医书集成》，收书凡 90 种，所收医书上起《内经》《神农本草》，下迄清人著述，分类编排，有医经、本草、脉学、伤寒、通治、内科、外科、妇科、儿科、方书、医案、杂著等 12 类。

近代著名医家曹炳章编有《中国医学大成》丛书，共收书 136 种（原计划收书 365 种）。分类著录，有医经、药物、诊断、方剂、通治、外感病（下又分伤寒丛刊、温暑丛刊、瘟疫丛刊）、内科、外科（下分外科丛刊、伤科丛刊、喉科丛刊、眼科丛刊）、妇科、儿科（下分儿科丛刊、瘟疹丛刊）、针灸（下分针灸丛刊、按摩丛刊）、医案、杂著（下分医论丛刊、医话丛刊）13 类。上起《内经》《本草》，下迄民国间人著述，搜罗繁富，编排也非常合理，是目前最大型的医学丛书。

近年来，大型中医学院都成立了医古文整理研究所，卫生部也有专门的组织从事医古文整理和研究，出版了一大批整理和研究著作，特别是人民卫生出版社出版的医古文整理类著作，质量高，系统性强，已超越历代中医古籍的整理水平。此外，华夏出版社的《历代中医名著文库》等丛书，都在实用性方面做出了重要贡献。时至 21 世纪，前后三次亘古未有、波及全球的传染性非典型肺炎、埃博拉病毒、新冠病毒感染肆虐全球，气势汹汹，残害生灵，但是这一波一波的疫情，却在中国医者手中得到很好的控制，其中中医药的贡献实不可没。时至当下，文化复兴，中医古籍的普及和利用已进入历史的最好时期，有集大成之誉的《中华医藏》编纂出版工作已正式启动。随着全球性推崇自然、崇尚中医的新浪潮的到来，中医经典文献必将为人类再立新功！

本次整理本着经典性和实用性相结合的原则，共选录医籍 80 余种，包括医理经典、综合医书、气功秘籍、养生宝鉴、医方妙选、本草图经、食疗药膳、妇幼良方、针灸图经、房中秘书等 10 类。全部采用新式标点，改繁体竖排为简体横排，以方便医学爱好者阅读和利用。由于丛书的容量所限，个别部头太大且常见的医书此次暂未收录。希望购买本丛书的读者谅解。

此外，本丛书引用了现今众多中医古籍整理成果，我们尽量在行文中予以注明，但限于篇卷和体例，有时未能一一照顾周全，尚希望原著作者见谅。成都市卫生健康信息中心为本书出版提供了经费支持，并安排专家审稿；成都中医药大学的专家学者，四川大学古籍整理研究所同仁，四川西部文献编译研究中心诸位先生，四川大学出版社与巴蜀书社的领导和编辑，在本书的选题和审稿过程中，给予了大力支持，在此一并致以谢忱。

2003 年 10 月初稿

2021 年 8 月修订

诸病源候论

（隋）巢元方　撰

吴　敌

夏志刚　校点

目　　录

卷第四 ······································ 45

虚劳病诸候下 凡三十六论 ························· 45

中华医典
第四辑

中华医典 第四辑

中华医典 第四辑

中华医典 第四辑

诸病源候论

目录

中华医典 第四辑

中华医典　第四辑

中华医典　第四辑

中华医典 第四辑

中华医典 第四辑

中华医典 第四辑

中华医典 第四辑

中华医典　第四辑

中华医典
第四辑

中华医典 第四辑

诸病源候论

目录

中华医典 第四辑

中华医典
第四辑

中华医典 第四辑

提 要

　　《诸病源候论》，隋人巢元方等于大业六年（610）奉诏编撰，又名《诸病源候总论》《巢氏病源》，凡五十卷，论述病候 1739 种，含内、外、儿、妇产、五官等科疾病，共 67 门，系统论述了各种疾病的病源与病证，是我国古代比较全面而系统的证候分类学著作，也是我国古代第一部有关病因、病理、病证学的专著。宋明时期，已将其作为中医考核内容，对中医学发展起过重要作用，对中医临床工作具有重要指导意义和参考价值。本书北宋已有刊本，但已佚散，目前所见版本有南宋坊刻本，元刊本，明汪济川、江瓘校刊本，清嘉庆胡益谦经义斋活字本，光绪湖北官书处及崇文书局刊本，周学海刊《周氏医学丛书》本，日本正保二年刊本等。

点校说明

一、本次点校以清光绪周学海刊《周氏医学丛书》本为底本，以南宋坊刻本（简称宋本）、元刊本（简称元本）、明汪济川和江瓘校刊本（简称汪本）、清湖北官书处刊本（简称湖本）、日本正保二年刊本（简称正保本）为主校本，参校《外台秘要》《千金方》《太平圣惠方》《金匮要略》《灵枢》《脉经》《素问》《中藏经》《医心方》等典籍。

二、书中古今字、通假字，依据文义改为通行字，如"五藏"改为"五脏"，"六府"改为"六腑"，"四支"改为"四肢"，"腹写"改为"腹泻"，"肚齐"改为"肚脐"，"任娠"改为"妊娠"等。

三、繁体字与异体字径改为通行字。如"瘖"改为"喑"，"慄"改为"栗"，"搥"改为"捶"等。

四、避讳字改通行字。如"鞕"改为"坚"。

五、凡底本讹、脱、衍、倒等，依据相关版本或其他典籍予以改正，并出注说明。

六、凡底本文字与其他版本或典籍有所不同，均出注说明"某书某卷作某某"，如文义胜者即注明"疑是"或"义胜"。

七、凡书中相同病候及《养生方导引法》前后文义相同而表述不一者，以义胜者改补并出注。

八、全书以现行标点符号予以断句。

新刻诸病源候论序[①]

黄帝与其臣岐伯辈，发明腑脏、经络、脉息、病能之旨，著之竹帛，以示万世，其心仁矣，其言详且博矣。后世不能读其书、传其术，各以私见，自逞异议，至有倍经旨而不顾者。著述日纷，略无实际，昔人所为激而欲焚者也。

然而汉晋之间，明医辈出，类能推见大义，施治有效，故其论颇多可采。历年久远，散佚不可复见矣。独隋巢氏所辑《诸病源候论》见传于世，今日而欲考隋唐以前明医之论，独有此书而已耳。

其书多载世医方论，反于《灵》《素》采录甚简，其意盖欲为《灵》《素》后之一书，故不复一一重出也。中间浅略，于源候无所发明者有之，要其大谬亦罕矣。且博采兼蒐，于人间病名略尽，可不谓勤矣哉！顾以有论无方，世之好读《汤头歌》，趣捷径者，多恶其迂远，不取其书。书肆以其难售而无利也，亦遂无椠板，而海内几不复知有是书矣。

亟以家藏旧本付梓，并取《外台秘要》及日本刻本校之。日本本讹脱极多，而两本互勘，略已完善。若导引法，文奇义奥，多不可读，愧未习其法，亦别无善本可据。世有东园、甪里其人与？吾方执卷而从之矣。

光绪辛卯仲秋周学海澂之记

---

① 诸：原无，据本书书名补。下同。

巢氏诸病源候总论序

翰林学士兼侍读学士玉清昭应宫判官中散大夫尚书左司郎中知制诰史馆修撰判馆事上护军常山郡开国侯食邑一千二百户赐紫金鱼袋臣宋绶奉敕撰

臣闻人之生也，陶六气之和，而过则为沴；医之作也，求百病之本，而善则能全。若乃分三部九候之殊，别五声五色之变，揆盈虚于表里，审躁静于性韵，达其消息，谨其攻疗，兹所以辅含灵之命，裨有邦之治也。

国家丕冒万宇，交修庶职。执技服于官守，宽疾存乎政典。皇上秉灵图而迪成宪，奉母仪而隆至化。明烛幽隐，惠绥动植。悯斯民之疾苦，仁嘉医之拯济。且念幅员之辽邈，闾巷之穷厄，肄业之士，罕尽精良；传方之家，颇承疑舛。四种之书或阙，七年之习未周，以彼粗工，肆其亿度，夭害生理，可不哀哉！是形憯怛，或怀重慎，以为昔之上手，效应参神，前五日而逆知，经三折而取信，得非究源之微妙，用意之详密乎？

盖诊候之教，肇自轩祖，中古已降，论著弥繁。思索其精，博利于众，乃下明诏，畴咨旧闻，上稽圣经，旁摭奇道，发延阁之秘蕴，敕中尚而雠对。《诸病源候论》者，隋大业中太医巢元方等奉诏所作也。会粹群说，沉研精理，形脉治证，罔不该集。明居处、爱欲、风湿之所感，示针镵、蹻引、汤熨之所宜。诚术艺之楷模，而诊察之津涉。监署课试，固常用此。乃命与《难经》《素问》图镂方版，传布海内。洪惟祖宗之训，务推存育之思①。补《农经》之阙漏，班禁方于遐迩。逮今搜采，益穷元本，方论之要殚矣，师药之功备矣。将使后学优而柔之，视色毫而靡惑，应心手而胥验。大哉！味百草而救枉者，古皇之盛德；忧一夫之失所者，二帝之用心。弥慈札瘼②，跻之仁寿，上圣爱人之旨，不其笃欤！

翰林医官副使赵拱等参校既终，缮录以献，爰俾近著，为之题辞。顾惟空疏，莫探秘赜。徒以述善诱之深意，用劝方来；扬勤恤之至仁，式昭大庇云尔。谨序。

---

① 思：元本作"惠"。
② 慈：正保本作"兹"。

中华医典　第四辑

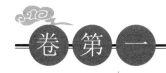

·风病诸候上·

凡二十九论

一、中风候①

中风者，风气中于人也。风是四时之气，分布八方，主长养万物。从其乡来者，人中少死病；不从乡来者，人中多死病。其为病者，藏于皮肤之间，内不得通，外不得泄。其入经脉，行于五脏者，各随脏腑而生病焉。

心中风，但得偃卧，不得倾侧②，汗出③。若唇赤汗流者，可治，急灸心俞百壮。若唇或青或黑④，或白或黄⑤，此是心坏为水，面目亭亭，时悚动者，皆不可复治，五六日而死。

肝中风，但踞坐，不得低头，若绕两目连额⑥，色微有青，唇青面黄

---

① 原刻本无序号，序号为点校者所加。下同。

② 倾侧：此二字后《千金要方》卷八第一还有"闷乱冒绝"句。

③ 汗出：《中藏经》卷上第十七作"汗自出"，《外台秘要》卷十四《中风及诸风方》无此二字。

④ 若唇或青或黑：《中藏经》卷上第十七作"若唇面或青或黑"，《千金要方》卷八第一作"若唇或青或白"。

⑤ 或白或黄：《千要要方》卷八第一作"或黄或黑"。此句后《中藏经》卷上第十七尚有"其色不定，眼瞤动不休者"句。

⑥ 目：原作"日"，据本书卷三十七《中风候》、卷四十二《妊娠中风候》、卷四十八《中风候》及《千金要方》卷八第一改。

者，可治，急灸肝俞百壮。若大青黑，面一黄一白者，是肝已伤，不可复治，数日而死。

脾中风，踞而腹满，身通黄，吐咸汁出者①，可治，急灸脾俞百壮。若手足青者，不可复治。

肾中风，踞而腰痛②，视胁左右，未有黄色如饼粢大者，可治，急灸肾俞百壮。若齿黄赤，鬓发直，头面土色者，不可复治。

肺中风，偃卧而胸满短气，冒闷汗出，视目下、鼻上下两边，下行至口，色白，可治，急灸肺俞百壮。若色黄，为肺已伤，化为血，不可复治。其人当妄③，掇空指地，或自拈衣寻缝，如此数日而死。诊其脉，虚弱者亦风也，缓大者亦风也，浮虚者亦风也，滑散者亦风也。

二、风癔候

风邪之气，若先中于阴，病发于五脏者，其状奄忽不知人，喉里噫噫然有声，舌强不能言。发汗身软者可治。眼下及鼻、人中左右上白者，可治。一黑一赤，吐沫者，不可治。汗不出，体直者，七日死。

三、风口噤候

诸阳经筋，皆在于头。三阳之筋④，并结入颔颊⑤，夹于口⑥，诸阳为风寒所客则筋急，故口噤不开也。诊其脉迟者生⑦。

四、风舌强不得语候

脾脉络胃，夹咽，连舌本，散舌下。心之别脉，系舌本。今心脾二脏受风邪，故舌强不得语也。

---

① 吐咸汁出者：本书卷三十七《中风候》作"吐咸水，汗出者"。
② 腰痛：《中藏经》卷上第十七作"腰脚重痛"。
③ 妄：《千金要方》卷八第一作"妄言"。
④ 三阳：本书卷三十七《中风口噤候》作"手三阳"。
⑤ 结：原作"络"，据本书卷三十七《中风口噤候》改。
⑥ 夹于口：本书卷三十七《中风口噤候》作"足阳明之筋，上夹于口"。
⑦ 脉迟者生：《中藏经》卷上第十七作"脉迟者生，脉急而数者死"。

中华医典　第四辑

五、风失音不语候

喉咙者，气之所以上下也。会厌者，音声之户；舌者，声之机；唇者，声之扇。风寒客于会厌之间，故卒然无音。皆由风邪所伤，故谓风失音不语。

《养生方》云：醉卧当风，使人发瘖。

六、贼风候

贼风者，谓冬至之日，有疾风从南方来，名曰虚风。此风至，能伤害于人，故言贼风也。其伤人也，但痛不可得按抑，不可得转动，痛处体卒无热。伤风冷，则骨解深痛，按之乃应骨痛也。但觉身内索索冷①，欲得热物熨痛处，即小宽，时有汗。久不去，重遇冷气相搏，乃结成瘰疬及偏枯，遇风热气相搏，乃变附骨疽也。

七、风痉候

风痉者，口噤不开，背强而直，如发痫之状。其重者，耳中策策痛。卒然身体痉直者，死也。由风邪伤于太阳经，复遇寒湿则发痉也。诊其脉，策策如弦②，直上下者，风痉脉也。

八、风角弓反张候

风邪伤人，令腰背反折，不能俯仰，似角弓者，由邪入诸阳经故也。

九、风口㖞候

风邪入于足阳明、手太阳之经，遇寒则筋急引颊，故使口㖞僻，言语不

---

① 索索：《外台秘要》卷十四《贼风方》作"凛凛"。
② 策策：《脉经》卷八第二作"筑筑"。

正，而目不能平视。诊其脉，浮而迟者可治。

《养生方》云：夜卧，当耳勿得有孔，风入耳中，喜令口㖞。

十、柔风候

血气俱虚，风邪并入，在于阳则皮肤缓，在于阴则腹里急。柔风之状，四肢不能收，里急不能仰。

十一、风痱候

风痱之状，身体无痛，四肢不收，神智不乱，一臂不随者，风痱也①。时能言者可治，不能言者不可治。

十二、风腲退候

风腲退者，四肢不收，身体疼痛，肌肉虚满，骨节懈怠，腰脚缓弱，不自觉知是也。由皮肉虚弱，不胜四时之虚风，故令风邪侵于分肉之间，流于血脉之内使之然也。经久不瘥，即变成水病②。

十三、风偏枯候

风偏枯者，由血气偏虚，则腠理开，受于风湿。风湿客于半身，在分腠之间，使血气凝涩，不能润养，久不瘥，真气去③，邪气独留，则成偏枯。其状半身不随，肌肉偏枯，小而痛，言不变，智不乱是也。邪初在分腠之间，宜温卧取汗，益其不足，损其有余，乃可复也。诊其胃脉沉大，心脉小牢急，皆为偏枯。男子则发左④，女子则发右。若不喑，舌转者可治，三十日起。其年未满二十者⑤，三岁死。又，左手尺中神门以后脉，足太阳经虚

---

① 一臂不随者，风痱也：《千金要方》卷八第五、《太平圣惠方》卷十九《治风痱诸方》均无此句。

② 水病：《外台秘要》卷十四《风腲退方》作"风水之病"。

③ 真气去：《太平圣惠方》卷二十三《治中风不遂诸方》作"真气渐少"。

④ 发：《普济方》卷九十七作"废"，后"发"字同。

⑤ 二十：湖本作"三十"。

中华医典　第四辑

者，则病恶。风偏枯，此由愁思所致，忧虑所为。

其汤熨针石，别有正方，补养宣导，今附于后。

《养生方导引法》云：正倚壁，不息行气，从头至足止。愈疸、疝、大风、偏枯、诸风痹①。

又云：仰两足指，五息止。引腰背痹、偏枯，令人耳闻声。常行，眼耳诸根，无有挂碍。

又云：以背正倚，展两足及指，瞑心，从头上引气，想以达足之十趾及足掌心，可三七引，候掌心似受气止。盖谓上引泥丸，下达涌泉是也。

又云：正住倚壁，不息行气，从口趣令气至头始止，治疸、痹、大风、偏枯。

又云：一足踏地，足不动，一足向侧相②，身转欹势，并手尽急回，左右迭二七③。去脊风冷、偏枯、不通润。

十四、风四肢拘挛不得屈伸候

此由体虚腠理开，风邪在于筋故也。春遇痹，为筋痹，则筋屈。邪客关机，则使筋挛，邪客于足太阳之络，令人肩背拘急也。足厥阴，肝之经也。肝通主诸筋，王在春。其经络虚，遇风邪，则伤于筋，使四肢拘挛，不得屈伸。诊其脉，急细如弦者，筋急足挛也。若筋屈不已④，又遇于邪，则移变入肝。其病状，夜卧惊，小便数。

其汤熨针石，别有正方，补养宣导，今附于后。

《养生方导引法》云：手前后递互拓，极势三七，手掌向下，头低面心，气向下至涌泉、仓门，却努一时取势，散气，放纵。身气平，头动，髀前后欹侧，柔转二七。去髀井冷血，筋急，渐渐如消。

又云：两手抱左膝，伸腰⑤，鼻内气七息，展右足。除难屈伸拜起，胫中痛萎。

又云：两手抱右膝，著膺，除下重难屈伸。

---

① 疸：原作"疸"，形误，据元本改。下同。
② 向侧相：本书卷二《风冷候》作"向侧，如丁字样"。
③ 迭二七：本书卷二《风冷候》作"迭互"。
④ 筋屈：本卷《风痹候》作"筋痹"。
⑤ 伸腰：原作"生腰"，据本书卷五《消渴候》改。下同。

又云：踞坐，伸右脚，两手抱左膝头，伸腰，以鼻内气，自极七息，展右足著外①，除难屈伸拜起，胫中疼痹。

又云：立身，上下正直，一手上拓，仰手如似推物势，一手向下如捺物，极势，上下来去，换易四七。去髀内风，两髀井内冷血，两掖筋脉挛急。

又云：踞，伸左脚，两手抱右膝，伸腰，以鼻内气，自极七息，展左足著外，除难屈伸拜起，胫中疼②。

十五、风身体手足不随候

手足不随者③，由体虚腠理开，风气伤于脾胃之经络也。足太阴为脾之经，脾与胃合。足阳明为胃之经，胃为水谷之海也。脾候身之肌肉，主胃消行水谷之气，以养身体四肢。脾气弱，即肌肉虚，受风邪所侵，故不能为胃通行水谷之气，致四肢肌肉无所禀受。而风邪在经络，搏于阳经，气行则迟，关以纵④，故令身体手足不随也。诊脾脉缓者，为风痿，四肢不用。又，心脉、肾脉俱至，则难以言，九窍不通，四肢不举。肾脉来多，即死也。

其汤熨针石，别有正方，补养宣导，今附于后。

《养生方导引法》云：极力右掖⑤，振两臀，不息九通。愈臀痛，劳倦，风气不随。振两臀者，更互蹑踏，犹言厥。九通中间，偃伏皆为之，名虾蟆行气，不已。愈臀痛，劳倦，风气不随。久行，不觉痛痒⑥，作种种形状。

又云：偃卧，合两膝，布两足，伸腰，口内气，振腹七息。除壮热疼痛，两胫不随。

又云：治四肢疼闷及不随，腹内积气，床席必须平稳⑦，正身仰卧，缓

---

① 右：原作"左"，据《外台秘要》卷十九《风四肢拘挛不得屈伸方》改。
② 胫中疼：《外台秘要》卷十九《风四肢拘挛不得屈伸方》作"胫中疼痹"。
③ 手足不随者：《外台秘要》卷十四《风身体手足不随方》作"风身体手足不随者"，义胜。
④ 关以纵：《外台秘要》卷十四《风身体手足不随方》作"机关缓纵"，义胜。
⑤ 右掖：《外台秘要》卷十四《风身体手足不随方》作"左右"。
⑥ 痒：原作"养"，据《外台秘要》卷十四《风身体手足不随方》改。
⑦ 平稳：《外台秘要》卷十四《风身体手足不随方》作"平而且稳"。

中华医典　第四辑

解衣带，枕高三寸。握固者①，以两手各自以四指把手拇指，舒臂，令去身各五寸，两脚竖指，相去五寸，安心定意，调和气息，莫思余事，专意念气。徐徐漱醴泉者②，以舌舐略唇口牙齿，然后咽唾，徐徐以口吐气，鼻引气入喉。须微微缓作，不可卒急强作，待好调和。引气③，勿令自闻出入之声。每引气，心心念送之，从脚趾头使气出。引气五息、六息，一出入为一息④，一息数至十息，渐渐增益，得至百息、二百息，病即除愈。不用食生菜及鱼、肥肉。大饱食后，喜怒忧恚，悉不得辄行气。惟须向晓清静时，行气大佳，能愈万病。

十六、风湿痹身体手足不随候

风寒湿三气合而为痹，其三气时来，亦有偏多偏少。而风湿之气偏多者，名风湿痹也。人腠理虚者，则由风湿气伤之，搏于血气，血气不行则不宣，真邪相击，在于肌肉之间，故其肌肤尽痛。然诸阳之经，宣行阳气，通于身体，风湿之气客在肌肤，初始为痹。若伤诸阳之经，阳气行则迟缓，而机关弛纵，筋脉不收摄，故风湿痹而复身体手足不随也。

十七、风痹手足不随候

风寒湿三气合而为痹，风多者为风痹。风痹之状，肌肤尽痛。诸阳之经，尽起于手足，而循行于身体。风寒之客肌肤，初始为痹，后伤阳经，随其虚处而停滞，与血气相搏，血气行则迟缓，使机关弛纵，故风痹而复手足不随也。

其汤熨针石，别有正方，补养宣导，今附于后。

《养生方导引法》云：左右拱手、两臂⑤，不息九通。治臂足痛，劳倦，风痹不随。

诸病源候论

卷第一

---

① 握固：《外台秘要》卷十四《风身体手足不随方》此前还有"握固"二字，连上句。
② 漱醴泉：此三字后《外台秘要》卷十四《风身体手足不随方》还有"漱醴泉"三字。
③ 引气：《外台秘要》卷十四《风身体手足不随方》作"引气吐气"。
④ 一出入：《外台秘要》卷十四《风身体手足不随方》作"一出之"，元本同。
⑤ 手：本卷《风痹候》无此字。

十八、风半身不随候

半身不随者①，脾胃气弱，血气偏虚，为风邪所乘故也。脾胃为水谷之海，水谷之精化为血气，润养身体。脾胃既弱，水谷之精润养不周，致血气偏虚，而为风邪所侵，故半身不随也。诊其寸口沉细，名曰阳内之阴。病苦悲伤不乐，恶闻人声，少气，时汗出，臂偏不举。又，寸口偏绝者，则偏不随。其两手尽绝者，不可治也。

十九、偏风候

偏风者，风邪偏客于身一边也。人体有偏虚者，风邪乘虚而伤之，故为偏风也。其状，或不知痛痒，或缓纵，或痹痛是也。

其汤熨针石，别有正方，补养宣导，今附于后。

《养生方导引法》云：一手长舒，仰掌合掌②，一手捉颏，挽之向外，一时极势二七。左右亦然。手不动，两向侧势③，急挽之二七。去头骨急强④，头风脑旋，喉痹，髀内冷注，偏风。

又云：一足踏地，一手向后长舒努之；一手捉涌泉急挽，足努手挽，一时极势。左右易，俱二七。治上下偏风，阴气不和。

二十、风亸曳候

亸曳者⑤，肢体弛缓不收摄也。人以胃气养于肌肉经络也⑥。胃若衰损，其气不实，经脉虚，则筋肉懈惰⑦，故风邪搏于筋，而使亸曳也。

---

① 半身不随者：《外台秘要》卷十四《风半身不随方》作"风半身不随者"。
② 仰掌合掌：本书卷二《风头眩候》作"令掌仰"。
③ 侧势：本书卷二《风头眩候》作"侧极势"。
④ 头：本书卷二《风头眩候》作"颈"，疑是。
⑤ 亸曳者：《外台秘要》卷十四《风亸曳及挛躄方》作"风亸曳者"。
⑥ 经络：《外台秘要》卷十四《风亸曳及挛躄方》作"经脉"。
⑦ "其气不实"至"则筋肉懈惰"：《外台秘要》卷十四《风亸曳及挛躄方》作"其气不实，气不实则经脉虚，经脉虚则筋肉懈惰"，义胜。

中华医典　第四辑

二十一、风不仁候

风不仁者，由荣气虚，卫气实，风寒入于肌肉，使血气行不宣流。其状，搔之皮肤如隔衣是也。诊其寸口脉缓，则不仁①。不仁，脉虚数者生，牢急疾者死。

其汤熨针石，别有正方，补养宣导，今附于后。

《养生方导引法》云，赤松子曰：偃卧，展两胫两手，足外踵，指相向，以鼻内气，自极七息。除死肌、不仁、足寒。

又云：展两足，上。除不仁、胫寒之疾也。

二十二、风湿痹候

风湿痹病之状，或皮肤顽厚，或肌肉酸痛。风寒湿三气杂至，合而成痹。其风湿气多而寒气少者，为风湿痹也。由血气虚，则受风湿，而成此病。久不瘥，入于经络，搏于阳经，亦变令身体手足不随。

其汤熨针石，别有正方，补养宣导，今附于后。

《养生方导引法》云：任臂，不息十二通。愈足湿痹不任行，腰脊痹痛。又，正卧，叠两手著背下，伸两脚，不息十二通。愈足湿痹不任行，腰脊痛痹。有偏患者，患左压右足，患右压左足，久行。手亦如足，用行满十方止。

又云：以手摩腹，从足至头，正卧，蜷臂导引，以手持引足，住，任臂，闭气不息十二通，以治痹湿不可任，腰脊痛。

二十三、风湿候

风湿者，是风气与湿气共伤于人也。风者，八方之虚风；湿者，水湿之蒸气也。若地下湿，复少霜雪，其山水气蒸，兼值暖，腠退，人腠理开，便受风湿。其状，令人懈惰，精神昏愦。若经久，亦令人四肢缓纵不随，入脏，则暗痖，口舌不收，或脚痹弱，变成脚气。

---

① 则不仁：元本作"则皮肤不仁"。

其汤熨针石，别有正方，补养宣导，今附于后。

《养生方真诰》云：枥头理发，欲得多过，通流血脉，散风湿。数易枥，更番用之。

二十四、风痹候

痹者，风寒湿三气杂至，合而成痹。其状，肌肉顽厚，或疼痛。由人体虚，腠理开，故受风邪也。病在阳曰风，在阴曰痹，阴阳俱病，曰风痹。其以春遇痹者，为筋痹，则筋屈。筋痹不已，又遇邪者，则移入肝。其状，夜卧则惊，饮多，小便数。夏遇痹者，为脉痹，则血涘不流①，令人萎黄。脉痹不已，又遇邪者，则移入心。其状，心下鼓，气暴上逆，喘不通②，嗌干，喜噫。仲夏遇痹，为肌痹。肌痹不已，后遇邪者③，则移入脾。其状，四肢懈惰，发咳呕汁。秋遇痹者，为皮痹，则皮肤无所知。皮痹不已，又遇邪，则移入于肺。其状，气奔痛。冬遇痹者，为骨痹，则骨重不可举，不随而痛。骨痹不已，又遇邪，则移入于肾，其状喜胀。诊其脉，大而涩者为痹，脉来急者为痹。

其汤熨针石，别有正方，补养宣导，今附于后。

《养生方》云：一曰以右踵拘左足拇趾，除风痹；二曰以左踵拘右足拇趾，除厥痹；三曰两手更引足跗置膝上，除体痹。

又云：因汗入水，即成骨痹。

又云：偃卧，合两膝头，翻两足，伸腰坐④，口内气，胀腹⑤，自极七息。除痹痛热痛⑥，两胫不随。

又云：踞坐，伸腰，以两手引两踵，以鼻内气，自极七息。布两膝头，除痹呕。引两手。⑦

又云：忍尿不便，膝冷成痹。

---

① 涘：《素问·痹论》作"凝"，疑是。

② 心下鼓，气暴上逆，喘不通：《太平圣惠方》卷十九《治风痹诸方》作"心下鼓，气卒然逆，喘不通"。《素问·痹论》作"则心下鼓，暴上气而喘"。

③ 后：《素问·痹论》、《太平圣惠方》卷十九《治风痹诸方》均作"复"，疑是。

④ 坐：本卷《风身体手足不随候》无此字。

⑤ 胀腹：本卷《风身体手足不随候》作"振腹"。

⑥ 除痹痛热痛：本卷《风身体手足不随候》作"除壮热疼痛"。

⑦ "布两膝头"至"引两手"：此句似应为"引两手布两膝头，除痹呕"。

中华医典 第四辑

又云：偃卧，端展两手足臂，以鼻内气，自极七息，摇足三十而止。除胸足寒，周身痹，厥逆。

又云：正倚壁，不息行气，从头至足止。愈大风、偏枯、诸痹。

又云：左右手夹据地，以仰引腰五息止，去痿痹，利九窍。

又云：仰两足指，引五息，止腰背痹枯①，令人耳闻声。久行，眼耳诸根无有挂碍。

又云：踞，伸右脚，两手抱左膝头，伸腰，以鼻内气，自极七息②。除难屈伸拜起，胫中疼痛痹。

又云：左右拱两臂，不息九通。治臂足痛，劳倦，风痹不随。

又云：凡人常觉脊倔强而闷③，仰面努髆并向上，头左右两向挼之，左右三七。一住，待血行气动定，然始更用，初缓后急，不得先急后缓。若无病人，常欲得旦起、午时、日没三辰，如用，辰别二七。除寒热病，脊、腰、颈项痛，风痹。两膝颈头，以鼻内气，自极七息，除腰痹、背痛④，口内生疮，牙齿风，头眩尽除。

又云：大汗，勿偏脱衣，喜偏风半身不随。⑤

《养生经要集》云：大汗急傅粉，著汗湿衣，令人得疮，大小便不利。

二十五、血痹候

血痹者，由体虚，邪入于阴经故也。血为阴，邪入于血而痹，故为血痹也。其状，形体如被微风所吹。此由忧乐之人，骨弱肌肤盛，因疲劳汗出，卧不时动摇，肤腠开，为风邪所侵也。诊其脉自微涩，在寸口而关上小紧，血痹也。宜可针引阳气，令脉和紧去则愈。

---

① 引五息，止腰背痹枯：本卷《风偏枯候》作"五息止，引腰背痹、偏枯"。

② 自极七息：本卷《风四肢拘挛不得屈伸候》作"自极七息，展右足著外"。

③ 觉脊倔强而闷：本书卷二《风头眩候》作"觉脊背倔强，不问时节，缩咽髆内"，卷五《腰痛候》作"须觉脊强，不问时节，缩咽转内，似回搏内"，卷二义胜。

④ "两膝颈头"至"背痛"：本书卷二《风头眩候》、卷五《腰痛候》、卷二十九《风齿候》、卷三十《口舌生疮候》均无此句。

⑤ 又云：此条黄作阵校本依《医方类聚》改简于"养生方"条下。

二十六、风惊邪候

风惊邪者，由体虚，风邪伤于心之经也。心为手少阴之经，心气虚，则风邪乘虚伤其经，入舍于心，故为风惊邪也。其状，乍惊乍喜，恍惚失常是也。

二十七、风惊悸候

风惊悸者，由体虚，心气不足，心之腑为风邪所乘；或恐惧忧迫，令心气虚，亦受于风邪。风邪搏于心，则惊不自安。惊不已，则悸动不定。其状，目睛不转，而不能呼。诊其脉，动而弱者，惊悸也。动则为惊，弱则为悸。

二十八、风惊恐候

风惊恐者，由体虚受风，入乘脏腑。其状，如人将捕之。心虚则惊，肝虚则恐。足厥阴为肝之经，与胆合；足少阳为胆之经，主决断众事。心肝虚而受风邪，胆气又弱，而为风所乘，恐如人捕之。

二十九、风惊候

风惊者，由体虚，心气不足，为风邪所乘也。心藏神而主血脉，心气不足则虚，虚则血乱，血乱则气并于血，气血相并，又被风邪所乘，故惊不安定，名为风惊。诊其脉至如数，使人暴惊，三四日自已。

《养生方》云：精藏于玉房，交接太数则失精。失精者，令人怅怅，心常惊悸。

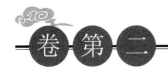

·风病诸候下·

凡三十论

三十、历节风候

历节风之状，短气，自汗出，历节疼痛不可忍，屈伸不得是也。由饮酒腠理开，汗出当风所致也。亦有血气虚，受风邪而得之者。风历关节，与血气相搏交攻，故疼痛。血气虚，则汗也①。风冷搏于筋，则不可屈伸，为历节风也。

三十一、风身体疼痛候

风身体疼痛者，风湿搏于阳气故也。阳气虚者，腠理易开，而为风湿所折，使阳气不得发泄，而与风湿相搏于分肉之间，相击，故疼痛也。诊其脉，浮而紧者，则身体疼痛。

三十二、风入腹拘急切痛候

风入腹拘急切痛者，是体虚受风冷，风冷客于三焦，经于脏腑，寒热交

---

① 也：《外台秘要》卷十四《历节风方》作"出"。

争，故心腹拘急切痛。

三十三、风经五脏恍惚候

五脏处于内，而气行于外。脏气实者，邪不能伤。虚则外气不足，风邪乘之。然五脏，心为神，肝为魂，肺为魄，脾为意，肾为志。若风气经之，是邪干于正，故令恍惚。

三十四、刺风候

刺风者，由体虚肤腠开，为风所侵也。其状，风邪走遍于身，而皮肤淫跃。邪气与正气交争，风邪击搏，如锥刀所刺，故名刺风也。

《养生方》云：触寒来，寒未解，食热物，亦成刺风。

三十五、蛊风候

蛊风者，由体虚受风，其风在于皮肤，淫淫跃跃，若画若刺，一身尽痛，侵伤气血。其动作，状如蛊毒，故名蛊风也。

三十六、风冷候

风冷者，由脏腑虚，血气不足，受风冷之气。血气得温则宣流，冷则凝涩。然风之伤人，有冷有热，若挟冷者，冷折于气血，使人面青心闷，呕逆吐沫，四肢痛冷，故谓之风冷。

其汤熨针石，别有正方，补养宣导，今附于后。

《养生方导引法》云：一足踏地，足不动，一足向侧，如丁字样，转身敧势，并手尽急回，左右迭互①。去脊风冷、偏枯、不通润。

又云：蹲坐，身正头平，叉手安颏下，头不动，两肘向上振摇，上下来去七七，亦持手三七，放纵身心。去乳房风冷肿闷，鱼寸不调，日日损。

又云：坐，两足长舒，自纵身，内气向下，使心内柔和适散，然始屈一

---

① 迭互：本书卷一《风偏枯候》作"迭互二七"。

中华医典 第四辑

足，安膝下，长舒一足，仰足趾向上使急，仰眠，头不至席，两手急努向前，头向上努挽。一时各各取势，来去二七，迭互亦然。去脚疼、腰髀冷、血冷、风①，日日渐损。

又云：长舒足，肚腹著席，安，徐看气向下，知有去处，然始著两手掌拓席，努使臂直，散脊背气向下，渐渐尽势，来去二七。除脏腑内宿冷、脉急、腰髀风冷。

又云：欲以气出汗②，拳手屈膝侧卧，闭气自极，欲息气定，复闭气，如此汗出乃止。复转卧，以下居上，复闭气如前，汗大出乃止。此主治身中有风寒。欲治股胫手臂痛法：屈一胫一臂，伸所病者，正偃卧，以鼻引气，令腹满，以意推之，想气行至上，温热，即愈。

又云：肚腹著席，长舒一足向后，急努足指，一手舒向前尽势，将一手向背上挽足，倒急势，头仰蹙背，使急。先用手足斜长舒者，两向自相挽急，始屈手足共头，一时取势。常记动手足，先后交番，上下来去二七，左右亦然。去背项腰膝髀井风冷疼闷，脊里倔强。

又云：坐正③，两手向后捉腕，反向拓席，尽势，使腹眩眩④，上下七，左右换手亦然。损腹肚冷风⑤、宿气积、胃口冷、食饮进退、吐逆不下。

又云：凡学将息人，先须正坐，并膝头、足。初坐，先足趾相对，足跟外扒。坐上，欲安稳⑥，须两足跟向内相对。坐上，足指外扒。觉闷痛，渐渐举身似疑⑦，便坐上⑧。待共内坐相似不痛，如双竖足跟向上⑨，坐上，足趾并反向外。每坐常⑩。去膀胱内冷⑪、膝冷⑫、两足冷痛、上气、腰痛，尽自消适。

又云：长舒一足，一脚屈，两手挽膝三里，努膝向前，身却挽，一时取势，气内散消，如似骨解。迭互换足，各别三七，渐渐去髀脊冷风、冷血、

① 风：本书卷十三《脚气缓弱候》作"风痹"。
② 气：依文义疑此字前脱一"闭"字。
③ 坐正：本书卷二十一《呕吐候》作"正坐"。
④ 眩眩：本书卷二十一《呕吐候》作"弦弦"。
⑤ 损：本书卷二十一《呕吐候》作"除"。
⑥ 欲安稳：本书卷五《腰痛候》作"少欲安稳"，义胜。
⑦ 疑：本书卷五《腰痛候》、卷十三《上气候》均作"款"。
⑧ 便坐上：本书卷五《腰痛候》作"便两足上"，卷十三《上气候》作"便坐足上"。
⑨ 如：本书卷五《腰痛候》、卷十三《上气候》作"始"，疑是。
⑩ 每坐常：本书卷五《腰痛候》作"每坐常学"，义胜。
⑪ 冷：原作"气"，据本书卷五《腰痛候》、卷十三《上气候》改。
⑫ 膝冷：本书卷五《腰痛候》在此二字前还有"面冷风"三字。

筋急。

又云：两手向后，倒挽两足，极势。头仰，足指向外努之，缓急来去七，始手向前直舒，足自摇，膝不动，手足各二七。去脊腰闷、风冷。

又云：身平正，舒两手向后，极势，屈肘向后空捯，四七。转腰，垂手向下，手掌四面转之。去臂内筋急。

又云：两手长舒，合掌向下，手高举与髀齐，极势，使髀闷痛，然始上下摇之二七。手下至髀还，上下缓急，轻手前后散振七。去髀内风冷疼，日消散。双手前拓，努手合掌向下。①

又云：手掌倒拓两髀井前②，极势，上下傍两掖，急努振摇，来去三七，竟。手不移处，努两肘上急势③，上下振摇二七，欲得拳两手七④，因相将三七⑤。去项髀筋脉急。努一手屈拳向左⑥，一手捉肘头向内挽之，上下一时尽势。屈手散放，舒指三，方转手，皆极势四七。调肘髀骨筋急强。两手拓，向上极势，上下来去⑦。

又云⑧：手不动，时两肘向上⑨，极势七。不动手肘臂，侧身极势，左右回三七。去颈骨冷气风急。前一十二件有此法，能使气人行之⑩，须在疾中可量。

三十七、风热候

风热病者，风热之气先从皮毛入于肺也。肺为五脏上盖，候身之皮毛。若肤腠虚，则风热之气先伤皮毛，乃入肺也。其状，使人恶风寒战，目欲脱，涕唾出。候之三日内及五日内，不精明者是也⑪。七八日，微有青黄脓涕，如弹丸大，从口鼻内出，为善也。若不出，则伤肺，变咳嗽唾脓血也。

---

① 双手前拓，努手合掌向下：此句疑错简。黄作阵校本简于"轻手前后散振"后。
② 手掌：本书卷二十二《筋急候》作"两手掌"。
③ 努两肘上急势：本书卷二十二《筋急候》作"努两肘向上急势"。
④ 拳：本书卷二十二《筋急候》作"卷"。
⑤ 因：本书卷二十二《筋急候》作"自"。
⑥ 努：本书卷二十二《筋急候》作"劳"，连上句；屈拳向左：同前卷作"屈卷向后左"。
⑦ 上下来去：本书卷二十二《筋急候》作"上下来往三七"。
⑧ 又云：此后一段文字，本书卷二十二《筋急候》系于前条内，无"又云"二字。
⑨ 时：本书卷二十二《筋急候》作"将"，疑是。
⑩ 人：疑衍文。
⑪ 不精明：《外台秘要》卷十五《风热方》作"目不精明"，义胜。

三十八、风气候

风气者，由气虚受风故也。肺主气，气之所行，循经络，荣脏腑，而气虚则受风。风之伤气，有冷有热，冷则厥逆，热则烦惋。其因风所为，故名风气。

其汤熨针石，别有正方，补养宣导，今附于后。

《养生方导引法》云：一手前拓使急，一手发乳房，向后急挽之，不得努用力气，心开下散，迭互相换手三七，始将两手攀膝头，急捉身向后，极势三七。去腕闷疼，风府、云门气散。

三十九、风冷失声候

风冷失声者，由风冷之气，客于会厌，伤于悬痈之所为也。声气通发，事因关户。会厌是音声之户，悬痈是音声之关。风冷客于关户之间，所以失声也。

四十、中冷声嘶候

中冷声嘶者，风冷伤于肺之所为也。肺主气，五脏同受气于肺，而五脏有五声，皆禀气而通之。气为阳，若温暖，则阳气和宣，其声通畅。风冷为阴，阴邪搏于阳气，使气道不调流，所以声嘶也。

四十一、头面风候

头面风者，是体虚，诸阳经脉为风所乘也。诸阳经脉，上走于头面，运动劳役，阳气发泄，腠理开而受风，谓之首风。病状，头面多汗，恶风，病甚则头痛。又，新沐中风，则为首风。又，新沐头未干，不可以卧，使头重身热，反得风，则烦闷。诊其脉，寸口阴阳表里互相乘。如风在首，久不瘥，则风入脑，变为头眩。

其汤熨针石，别有正方，补养宣导，今附于后。①

《养生方》云：饱食仰卧，久成气病、头风。

又云：饱食沐发，作头风。

又云：夏不用露面卧，露下堕面上，令面皮厚，喜成癣。一云作面风。

《养生方导引法》云：一手拓颐，向上极势，一手向后长舒急努，四方显手掌，一时俱极势四七。左右换手皆然。拓颐，手两向共头，欹侧转身二七。去臂髆、头风、眠睡②。

又云：解发，东向坐，握固不息一通，举手左右导引，手掩两耳。治头风，令发不白。以手复将头五，通脉也③。

又云：人常须日已没食讫，食讫即更不须饮酒，终天不干呕④。诸热食腻物，不饮冷醋浆，喜失声失咽。热食枕手卧，久成头风目涩。

又云：端坐伸腰，左右倾头⑤，闭目，以鼻内气，除头风⑥，自极七息止。

又云：头痛，以鼻内⑦，徐吐出气，三十过休。

又云：抱两膝，自弃于地，不息八通。治胸中上至头诸病，耳目鼻喉痛。

又云：欲治头痛，闭气，令鼻极偃卧乃息⑧，汗出乃止。

又云：又两手头后，极势，振摇二七，手掌翻覆安之二七，头欲得向后仰之，一时一势，欲得欹斜四角，急挽之三七。去头掖髆肘风。

四十二、风头眩候

风头眩者，由血气虚，风邪入脑，而引目系故也。五脏六腑之精气，皆上注于目，血气与脉并于上系，上属于脑，后出于项中。逢身之虚，则为风邪所伤，入脑，则脑转而目系急，目系急，故成眩也。诊其脉，洪大而长

---

① "其汤熨"至"今附于后"：此句原置于《养生方》第二段末，为错简，据元本移。此类错简，后文径移。

② 去臂髆、头风、眠睡：本书卷三十一《嗜眠候》作"去臂髆风、眠睡"。

③ 以手复将头五，通脉也：此句疑错简，应在"手掩两耳"后。

④ 终天：《千金要方》卷二十六第四作"终身"。

⑤ 头：《王子乔导引法》作"侧"。

⑥ 除头风：此三字，黄作阵校本移于"自极七息止"五字后。

⑦ 内：疑此字后脱一"气"字。

⑧ 偃卧：此二字，黄作阵校本移于"闭气"之前。

中华医典　第四辑

者，风眩。又得阳经浮者，暂起目眩也。风眩久不瘥，则变为癫疾。

其汤熨针石，别有正方，补养宣导，今附于后。

《养生方导引法》云：以两手抱右膝，著膺，除风眩。

又云：以两手承辘轳倒悬，令脚反在其上元。愈头眩风癫。坐地，舒两脚，以绳拌之，大绳拌讫，拖辘轳上来下去，以两手挽绳，使脚上头下，使离地，自极十二通。愈头眩风癫。久行，身卧空中，而不堕落。

又云：一手长舒，令掌仰，一手捉颐，挽之向外，一时极势二七。左右亦然。手不动，两向侧极势，急挽之二七。去颈骨急强、头风脑旋、喉痹、髆内冷注、偏风。

又云：凡人常觉脊背倔强①，不问时节，缩咽髆内，仰面努髆井向上，头左右两向按之，左右三七。一住，待血行气动住，然始更用，初缓后急，不得先急后缓。若无病人，常欲得旦起、午时、日没三辰，辰别二七②。除寒热病，脊、腰、颈项痛，风痹③，口内生疮，牙齿风，颈头眩④，众病尽除。

又云：坐地，交叉两脚，以两手从曲脚中入，低头，又顶上⑤。治久寒，不然能自湿⑥，耳不闻声。

又云：脚著项上，不息十二通，愈。

又云⑦：大寒不觉暖热，久顽冷患，耳聋目眩病。久行即成法，法身五六，不能变也。

又云：低头，不息六通。治耳聋、目癫眩、咽喉不利。

又云：伏前，侧牢，不息六通。愈耳聋目眩。随左右声伏，并两膝，耳著地，牢强意多用力至大极。愈耳聋目眩病。久行不已，耳闻十方，亦能倒头，则不眩也。八件有此术，亦在病疾难为。

---

① 脊背倔强：本书卷一《风痹候》作"脊倔强"。

② 辰别：本书卷一《风痹候》作"如用，辰别"。

③ 风痹：此二字后本书卷一《风痹候》尚有"两膝颈头，以鼻内气，自极七息，除腰痹、背痛"一句。

④ 颈头眩：本书卷一《风痹候》作"头眩"。

⑤ 又顶上：本书卷三《虚劳寒冷候》作"叉手项上"，义胜。

⑥ 湿：本书卷三《虚劳寒冷候》作"温"。

⑦ 又云：此后一段，本书卷二十九《耳聋候》系于前条，无此二字。

四十三、风癫候

风癫者，由血气虚，邪入于阴经故也。人有血气少，则心虚而精神离散，魂魄妄行，因为风邪所伤，故邪入于阴则为癫疾。又，人在胎，其母卒大惊，精气并居，令子发癫。其发则仆地，吐涎沫，无所觉是也。原其癫病，皆由风邪故也。

其汤熨针石，别有正方，补养宣导，今附于后。

《养生方》云：夫人见十步直墙，勿顺墙而卧，风利吹人，必发癫痫及体重。人卧，春夏向东，秋冬向西，此是常法。

《养生方导引法》云：还向反望，不息七通。治咳逆、胸中病、寒热、癫疾、喉不利、咽干咽塞。

又云：以两手承辘轳倒悬，令脚反在上元。愈头眩风癫。坐地，舒两脚，以绳绊之，以大绳绊讫，拖辘轳上来下去，以两手挽绳，使脚上头下，不使离地①，自极十二通。愈头眩风癫。久行，身卧空中，而不堕落。

四十四、五癫病候

五癫者，一曰阳癫，发如死人，遗尿，食顷乃解；二曰阴癫，初生小时，脐疮未愈，数洗浴，因此得之；三曰风癫，发时眼目相引，牵纵反强，羊鸣，食顷方解，由热作汗出当风，因房室过度，醉饮，令心意逼迫，短气脉悸得之；四曰湿癫，眉头痛，身重，坐热沐头，湿结，脑沸未止得之②；五曰马癫③，发作时时，反目口噤，手足相引，身体皆然④。诊其脉，心脉微涩，并脾脉紧而疾者，为癫脉也。急甚⑤，为骨癫疾。脉洪大而长者，癫疾；脉浮大附阴者，癫疾；脉来牢者，癫疾。三部脉紧急者可治；发则仆地，吐沫无知，若强惊，起如狂，及遗粪者，难治。脉虚则可治，实则死。脉紧弦实牢者生，脉沉细小者死。脉搏大滑，久久自已。其脉沉小而疾，不

---

① 不：本卷《风头眩候》无此字。
② 沸：《千金要方》卷十四第五作"汗"。
③ 马：本书卷三十七《癫狂候》作"劳"。
④ 身体皆然：《外台秘要》卷十五《五癫方》作"身热，坐小时膏气脑热不和，得之皆然"。
⑤ 急甚：《外台秘要》卷十五《五癫方》、《脉经》卷三第五作"肾脉急甚"。

中华医典 第四辑

治。小牢急，亦不可治。

四十五、风狂病候①

狂病者，由风邪入并于阳所为也。风邪入血，使人阴阳二气虚实不调，若一实一虚，则令血气相并。气并于阳，则为狂发，或欲走②，或自高贤，称神圣是也。又肝藏魂，悲哀动中则伤魂，魂伤则狂妄不精明，不敢正当人而挛筋③，两胁骨不举。毛瘁色夭，死于秋。皆由血气虚，受风邪，致令阴阳气相并所致，故名风狂。

四十六、风邪候

风邪者，谓风气伤于人也。人以身内血气为正，外风气为邪。若其居处失宜，饮食不节，致腑脏内损，血气外虚，则为风邪所伤。故病有五邪：一曰中风，二曰伤暑，三曰饮食劳倦，四曰中寒，五曰中湿。其为病不同。

风邪者，发则不自觉知，狂惑妄言，悲喜无度是也。

其汤熨针石，别有正方，补养宣导，今附于后。

《养生方导引法》云：脾主土，土暖如人肉，始得发汗，去风冷邪气。若腹内有气胀，先须暖足，摩脐上下并气海，不限遍数，多为佳。如得左回右转三七。和气如用，要用身内一百一十三法，回转三百六十骨节，动脉摇筋，血气布泽，二十四气和润，脏腑均调。和气在用，头动转摇振，手气向上④，心气则下，分明知去知来。莫问平手欹腰，转身摩气，屈蹩回动尽，心气放散，送至涌泉，一一不失气之行度，用之导益⑤。不解用者，疑如气乱。

---

① 风狂病候：本书底本目录作"风狂候"。
② 或：《太平圣惠方》卷二十《治风狂诸方》作"时"。
③ 而挛筋：《灵枢·本神》作"阴缩而挛筋"。
④ 手：黄作阵校本疑为"肾"字之误，可参。
⑤ 导：本书卷十六《腹胀候》作"有"。

四十七、鬼邪候

凡邪气鬼物所为病也①，其状不同：或言语错谬，或啼哭惊走，或癫狂惛乱，或喜怒悲笑，或大怖惧如人来逐，或歌谣咏啸，或不肯语。持针置发中，入病者门，取坋岸水，以三尺新白布覆之，横刀膝上，呼病者前，矜庄观视病者语言颜色。应对不精明，乃以含水噀之。勿令病者起，复低头视，满三噀后熟拭之。若病困劣惛冥，无令强起，就视之，惛冥遂不知人，不肯语，以指弹其额，近发际，曰：欲愈乎？犹不肯语，便弹之二七，曰：愈！愈即就鬼，受以情实。

若脉来迟伏，或如鸡啄，或去，此邪物也。若脉来弱，绵绵迟伏，或绵绵不知度数，而颜色不变，此邪病也。脉来乍大乍小，乍短乍长，为祸脉②。两手脉浮之细微③，绵绵不可知，俱有阴脉，亦细绵绵，此为阴跷、阳跷之脉也。此家曾有病痱风死④，苦恍惚，亡人为祸也。脉来洪大弱者，社祟。脉来沉沉涩涩，四肢重，土祟。脉来如飘风，从阴趋阳，风邪也。一来调，一来速，鬼邪也。脉有表无里，邪之祟上得鬼病也。何谓表里？寸尺为表，关为里，两头有脉，关中绝不至也。尺脉上不至关，为阴绝；寸脉下不至关，为阳绝。阴绝而阳微，死不治也。

其汤熨针石，别有正方，补养宣导，今附于后。

《养生方》云：《上清真人诀》曰，夜行常琢齿，杀鬼邪。

又云⑤：仙经治百病之道，叩齿二七过，辄咽气二七过。如三百通乃止⑥。为之二十日，邪气悉去；六十日，小病愈；百日，大病除，三蛊伏尸皆去⑦，面体光泽。

又，《无生经》曰：治百病、邪鬼、蛊毒，当正偃卧，闭目闭气，内视丹田，以鼻徐徐内气，令腹极满，徐徐以口吐之，勿令有声，令入多出少，

---

① 凡：原作"几"，据宋本、元本改。

② 祸脉：《脉经》卷四第二作"祟脉"。

③ 两手脉：《脉经》卷二第四作"两手阳脉"。

④ 病痱：《脉经》卷二第四作"病鬼魅"。

⑤ 又云：此段，本书卷十八《三虫候》、卷二十三《伏尸候》皆系于《养生方导引法》条下，疑是。

⑥ 如：本书卷二十三《伏尸候》作"如此"。

⑦ 三蛊：本书卷二十三《伏尸候》无此二字。

以微为之。故存视五脏，各如其形色。又存胃中，令鲜明洁白如素。为之倦极，汗出乃止，以粉粉身，摩捋形体。汗不出而倦者，亦可止。明日复为之。

又，当存作大雷电，隆隆鬼鬼，走入腹中，为之不止，病自除矣。

又云：封君达常乘青牛，鲁女生常乘驳牛，孟子绰常乘驳马，尹公度常乘青骡。时人莫知其名字为谁，故曰：欲得不死，当问青牛道士。欲得此色，驳牛为上，青牛次之，驳马又次之。二色者①，顺生之气也。故云青牛者，乃柏木之精；驳牛者，古之神牛之先；驳马者，乃神龙之祖也。云道士乘此以行于路，百物之恶精，疫气之疠鬼，长摄之焉。

四十八、鬼魅候

凡人有为鬼物所魅，则好悲而心自动，或心乱如醉，狂言惊怖，向壁悲啼，梦寤喜魇②，或与鬼神交通。病苦乍寒乍热，心腹满，短气，不能饮食。此魅之所持也。

四十九、恶风须眉堕落候

大风病，须眉堕落者，皆从风湿冷得之。或因汗出入水得之；或冷水入肌体得之；或饮酒卧湿地得之；或当风冲坐卧树下及湿草上得之；或体痒搔之，渐渐生疮，经年不瘥，即成风疾。八方之风，皆能为邪。邪客于经络，久而不去，与血气相干，则使荣卫不和，淫邪散溢，故面色败，皮肤伤，鼻柱坏，须眉落。

西北方乾为老公，名曰金风，一曰黑风，二曰旋风，三曰猲风，其状似疾。此风奄奄忽忽，不觉得时，以经七年，眉睫堕落。

东风震为长男，名曰青风，一曰终风，二曰冲风，三曰行龙风，其状似疾。此风手脚生疮，来去有时，朝发夕发，以经五年，眉睫堕落。

东北方艮为少男，名曰石风，一曰春风，二曰游风，三曰乱风，其状似疾。此风体肉顽，班白如癞，以经十年，眉睫堕落。

---

① 二色：本书卷十《疫疠病候》作"三色"，疑是。
② 梦寤：《外台秘要》卷十三《鬼魅精魅方》作"梦寐"。

北风坎为中男，名曰水风，一曰面风，二曰瓦（字一作"玄"）风，三曰敖风，其状似疾。春秋生疮，淫淫习习，类如虫行，走作无常，以经十年，眉睫堕落。

西南方坤为老母，名曰穴风，一曰吟风，二曰胪风，三曰脑风，其状似疾。不觉痛痒，体不生疮，真似白癞，以经十年，眉睫堕落。

东南方巽为长女，名曰角风，一曰因风，二曰历节风，三曰膀胱风，其状似疾。以此风有虫三色，头赤腹白尾黑，以经三年，眉睫堕落，虫出可治。

南方离为中女，名曰赤风，一曰水风，二曰摇风，三曰奸风，其状似疾。此风身体游游奕奕，心不肯定，肉色变异，以经十年，眉睫堕落。

西方兑为少女，名曰淫风，一曰缺风，二曰明风，三曰青风，其状似疾。此风已经百日，体内蒸热，眉发堕落。

五十、恶风候

凡风病，有四百四种。总而言之，不出五种，即是五风所摄：一曰黄风，二曰青风，三曰赤风，四曰白风，五曰黑风。

凡人身中有八万尸虫，共成人身。若无八万尸虫，人身不成不立。复有诸恶横病，诸风生害于人身，所谓五种风生五种虫，能害于人。黑风生黑虫，黄风生黄虫，青风生青虫，赤风生赤虫，白风生白虫。此五种风，皆是恶风，能坏人身，名曰疾风。入五脏，即与脏食。人虫生，其虫无量，在人身中，乃入骨髓，来去无碍。若食人肝，眉睫堕落；食人肺，鼻柱崩倒；食人脾，语声变散；食人肾，耳鸣啾啾，或如雷声；食人心，心不受触而死。脉来徐去疾，上虚下实，此为恶风。

五十一、风瘙隐轸生疮候①

人皮肤虚，为风邪所折，则起隐轸。寒多则色赤②，风多则色白，甚者痒痛，搔之则成疮。

---

① 轸：本书底本目录作"胗"。
② "人皮肤虚"至"寒多则色赤"：《太平圣惠方》卷二十四《治风瘙瘾疹生疮诸方》作"夫风邪客热在于皮肤，遇风寒所折，则起瘾疹，热多则色赤"，义胜。

中华医典　第四辑

五十二、风瘙身体隐轸候

邪气客于皮肤，复逢风寒相折，则起风瘙隐轸。若赤轸者，由凉湿折于肌中之极热①，热结成赤轸也。得天热则剧，取冷则灭也。白轸者，由风气折于肌中热，热与风相搏所为。白轸，得天阴雨冷则剧，出风中亦剧，得晴暖则灭，著衣身暖亦瘥也。脉浮而洪，浮即为风，洪则为气强。风气相搏，隐轸②，身体为痒。

《养生方》云：汗出，不可露卧及浴，使人身振、寒热、风轸。

五十三、风瘙痒候

此由游风在于皮肤，逢寒则身体疼痛，遇热则瘙痒。

五十四、风身体如虫行候

夫人虚，风邪中于荣卫，溢于皮肤之间，与虚热并，故游奕遍体，状若虫行也。

五十五、风痒候

邪气客于肌③，则令肌肉虚，真气散去，又被寒搏皮肤，皮外发腠理④，闭毫毛，淫邪与卫气相搏，阳胜则热，阴胜则寒，寒则表虚，虚则邪气往来，故肉痒也。凡痹之类，逢热则痒，逢寒则痛。

五十六、风痦癗候

夫人阳气外虚，则多汗。汗出当风，风气搏于肌肉，与热气并，则生

---

① 极热：《外台秘要》卷十五《风搔身体瘾疹方》作"热"，无"极"字。
② 隐轸：《外台秘要》卷十五《风搔身体瘾疹方》作"即成瘾疹"，义胜。
③ 肌：《太平圣惠方》卷二十四《治风瘙痒诸方》作"肌肉"。
④ 皮：《太平圣惠方》卷二十四《治风瘙痒诸方》无此字。

痦癗。状如麻豆，甚者渐大，搔之成疮。

五十七、诸癞候

凡癞病，皆是恶风及犯触忌害得之。初觉皮肤不仁，或淫淫苦痒如虫行，或眼前见物如垂丝，或隐轸辄赤黑，此皆为疾始起，便急治之，断米谷肴鲑，专食胡麻松术辈，最善也。

夫病之生，多从风起，当时微发，不将为害。初入皮肤里，不能自觉。或流通四肢，潜于经脉，或在五脏，乍寒乍热，纵横脾肾，蔽诸毛腠理，壅塞难通，因兹气血精髓乖离，久而不治，令人顽痹。或汗不流泄，手足酸疼，针灸不痛。或在面目，习习奕奕。或在胸颈，状如虫行。身体遍痒①，搔之生疮。或身面肿，痛彻骨髓。或顽如钱大，状如蚝毒。或如梳，或如手，锥刺不痛。或青赤黄黑②，犹如腐木之形。或痛无常处，流移非一。或如酸枣，或如悬铃。或似绳缚拘急，难以俯仰，手足不能摇动，眼目流肿③，内外生疮④，小便赤黄，尿有余沥，面无颜色，恍惚多忘。其间变状多端。

毒虫若食人肝者，眉睫堕落。食人肺，鼻柱崩倒，或鼻生息肉，孔气不通⑤。若食人脾，语声变散。若食人肾，耳鸣啾啾，或如雷鼓之音。若食人筋脉，肢节堕落。若食人皮肉，顽痹不觉痛痒，或如针锥所刺，名曰刺风。若虫乘风走于皮肉，犹若外有虫行。复有食人皮肉，彻外从头面即起为疱肉，如桃核、小枣。从头面起者，名曰顺风；病从两脚起者，名曰逆风。令人多疮，犹如癣疥，或如鱼鳞，或痒或痛，黄水流出。初起之时，或如榆荚，或如钱孔，或青或白，或黑或黄，变异无定，或起或灭。此等皆病之兆状。

又云：风起之由，皆是冷热交通，流于五脏，彻入骨中。虚风因湿，和合虫生，便即作患。论其所犯，多因用力过度，饮食相违，行房太过，毛孔既开，冷热风入五脏，积于寒热。寒热之风，交过通彻，流行诸脉，急者即患，缓者稍远。所食秽杂肉，虫生日久，冷热至甚，暴虫遂多，食人五脏骨

---

① 身：《外台秘要》卷三十《诸癞方》作"或身"。
② 或青赤黄黑：《外台秘要》卷三十《诸癞方》作"或青黄赤黑"。
③ 流：《圣济总录》卷十八《大风癞病》作"浮"，疑是。
④ 内外生疮：《圣济总录》卷十八《大风癞病》无此四字。
⑤ 或鼻生息肉，孔气不通：《外台秘要》卷三十《诸癞方》作"或鼻生息肉，塞孔，气不得通"。

髓，及于皮肉筋节，久久皆令坏散，名曰癞风。若其欲治，先与雷丸等散，服之出虫。见其虫形，青赤黑黄白等诸色之虫，与药治者，无有不瘥。

然癞名不一。木癞者，初得先当落眉睫，面目痒，如复生疮，三年成大患。急治之愈，不治患成。火癞者，如火烧疮①，或断人肢节，七年落眉睫。急治可愈，八年成疾难治。金癞者，是天所为也，负功德祟，初得眉落，三年食鼻②，柱崩倒，亟治，良医能愈。土癞者，身体块磊，如鸡子、弹丸许。此病宜急治之，六年便成大患，十五年不可治。水癞者，先得水病，因即留停③，风触发动，落人眉须。不急治之，经年病成。蟋蟀癞者，虫如蟋蟀，在人身体内，百节头皆欲血出，三年亟治。面癞者，虫如面，举体艾白，难治，熏药可愈④，多年亟治。雨癞者⑤，斑驳或白或赤。眉须堕落，亦可治，多年难治。麻癞者⑥，状似癣瘙，身体狂痒。十年成大患，可急治之，愈。风从体入⑦，或手足刺疮⑧，风冷痹痴。不治，二十年后便成大患，宜急治之。蚼癞者，得之身体沉重，状似风癞⑨。积久成大患，速治之愈。酒癞者，酒醉卧黍穰上，因汗体虚，风从外入，落人眉须，令人惶惧，小治大愈⑩。

《养生禁忌》云：醉酒露卧，不幸生癞。

又云：鱼无鳃不可食，食之令人五月发癞。

五十八、乌癞候

凡癞病，皆是恶风及犯触忌害所得。初觉皮毛变异，或淫淫苦痒如虫行，或眼前见物如垂丝，言语无定，心常惊恐。皮肉中或如桃李子，隐轸赤黑，手足顽痹，针刺不痛，脚下不得踏地⑪。凡食之时，开口而鸣⑫，语亦

---

① 如火烧疮：《外台秘要》卷三十《诸癞方》作"生疮如火烧疮"。
② 三年食鼻：《外台秘要》卷三十《诸癞方》作"二年食鼻"，且其后还有一"鼻"字。
③ 因即：《太平圣惠方》卷二十四《治大风癞诸方》作"毒气"。
④ 熏：《外台秘要》卷三十《诸癞方》作"重"。
⑤ 雨癞：《外台秘要》卷三十《诸癞方》作"白癞"。
⑥ 麻癞：《外台秘要》卷三十《诸癞方》、《千金翼方》卷二十一第三均作"疥癞"。
⑦ 风从体入：《外台秘要》卷三十《诸癞方》作"风癞者，风从体入"，义胜。
⑧ 疮：《千金翼方》卷二十一第三作"痛"，疑是。
⑨ 状似风癞：此后《外台秘要》卷三十《诸癞方》尚有"可疗之"三字。
⑩ 小治大愈：《千金翼方》卷二十一第三作"速治可差"。
⑪ 脚下不得踏地：《太平圣惠方》卷二十四《治乌癞诸方》作"脚下痛顽，不得踏地"。
⑫ 开口而鸣：《太平圣惠方》卷二十四《治乌癞诸方》作"开口取气而鸣"。

如是，身体疮痛①，两肘如绳缚，此名黑癞。

五十九、白癞候

凡癞病，语声嘶破，目视不明，四肢顽痹，肢节火燃②，心里懊热，手脚俱缓，背膂至急③，肉如遭劈④，身体手足隐轸起，往往正白在肉里，鼻有息肉，目生白珠当瞳子，视无所见，此名白癞。

---

① 身体疮痛：《太平圣惠方》卷二十四《治乌癞诸方》作"身体生疮痛痒，而时如虫行"。
② 肢节火燃：《太平圣惠方》卷二十四《治白癞诸方》作"身体大热"。
③ 至：《圣济总录》卷十八《白癞》作"拘"。
④ 遭劈：《圣济总录》卷十八《白癞》作"刀劈"。

中华医典 第四辑

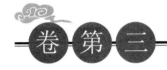

·虚劳病诸候上·

凡三十九论

一、虚劳候

夫虚劳者，五劳、六极、七伤是也。

五劳者，一曰志劳，二曰思劳，三曰心劳，四曰忧劳，五曰瘦劳①。又，肺劳者，短气而面肿，鼻不闻香臭。肝劳者，面目干黑，口苦，精神不守，恐畏不能独卧，目视不明。心劳者，忽忽喜忘，大便苦难，或时鸭溏，口内生疮。脾劳者，舌本苦直，不得咽唾。肾劳者，背难以俯仰，小便不利，色赤黄而有余沥，茎内痛，阴湿，囊生疮，小腹满急。

六极者，一曰气极，令人内虚，五脏不足，邪气多，正气少，不欲言。二曰血极，令人无颜色，眉发堕落，忽忽喜忘。三曰筋极，令人数转筋，十指爪甲皆痛，苦倦不能久立。四曰骨极，令人酸削，齿苦痛，手足烦疼，不可以立，不欲行动。五曰肌极，令人羸瘦，无润泽，饮食不生肌肤。六曰精极，令人少气，噏噏然，内虚，五脏气不足，发毛落，悲伤喜忘。

七伤者，一曰阴寒，二曰阴萎，三曰里急，四曰精连连，五曰精少、阴下湿，六曰精清，七曰小便苦数，临事不卒②。又，一曰大饱伤脾，脾伤，

① 瘦：《千金要方》卷十九第八作"疲"。
② 卒：《外台秘要》卷十七《五劳六极七伤方》作"举"。

33

善噫，欲卧，面黄。二曰大怒气逆伤肝，肝伤，少血目暗。三曰强力举重、久坐湿地伤肾，肾伤，少精，腰背痛，厥逆下冷。四曰形寒寒饮伤肺，肺伤，少气，咳嗽鼻鸣。五曰忧愁思虑伤心，心伤，苦惊，喜忘善怒。六曰风雨寒暑伤形，形伤，发肤枯夭①。七曰大恐惧不节伤志，志伤，恍惚不乐。

男子平人，脉大为劳，极虚亦为劳。男子劳之为病，其脉浮大，手足烦，春夏剧，秋冬差。阴寒精自出，酸疼。寸口脉浮而迟，浮即为虚，迟即为劳，虚则卫气不足，浮则荣气竭②。脉直上者，迟逆虚也③。脉涩无阳，是肾气少。寸关涩，无血气，逆冷，是大虚。脉浮微缓，皆为虚。缓而大者，劳也。脉微濡相搏，为五劳。微弱相搏，虚损，为七伤。

其汤熨针石，别有正方，补养宣导，今附于后。

《养生方导引法》云：唯欲嘿气养神，闭气使极，吐气使微。又不得多言语、大呼唤，令神劳损。亦云：不可泣泪，及多唾洟。此皆为损液漏津，使喉涩大渴。

又云：鸡鸣时，叩齿三十六通讫，舐唇漱口，舌聊上齿表，咽之三过。杀虫，补虚劳，令人强壮。

又云：两手拓两颊，手不动，搂肚肘使急④，腰内亦然，住定。放两肋头向外⑤，肘髆气散⑥，尽势，大闷始起，来去七通。去肘臂劳。

又云：两手抱两乳，急努，前后振摇，极势二七。手不动，摇两肘头上下来去三七。去两肘内劳损，散心向下，众血脉遍身流布，无有壅滞。

又云：两足跟相对，坐上，两足指向外扒，两膝头拄席，两向外扒使急，始长舒两手，两向取势，一一皆急三七。去五劳、腰脊膝疼、伤冷脾痹。

又云：跪一足，坐上，两手胫内卷足，努踹向下，身外扒，一时取势，向心来去二七。左右亦然。去五劳⑦、足臂疼闷、膝冷阴冷。

又云：坐抱两膝，下去三里二寸，急抱向身极势。足两向身，起，欲似胡床，住势，还坐。上下来去三七。去腰足臂内虚劳、膀胱冷。

---

① 发肤枯夭：《外台秘要》卷十七《五劳六极七伤方》作"发落，肌肤枯夭"，义胜。
② 浮：《金匮要略》卷中第十三作"劳"，疑是。
③ 迟：《外台秘要》卷十七《五劳六极七伤方》无此字。
④ 肚：本书卷三十《喉痹候》无此字。
⑤ 肋：《外台秘要》卷十七《五劳六极七伤方》作"肘"，疑是。
⑥ 肘髆：本书卷三十《喉痹候》作"肘髆腰"。
⑦ 去五劳：本书卷四《虚劳膝冷候》作"去痔、五劳"。

中华医典 第四辑

又云：外转两脚，平踏而坐，意努动膝节，令骨中鼓，挽向外十度，非转也。

又云：两足相踏，向阴端急蹙，将两手捧膝头，两向极势，捺之二七，竟，身侧两向取势二七，前后努腰七。去心劳、痔病、膝冷。调和未损尽时，须言语不瞋喜，偏跏，两手抱膝头，努膝向外，身手膝各两极势，挽之三七，左右亦然。头须左右仰扒。去背急臂劳。

又云：两足相踏，令足掌合也，蹙足极势，两手长舒，掌相向脑项之后，兼至髀，相挽向头髀，手向席，来去七，仰手七，合手七。始两手角上极势，腰正，足不动。去五劳七伤、脐下冷暖不和。数用之，常和调适。

又云：一足踏地，一足屈膝，两手抱犊鼻下，急挽向身极势。左右换易四七。去五劳、三里气不下。

又云：蛇行气，曲卧，以正身复起，踞。闭目随气所在，不息。少食裁通肠，服气为食，以舐为浆，春出冬藏，不财不养。以治五劳七伤。

又云：虾蟆行气，正坐①，动摇两臂，不息十二通。以治五劳七伤、水肿之病也。

又云：外转两足，十遍引，去心腹诸劳。内转两足，各十遍引②，去心五息止。去身一切诸劳疾疹。

二、虚劳羸瘦候

夫血气者，所以荣养其身也。虚劳之人，精髓萎竭，血气虚弱，不能充盛肌肤，此故羸瘦也。

其汤熨针石，别有正方，补养宣导，今附于后。

《养生方》云：朝朝服玉泉③，使人丁壮，有颜色，去虫而牢齿也。玉泉，口中唾也。朝未起，早漱口吞之④，辄琢齿二七过。如此者三乃止，名曰练精。

又云：咽之三过乃止。补养虚劳，令人强壮。

---

① 坐：原无，据本书卷二十一《水肿候》补。
② 各：疑为衍文。
③ 玉泉：《千金要方》卷二十七第一在此二字后有"琢齿"二字。
④ 早漱口吞之：本书卷二十九《齿虫候》作"早漱口中唾，满口乃吞之"。

三、虚劳不能食候

脾候身之肌肉，胃为水谷之海。虚劳则脏腑不和，脾胃气弱，故不能食也。

四、虚劳胃气虚弱不能消谷候

胃为腑，主盛水谷；脾为脏，主消水谷。若脾胃温和，则能消化。今虚劳，血气衰少，脾胃冷弱，故不消谷也。

五、虚劳三焦不调候

三焦者，谓上、中、下也。若上焦有热，则胸膈否满，口苦咽干；有寒，则吞酢而吐沫。中焦有热，则身重目黄；有寒，则善胀而食不消。下焦有热，则大便难；有寒，则小腹痛而小便数。三焦之气，主焦熟水谷，分别清浊，若不调平，则生诸病。

六、虚劳寒冷候

虚劳之人，血气虚竭，阴阳不守，脏腑俱衰，故内生寒冷也。
其汤熨针石，别有正方，补养宣导，今附于后。
《养生方导引法》云：坐地，交叉两脚，以两手从曲脚中入，低头，叉手项上。治久寒不能自温，耳不闻声。

七、虚劳痰饮候

劳伤之人，脾胃虚弱，不能克消水浆，故为痰饮也①。痰者，涎液结聚在于胸膈；饮者，水浆停积在膀胱也。

---

① 饮：原无，据本候标题及文义补。

八、虚劳四肢逆冷候

经脉所行，皆起于手足。虚劳则血气衰损，不能温其四肢，故四肢逆冷也。

九、虚劳手足烦疼候

虚劳血气衰弱，阴阳不利①，邪气乘之，冷热交争，故以烦疼也。

十、虚劳积聚候

积聚者，腑脏之病也。积者，脏病也，阴气所生也；聚者，腑病也，阳气所成也。虚劳之人，阴阳伤损，血气涘涩②，不能宣通经络，故积聚于内也。

十一、虚劳癥瘕候

癥瘕病者，皆由久寒积冷，饮食不消所致也。结聚牢强，按之不转动为癥，推之浮移为瘕。虚劳之人，脾胃气弱，不能克消水谷，复为寒冷所乘，故结成此病也。

十二、虚劳上气候

肺主于气，气为阳，气有余则喘满逆上。虚劳之病，或阴阳俱伤，或血气偏损，今是阴不足，阳有余，故上气也。

十三、虚劳客热候

虚劳之人，血气微弱，阴阳俱虚。小劳则生热，热因劳而生，故以名客

---

① 利：正保本作"和"，可通。
② 涘：《太平圣惠方》卷二十八《治虚劳积聚诸方》作"凝"。

热也。

十四、虚劳少气候

虚劳伤于肺，故少气。肺主气，气为阳，此为阳气不足故也。

其汤熨针石，别有正方，补养宣导，今附于后。

《养生方导引法》云：人能终日不唾，恒含枣核而咽之，受气生津①，此大要也。

十五、虚劳热候

虚劳而热者，是阴气不足，阳气有余，故内外生于热，非邪气从外来乘也。

十六、虚劳无子候

丈夫无子者，其精清如水，冷如冰铁，皆为无子之候。又，泄精精不射出，但聚于阴头，亦无子。无此之候，皆有子。交会当用阳时。阳时，从夜半至禺中是也。以此时有子，皆聪明长寿。勿用阴时。阴时，从午至亥，有子皆顽暗而短命，切宜审详之。凡妇人月候来时，候一日至三日，子门开，若交会则有子；过四日则闭，便无子也。男子脉得微弱而涩，为无子，精气清冷也。

十七、虚劳里急候

虚劳则肾气不足，伤于冲脉。冲脉为阴脉之海，起于关元。关元穴在脐下，随腹直上至咽喉。劳伤内损，故腹里拘急也。

上部之脉微细，而卧引里急。里急②，心膈上有热者，口干渴。寸口脉阳弦下急，阴弦里急，弦为胃气虚，食难已饱，饱则急痛不得息。寸微、关

---

① "人能终日不唾"至"受气生津"：此句《养性延命录》作"人能终日不涕唾，随有漱漏咽之，若恒含枣核咽之，令人受气生津液"。

② 里急：疑为衍文。

实、尺弦紧者，少腹腰背下苦拘急痛外，如不喜寒，身愤愤也。

其汤熨针石，别有正方，补养宣导，今附于后。

《养生方》云①：正偃卧，以口徐徐内气，以鼻出之。除里急。饱食后小咽气数十，令温。寒者②，干呕腹痛，从口内气七十所，大填腹后③，小咽气数十，两手相摩，令极热，以摩腹，令气下。

十八、虚劳伤筋骨候

肝主筋而藏血，肾主骨而生髓。虚劳损血耗髓，故伤筋骨也。

十九、虚劳筋挛候

肝藏血而候筋。虚劳损血，不能荣养于筋，致使筋气极虚，又为寒邪所侵，故筋挛也。

二十、虚劳惊悸候

心藏神而主血脉。虚劳损伤血脉，致令心气不足，因为邪气所乘，则使惊而悸动不定。

二十一、虚劳风痿痹不随候

夫风寒湿三气合为痹。病在于阴，其人苦筋骨痿枯，身体疼痛，此为痿痹之病，皆愁思所致，忧虑所为。诊其脉，尺中虚小者，是胫寒痿痹也。

二十二、虚劳目暗候

肝候于目而藏血，血则荣养于目。腑脏劳伤，血气俱虚，五脏气不足，不能荣于目，故令目暗也。

① 《养生方》：依文义疑为《养生方导引法》。
② 寒者：本书卷十六《腹痛候》作"中寒"。
③ 填：本书卷十六《腹痛候》作"振"。

二十三、虚劳耳聋候

肾候于耳。劳伤，则肾气虚，风邪入于肾经，则令人耳聋而鸣。若膀胱有停水，浸渍于肾，则耳聋而气满。

二十四、虚劳不得眠候

夫邪气之客于人也，或令人目不得眠，何也？曰：五谷入于胃也，其糟粕、津液、宗气分为三隧。故宗气积于胸中，出于喉咙，以贯心肺而行呼吸焉。荣气者，泌其津液，注之于脉也，化为血以荣四末，内注五脏六腑，以应刻数焉。卫气者，出其悍气之慓疾，而先行于四末、分肉、皮肤之间，而不休者，昼行于阳，夜行于阴。其入于阴，常从足少阴之分肉间①，行于五脏六腑。今邪气客于脏腑，则卫气独营其外，行于阳，不得入于阴。行于阳则阳气盛，阳气盛则阳蹻满，不得入于阴，阴气虚，故目不得眠。

二十五、大病后不得眠候

大病之后，脏腑尚虚，荣卫未和，故生于冷热。阴气虚，卫气独行于阳，不入于阴，故不得眠。若心烦不得眠者，心热也。若但虚烦而不得眠者，胆冷也。

二十六、病后虚肿候

夫病后，经络既虚，受于风湿，肤腠闭塞，荣卫不利，气不宣泄，故致虚肿。虚肿不已，津液涩，或变为微水也。

二十七、虚劳脉结候

脉动而暂止，因不能还而复动，是脉结也。虚劳，血气衰少，脉虽乘气

---

① 肉：《太素》卷十二《营卫气行》无此字。

中华医典 第四辑

而动，血气虚，则不能连属，故脉为之结也。

二十八、虚劳汗候

诸阳主表，在于肤腠之间。若阳气偏虚，则津液发泄，故为汗。汗多则损于心，心液为汗故也。诊其脉，寸口弱者，阳气虚，为多汗脉也。

二十九、虚劳盗汗候

盗汗者，因眠睡而身体流汗也，此由阳虚所致。久不已，令人羸瘠枯瘦，心气不足，亡津液故也。诊其脉，男子平人，脉虚弱细微，皆为盗汗脉也。

三十、诸大病后虚不足候

大病者，中风、伤寒、热劳、温疟之类是也①。此病之后，血气减耗，脏腑未和，故使虚乏不足。虚乏不足，则经络受邪，随其所犯，变成诸病。

三十一、大病后虚汗候

大病之后，复为风邪所乘，则阳气发泄，故令虚汗。汗多亡阳，则津液竭，令人枯瘦也。

三十二、风虚汗出候

夫人腘肉不牢，而无分理，理粗而皮不致者，腠理疏也。此则易生于风，风入于阳，阳虚则汗出也。若少气口干而渴，近衣则身热如火，临食则流汗如雨，骨节懈惰，不欲自营②，此为漏风，由醉酒当风所致也。

---

① 热劳：《太平圣惠方》卷二十七《治虚劳不足诸方》作"热病劳损"。
② 营：《千金要方》卷八第一作"劳"。

三十三、虚劳心腹否满候

虚劳损伤，血气皆虚，复为寒邪所乘，脏腑之气不宣发于外，停积在里，故令心腹否满也。

三十四、虚劳心腹痛候

虚劳者，脏气不足，复为风邪所乘，邪正相干，冷热击搏，故心腹俱痛。

三十五、虚劳呕逆候

劳伤之人，五脏不安，六腑不调。胃为水谷之海，今既虚弱，为寒冷所侵，不胜于水谷，故气逆而呕也。

三十六、虚劳咳嗽候

虚劳而咳嗽者，腑脏气衰，邪伤于肺故也。久不已，令人胸背微痛，或惊悸烦满，或喘息上气，或咳逆唾血，此皆脏腑之咳也。然肺主于气，气之所行，通荣脏腑，故咳嗽俱入肺也。

三十七、虚劳体痛候

劳伤之人，阴阳俱虚，经络脉涩①，血气不利。若遇风邪与正气相搏，逢寒则身体痛，值热则皮肤痒。诊其脉，紧濡相搏，主体节痛。

其汤熨针石，别有正方，补养宣导，今附于后。

《养生方导引法》云：双手舒指向上，手掌从面向南，四方回之，屈肘上下尽势四七，始放手向下垂之，向后双振，轻散气二七，上下动两髀二七。去身内、臂、肋疼闷。渐用之，则永除。

---

① 脉：《太平圣惠方》卷二十九《治虚劳身体疼痛诸方》作"凝"，疑是。

又云：大跀坐，以两手捉足五指，自极，低头不息九通。治颈、脊、腰、脚痛，劳疾。

又云：偃卧，展两足指右向，直两手身旁，鼻内气七息。除骨痛。

又云：端坐，伸腰，举右手，仰其掌，却左臂，覆右手。以鼻内气，自极七息，息间稍顿左手。除两臂、背痛。

又云：胡跪，身向下，头去地五寸，始举头，面向上，将两手一时抽出，先左手向身用长舒，一手向后身用长舒，前后极势二七。左右亦然。去臂、骨、脊、筋阴阳不和，疼闷疴痛。

又云：坐一足上，一足横铺安膝下押之，一手捺上膝向下急，一手反向取势长舒，头仰向前，共两手一时取势，捺摇二七。左右迭互亦然。去髀、胸、项、掖脉血迟涩，挛痛闷疼。双足互跪安稳，始抽一足向前，极势，头面过前两足指，上下来去三七。左右换足亦然。去臂、腰、背、髀、膝内疼闷不和，五脏六腑气津调适。一足屈如向前，使膀胱著膝上，一足舒向后，尽势，足指急努，两手向后，形状欲似飞仙，虚空头昂，一时取势二七，足左右换易一寸。去遍身不和。

又云：长舒两足①，足指努向上②，两手长舒，手掌相向，手指直舒，仰头努脊，一时极势满三通。动足相去一尺③，手不移处，手掌向外七通。须臾④，动足二尺，手向下拓席，极势三通。去遍身内筋节劳虚，骨髓疼闷。长舒两手⑤，向身用上⑥，两手足足指急捆心⑦，不用力，心气并在足下，手足一时努纵，极势三七。去踹、臂、腰疼，解溪蹙气，日日渐损。

三十八、虚劳寒热候

劳伤，则血气虚，使阴阳不和，互有胜弱故也。阳胜则热，阴胜则寒，阴阳相乘，故发寒热。

---

① 长舒两足：本书卷五《腰痛候》作"舒两足"，无"长"字。

② 足指努向上：本书卷五《腰痛候》作"足指努上"，无"向"字。

③ 去：本书卷五《腰痛候》作"向"。

④ 须臾：本书卷五《腰痛候》无此二字。

⑤ 手：本书卷五《腰痛候》作"足"。

⑥ 用：本书卷五《腰痛候》作"角"，疑是。

⑦ 两手足足指急捆心：本书卷五《腰痛候》作"两手捉两足指急搦心"，义胜。

三十九、虚劳口干燥候

此由劳损血气，阴阳断隔，冷热不通，上焦生热，令口干燥也。

其汤熨针石，别有正方，补养宣导，今附于后。

《养生方导引法》云：东向坐，仰头不息五通，以舌撩口中，漱满二七，咽。愈口干。若引肾水，发醴泉，来至咽喉。醴泉甘美，能除口苦，恒香洁，食甘味和正。久行不已，味如甘露，无有饥渴。

又云：东向坐，仰头不息五通，以舌撩口，漱满二七，咽。治口苦干燥。

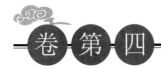

·虚劳病诸候下·

凡三十六论

四十、虚劳骨蒸候

夫蒸病有五。一曰骨蒸，其根在肾。旦起体凉，日晚即热，烦躁，寝不能安，食无味，小便赤黄，忽忽烦乱，细喘无力，腰疼，两足逆冷，手心常热。蒸盛过①，伤内则变为疳，食人五脏。二曰脉蒸，其根在心。日增烦闷，掷手出足，翕翕思水，口唾白沫，睡即浪言，或惊恐不定，脉数。若蒸盛之时，或变为疳，脐下闷，或暴利不止。三曰皮蒸，其根在肺。必大喘鼻干，口中无水，舌上白，小便赤如血。蒸盛之时，胸满，或自称得注热，两胁下胀，大嗽，彻背连胛疼，眠寐不安。或蒸毒伤脏，口内唾血。四曰肉蒸，其根在脾。体热如火，烦躁无汗，心腹鼓胀，食即欲呕，小便如血，大便秘涩。蒸盛之时，身肿目赤，寝卧不安。五曰内蒸，亦名血蒸。所以名内蒸者，必外寒而内热，把手附骨而内热甚，其根在五脏六腑。其人必因患后得之，骨肉自消，饮食无味，或皮燥而无光。蒸盛之时，四肢渐细②，足趺肿起。

又有二十三蒸。一胞蒸，小便黄赤。二玉房蒸，男则遗沥漏精，女则月

---

① 过：《外台秘要》卷十三《虚劳骨蒸方》无此字。
② 渐细：《太平圣惠方》卷三十一《治骨蒸劳诸方》作"无力"。

候不调。三脑蒸，头眩闷热。四髓蒸，髓沸热①。五骨蒸，齿黑。六筋蒸，甲焦。七血蒸，发焦②。八脉蒸，脉不调。九肝蒸，眼黑。十心蒸，唇焦。十一脾蒸，舌干③。十二肺蒸，鼻干。十三肾蒸，两耳焦。十四膀胱蒸，右耳偏焦。十五胆蒸，眼白失色④。十六胃蒸，舌下痛。十七小肠蒸，下唇焦⑤。十八大肠蒸，鼻右孔干痛。十九三焦蒸，亦杂病，乍寒乍热。二十肉蒸，二十一肤蒸，二十二皮蒸，二十三气蒸，遍身热。

凡诸蒸患，多因热病患愈后，食牛羊肉及肥腻，或酒或房，触犯而成此疾。久蒸不除，多变成瘵，必须先防下部，不得轻妄治也。

四十一、虚劳舌肿候

心候舌，养于血，劳伤血虚，为热气所乘。又，脾之大络，出于舌下。若心脾有热，故令舌肿。

四十二、虚劳手足皮剥候

此由五脏之气虚少故也。血行通，荣五脏，五脏之气，润养肌肤。虚劳内伤，血气衰弱，不能外荣于皮，故皮剥也。

四十三、虚劳浮肿候

肾主水，脾主土。若脾虚则不能克制于水，肾虚则水气流溢，散于皮肤，故令身体浮肿。若血气俱涩，则多变为水病也。

四十四、虚劳烦闷候

此由阴阳俱虚，阴气偏少，阳气暴胜，则热乘于心，故烦闷也。

---

① 髓沸热：《太平圣惠方》卷三十一《治骨蒸劳诸方》此三字后有"心昏"二字。
② 发焦：《太平圣惠方》卷三十一《治骨蒸劳诸方》此二字后有"落"字。
③ "十心蒸"至"舌干"：《外台秘要》卷十三《虚劳骨蒸方》作"十心蒸，舌干。十一脾蒸，唇焦"。
④ 眼白失色：《太平圣惠方》卷三十一《治骨蒸劳诸方》在此后还有"无故常惊"四字。
⑤ 下唇焦：《太平圣惠方》卷三十一《治骨蒸劳诸方》作"下焦热，尿即痛"。

中华医典 第四辑

四十五、虚劳凝唾候

虚劳，则津液减少，肾气不足故也。肾液为唾，上焦生热①，热冲咽喉，故唾凝结也。

四十六、虚劳呕逆唾血候

大虚劳②，多伤于肾。肾主唾，肝藏血，胃为水谷之海。胃气逆则呕，肾肝伤损，故因呕逆唾血也。

四十七、虚劳呕血候

此内伤损于脏也。肝藏血，肺主气。劳伤于血气，气逆则呕，肝伤则血随呕出也。损轻则唾血，伤重则吐血。

四十八、虚劳鼻衄候

肺主气而开窍于鼻，肝藏血。血之与气，相随而行，俱荣于脏腑。今劳伤之人，血虚气逆，故衄。衄者，鼻出血也。

四十九、虚劳吐下血候

劳伤于脏腑，内崩之病也。血与气相随而行，外养肌肉，内荣脏腑。脏腑伤损，血则妄行。若胸膈气逆，则吐血也。流于肠胃，肠虚则下血也。若肠虚而气复逆者，则吐血下血。表虚者，则汗血。皆由伤损极虚所致也。

五十、虚劳吐利候

夫大肠虚则泄利，胃气逆则呕吐。虚劳又肠虚胃逆者，故吐利。

① 上焦生热：《太平圣惠方》卷二十九《治虚劳唾稠黏诸方》作"上焦若虚，虚则生热"。
② 大：元本作"夫"，本书卷四《虚劳阴下痒湿候》亦作"大"。

五十一、虚劳兼痢候

脏腑虚损，伤于风冷故也。胃为水谷之海，胃冷肠虚则痢也。

五十二、虚劳秘涩候

此由肠胃间有风热故也。凡肠胃虚，伤风冷则泄利。若实，有风热，则秘涩也。

五十三、虚劳小便利候

此由下焦虚冷故也。肾主水，与膀胱为表里，膀胱主藏津液。肾气衰弱，不能制于津液，胞内虚冷，水下不禁，故利也①。

五十四、虚劳小便难候

膀胱，津液之腑，肾主水，二经共为表里。水行于小肠，入于胞而为溲便，今胞内有客热，热则水液涩，故小便难。

五十五、虚劳小便余沥候

肾主水。劳伤之人，肾气虚弱，不能藏水，胞内虚冷，故小便后水液不止而有余沥。尺脉缓细者，小便余沥也。

五十六、虚劳小便白浊候

劳伤于肾，肾气虚冷故也。肾主水而开窍在阴，阴为溲便之道。胞冷肾损，故小便白而浊也。

---

① 故利也：《外台秘要》卷十七《虚劳小便利方》作"故小便利也"。

中华医典 第四辑

五十七、虚劳少精候

肾主骨髓而藏于精。虚劳，肾气虚弱，故精液少也。诊其脉，左手尺中阴绝者，无肾脉也。若足①，两髀里急，主精气竭少，为劳伤所致也。

五十八、虚劳尿精候

肾气衰弱故也。肾藏精，其气通于阴。劳伤肾虚，不能藏于精，故因小便而精液出也。

五十九、虚劳溢精见闻精出候

肾气虚弱，故精溢也。见闻感触，则动肾气，肾藏精，今虚弱不能制于精，故因见闻而精溢出也。

六十、虚劳失精候

肾气虚损，不能藏精，故精漏失。其病小腹弦急，阴头寒，目眶痛，发落。诊其脉，数而散者，失精脉也。凡脉芤动微紧，男子失精也。

六十一、虚劳梦泄精候

肾虚为邪所乘，邪客于阴，则梦交接。肾藏精，今肾虚不能制精，因梦感动而泄也。

六十二、虚劳喜梦候

夫虚劳之人，血气衰损，脏腑虚弱，易伤于邪。邪从外集内，未有定舍，反淫于脏，不得定处，与荣卫俱行，而与魂魄飞扬，使人卧不得安，喜

---

① 若足：《脉经》卷二第一其后有"下热"二字。

梦。气淫于腑，则有余于外，不足于内。气淫于脏，则有余于内，不足于外。

若阴气盛，则梦涉大水而恐惧。阳气盛，则梦大火燔爇。阴阳俱盛，则梦相杀。上盛则梦飞，下盛则梦坠。甚饱则梦行，甚饥则梦卧。肝气盛，则梦怒。肺气盛，则梦恐惧、哭泣、飞扬。心气盛，则梦喜笑、恐畏。脾气盛，则梦歌乐，体重身不举。肾气盛，则梦腰脊两解不属。凡此十二盛者，至而泻之立已。

厥气客于心，则梦见山岳燎火①。客于肺，则梦飞扬，见金铁之器奇物。客于肝，则梦见山林树木。客于脾，则梦见丘陵大泽，坏屋风雨。客于肾，则梦见临深，没于水中。客于膀胱，则梦游行。客于胃，则梦饮食。客于大肠，则梦田野。客于小肠，则梦游聚邑街衢。客于胆，则梦斗讼自割。客于阴，则梦接内。客于项，则梦多斩首。客于胫，则梦行走而不能前，又居深地中。客于股，则梦礼节拜起。客于胞，则梦溲便。凡此十五不足者，而补之立已。寻其兹梦，以设法治，则病无所逃矣。

六十三、虚劳尿血候

劳伤而生客热，血渗于胞故也。血得温而妄行，故因热流散，渗于胞而尿血也。

六十四、虚劳精血出候

此劳伤肾气故也。肾藏精，精者，血之所成也。虚劳则生七伤六极，气血俱损，肾家偏虚，不能藏精，故精血俱出也。

六十五、虚劳膝冷候

肾弱髓虚，为风冷所搏故也。肾居下焦，主腰脚，其气荣润骨髓。今肾虚，受风寒，故令膝冷也。久不已，则脚酸疼屈弱。

其汤熨针石，别有正方，补养宣导，今附于后。

---

① 梦：元本作"惊"。

《养生方导引法》云：两手反向拓席，一足跪，坐上，一足屈如，仰面，看气道众处散适，极势，振之四七。左右亦然。始两足向前双踏，极势二七。去胸腹病、膝冷脐闷。

又云：互跪，调和心气，向下至足，意想气索索然，流布得所，始渐渐平手①，舒手傍肋，如似手掌内气出气不上②，面觉急闷，即起脊至地③，来去三七④。微减去膝头冷、膀胱宿病、腰内脊强⑤、脐下冷闷。

又云：舒两足坐，散气向涌泉，可三通。气彻到，始收右足屈卷，将两手急捉脚涌泉，挽。足踏手挽，一时取势。手足用力，送气向下三七，不失气⑥，数寻。去肾内冷气、膝冷、脚疼。

又云：跪一足，坐上，两手胫内卷足，努踹向下，身外扒，一时取势，向心来去二七。左右亦然。去痔、五劳、足臂疼闷、膝冷阴冷。

又云：卧展两胫，足十指相柱，伸两手身旁，鼻内气七息。除两胫冷、腿骨中痛。

又云：偃卧，展两胫两手，外踵者相向⑦，亦鼻内气⑧，自极七息，除两膝寒、胫骨疼、转筋。

又云：两足指向下柱席，两涌泉相拓，坐两足跟头，两膝头外扒，手身前向下尽势，七通。去劳损、阴疼、膝冷、脾瘦肾干。

又云：两手抱两膝，极势，来去摇之七七，仰头向后。去膝冷。

又云：偃卧，展两胫，两足指左向，直两手身旁，鼻内气七息。除死肌及胫寒。

又云：立，两手搦腰遍，使身正，放纵气下，使得所，前后振摇七七。足并头两向，振摇二七，头上下摇之七，缩咽举两髆，仰柔脊，冷气散，令脏腑气向涌泉通彻。

又云：互跪，两手向后，掌合地，出气向下。始渐渐向下，觉腰脊大闷，还上，来去二七。身正，左右散气，转腰三七。去脐下冷闷、膝头冷、

---

① 平手：本书卷十五《膀胱病候》作"平身"。
② 上：本书卷十五《膀胱病候》作"止"。
③ 脊：疑为"背"字之误，本书卷十五《膀胱病候》作"皆"。
④ 三：本书卷十五《膀胱病候》作"二"。
⑤ 内：本书卷十五《膀胱病候》无此字。
⑥ 不失气：本书卷十六《腹胀候》作"不失气之行度"。
⑦ 外踵者相向：本书卷一《风不仁候》作"足外踵，指相向"，义胜。
⑧ 亦：本书卷一《风不仁候》作"以"。

解溪内病①。

六十六、虚劳阴冷候

阴阳俱虚弱故也。肾主精髓，开窍于阴。今阴虚阳弱，血气不能相荣，故使阴冷也。久不已，则阴萎弱。

六十七、虚劳髀枢痛候

劳伤血气，肤腠虚疏，而受风冷故也。肾主腰脚，肾虚弱，则为风邪所乘，风冷客于髀枢之间，故痛也。

六十八、虚劳偏枯候

夫劳损之人，体虚易伤风邪。风邪乘虚客于半身，留在肌肤，未即发作，因饮水，水未消散，即劳于肾，风水相搏，乘虚偏发，风邪留止，血气不行，故半身手足枯细，为偏枯也。

六十九、虚劳阴萎候

肾开窍于阴，若劳伤于肾，肾虚不能荣于阴器，故萎弱也。诊其脉，瞥瞥如羹上肥，阳气微；连连如蜘蛛丝，阴气衰。阴阳衰微，风邪入于肾经，故阴不起，或引小腹痛也。

《养生方》云：水银不得近阴，令玉茎消缩。

七十、虚劳阴痛候

肾气虚损，为风邪所侵，气流入于肾经，与阴气相击，真邪交争，故令阴痛。但冷者唯痛，挟热则肿。

其汤熨针石，别有正方，补养宣导，今附于后。

---

① 病：本书卷十二《冷热候》作"疼痛"。

中华医典 第四辑

《养生方导引法》云：两足指向下柱席，两涌泉相拓，坐两足跟头，两膝头外扒，手身前向下尽势，七通。去劳损，阴疼，膝冷。

七十一、虚劳阴肿候

此由风热客于肾经，肾经流于阴器，肾虚不能宣散，故致肿也。

七十二、虚劳阴疝肿缩候

疝者，气痛也。众筋会于阴器。邪客于厥阴、少阴之经，与冷气相搏，则阴痛肿而挛缩。

七十三、虚劳阴下痒湿候

大虚劳损，肾气不足，故阴冷，汗液自泄，风邪乘之则搔痒。

其汤熨针石，别有正方，补养宣导，今附于后。

《养生方导引法》云：卧①，令两手布膝头，取踵置尻下，以口内气，腹胀自极，以鼻出气，七息。除阴下湿，少腹里痛，膝冷不随。

七十四、虚劳阴疮候

肾荣于阴器，肾气虚，不能制津液，则汗湿。虚则为风邪所乘，邪客腠理，而正气不泄，邪正相干，在于皮肤，故痒。搔之则生疮。

七十五、风虚劳候

风虚者，百疴之长。劳伤之人，血气虚弱，其肤腠虚疏，风邪易侵。或游易皮肤，或沉滞脏腑，随其所感，而众病生焉。

其汤熨针石，别有正方，补养宣导，今附于后。

《养生方导引法》云：屈一足，指向地努之，使急，一手倒挽足解溪，

---

① 卧：本书卷十四《气淋候》作"偃卧"。

向心极势，腰、足解溪，头如似骨解气散，一手向后拓席，一时尽势三七。左右换手亦然。去手足腰髋风热急闷。

又云：抑头却背，一时极势，手向下至膝头，直腰，面身正。还上，去三七①。始正身，纵手向下，左右动腰二七，上下挽背脊七。渐去背脊、臂髋、腰冷不和。头向下努，手长舒，向背上高举，手向上，共头，渐渐五寸，一时极势。手还收向心前、向背后，去来和谐，气共力调，不欲气强于力，不欲力强于气，二七。去胸背前后筋脉不和，气血不调。

又云：伸左胫，屈右膝内压之，五息止。引肺，去风虚，令人目明。依经为之，引肺中气，去风虚病，令人目明，夜中见色，与昼无异。

---

① 去：疑脱"来"字，当作"来去"。

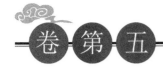

·腰背病诸候·

凡十论

一、腰痛候①

肾主腰脚。肾经虚损，风冷乘之，故腰痛也。又，邪客于足少阴之络②，令人腰痛引少腹，不可以仰息。诊其尺脉沉，主腰背痛。寸口脉弱，腰背痛。尺寸俱浮直下③，此为督脉，腰强痛。

凡腰痛病有五。一曰少阴。少阴，肾也④，十月万物阳气伤⑤，是以腰痛。二曰风痹，风寒著腰，是以痛。三曰肾虚，役用伤肾，是以痛。四曰臀腰，坠堕伤腰，是以痛。五曰寝卧湿地，是以痛。

其汤熨针石，别有正方，补养宣导，今附于后。

《养生方》云：饭了勿即卧，久成气病，令腰疼痛。

又曰：大便勿强努，令人腰疼目涩。

又云：笑多，即肾转腰疼。

又云：人汗次，勿企床悬脚，久成血痹，两足重及腰痛。

---

① 痛：原作"病"，据本书底本目录及文义改。
② 少：《太素》卷二十三《量缪刺》、《医心方》卷六第七等作"太"，疑是。
③ 直下：《脉经》卷二第四在此前有"直上"二字。
④ 肾：《太素》卷八《经脉病解》作"中"。
⑤ 十：《太素》卷八《经脉病解》作"七"。

《养生方导引法》云：一手向上极势，手掌四方转回，一手向下努之，合手掌努指，侧身欹形，转身向似看，手掌向上，心气向下，散适，知气下缘上，始极势，左右上下四七亦然。去髆井、肋、腰、脊疼闷。

又云：平跪，长伸两手，拓席向前，待腰脊须转，遍身骨解气散，长引腰极势，然如却跪便急，如似脊内冷气出许，令臂搏痛，痛欲似闷痛，还坐，来去二七。去五脏不和、背痛闷。

又云：凡人常须觉脊强①，不问时节，缩咽转内，似回搏内，似面努髆井向上也②，头左右两向捋之，左右三七。一住，待血行气动定，然始更用，初缓后急。若无病人，常欲得旦起、午时、日没三辰，如用，辰别三七③。除寒热，脊、腰、颈痛。

又云：舒两足④，足指努上⑤，两手长舒，手掌相向，手指直舒，仰头努脊，一时极势满三通。动足相向一尺⑥，手不移处，手掌向外七通。更动足二尺⑦，手向下拓席，极势三通。去遍身内筋脉虚劳，骨髓疼闷。长舒两足⑧，身角上，两手捉两足指急搦心⑨，不用力，心气并在足下，手足一时努纵，极势三七。去踹、臂、腰疼、解溪足气⑩，日日渐损。

又云：凡学将息人，先须正坐，膝头、足⑪。初坐，先足指指相对⑫，足跟外扒。坐上，少欲安稳⑬，须两足跟向内相对，坐上，足指拟⑭。觉闷痛，渐渐举身似款，便两足上⑮。待共坐相似不痛⑯，始双竖足跟而上⑰，足

---

① 须：本书卷一《风痹候》、卷二《风头眩候》无此字。
② "不问时节"至"似面努髆井向上也"：此句本书卷二《风头眩候》作"不问时节，缩咽髆内，仰面努髆井向上"，卷一《风痹候》作"仰面努髆井向上"。
③ 三七：本书卷一《风痹候》、卷二《风头眩候》作"二七"。
④ 舒两足：本书卷三《虚劳体痛候》作"长舒两足"。
⑤ 足指努上：本书卷三《虚劳体痛候》作"足指努向上"，义胜。
⑥ 向：本书卷三《虚劳体痛候》作"去"。
⑦ 更：本书卷三《虚劳体痛候》作"须臾"。
⑧ 足：本书卷三《虚劳体痛候》作"手"。
⑨ 搦：本书卷三《虚劳体痛候》作"捆"。
⑩ 足：本书卷三《虚劳体痛候》作"蹙"。
⑪ 膝头、足：本书卷二《风冷候》作"并膝头、足"，义胜。
⑫ 先足指指相对：本书卷二《风冷候》作"先足趾相对"，义胜。
⑬ 少欲安稳：本书卷二《风冷候》作"欲安稳"，无"少"字。
⑭ 拟：本书卷二《风冷候》、卷十三《上气候》作"外扒"，义胜。
⑮ 两足上：本书卷十三《上气候》作"坐足上"，卷二《风冷候》作"坐上"。
⑯ 待共坐相似不痛：本书卷二《风冷候》作"待共内坐相似不痛"。
⑰ 而：本书卷二《风冷候》、卷十三《上气候》作"向"，疑是。

中华医典 第四辑

指并反而向外①。每坐常学。去膀胱内冷、面冷风、膝冷、足疼、上气、腰疼，尽自消适也。

二、腰痛不得俯仰候

肾主腰脚，而三阴三阳十二经八脉，有贯肾络于腰脊者。劳损于肾，动伤经络，又为风冷所侵，血气击搏，故腰痛也。阳病者不能俯，阴病者不能仰，阴阳俱受邪气者，故令腰痛而不能俯仰。

又云：伸两足，两手著足五指上②。愈腰折不能低著，唾血、久疼愈。

又云：长伸两脚，以两手捉五指七遍③。愈折腰不能低仰也。

三、风湿腰痛候

劳伤肾气，经络既虚，或因卧湿当风，而风湿乘虚搏于肾经④，与血气相击而腰痛，故云风湿腰痛。

四、卒腰痛候

夫劳伤之人，肾气虚损，而肾主腰脚，其经贯肾络脊，风邪乘虚卒入肾经，故卒然而患腰痛。

五、久腰痛候

夫腰痛，皆由伤肾气所为。肾虚，受于风邪，风邪停积于肾经，与血气相击，久而不散，故久腰痛。

---

① 足指并：本书卷十三《上气候》此三字前还有"坐上"二字。
② 两手：本书卷二十七《唾血候》作"两手指"。
③ 两手捉：本书卷二十七《唾血候》作"两手捉足"。
④ 肾经：原作"肾肾经"，衍一"肾"字。

六、肾著腰痛候

肾主腰脚，肾经虚则受风冷，内有积水，风水相搏，浸积于肾，肾气内著，不能宣通，故令腰痛。其病状，身重腰冷，腹重如带五千钱，如坐于水，形状如水，不渴，小便自利，饮食如故。久久变为水病，肾湿故也。

七、臂腰候

臂腰者，谓卒然伤损于腰而致痛也。此由损血搏于背脊所为①，久不已，令人气息乏少，面无颜色，损肾故也。

八、腰脚疼痛候

肾气不足，受风邪之所为也。劳伤则肾虚，虚则受于风冷，风冷与真气交争，故腰脚痛。

九、背偻候

肝主筋而藏血。血为阴，气为阳。阳气，精则养神，柔则养筋。阴阳和同，则血气调适，共相荣养也，邪不能伤。若虚则受风，风寒搏于脊膂之筋，冷则挛急，故令背偻。

十、胁痛候

邪气客于足少阳之络，令人胁痛，咳，汗出。阴气击于肝，寒气客于脉中，则血泣脉急，引胁与小腹。诊其脉弦而急，胁下如刀刺，状如飞尸，至困不死。左手脉大，右手脉小，病右胁下痛。寸口脉双弦，则胁下拘急，其人涩涩而寒。

其汤熨针石，别有正方，补养宣导，今附于后。

---

① 背：《医心方》卷六第八作"腰"，疑是。

《养生方导引法》云：卒左胁痛，念肝为青龙，左目中魂神，将五营兵千乘万骑，从甲寅直符吏，入左胁下取病去。

又云：右胁痛，念肺为白帝①，右目中魄神，将五营兵千乘万骑，甲申直符吏，入右胁下取病去。

胁侧卧，伸臂直脚，以鼻内气，以口出之，除胁皮肤痛，七息止。

又云：端坐伸腰，右顾视月②，口内气，咽之三十。除左胁痛，开目。

又云：举手交项上，相握，自极。治胁下痛。坐地，交两手，著不周遍握，当挽。久行，实身如金刚，令息调长，如风云，如雷。

·消渴病诸候·

凡八论

一、消渴候

夫消渴者，渴不止，小便多是也③。由少服五石诸丸散，积经年岁，石势结于肾中，使人下焦虚热。及至年衰，血气减少，不复能制于石。石势独盛，则肾为之燥，故引水而不小便也。其病变多发痈疽，此坐热气留于经络不引，血气壅涩，故成痈脓。诊其脉，数大者生，细小浮者死。又，沉小者生，实牢大者死。

有病口甘者，名为何？何以得之？此五气之溢也，名曰脾瘅。夫五味入于口，藏于胃，脾为之行其精气④。溢在脾⑤，令人口甘，此肥美之所发。此人必数食甘美而多肥，令人内热⑥，甘者令人满⑦，故其气上溢，为消渴。

---

① 帝：正保本作"虎"。

② 月：《王子乔导引法》作"目"，疑是。

③ 小便多：与症状不符，疑为"不小便"。《外台秘要》卷十一《消渴方》、《太平圣惠方》卷五十三《治消渴诸方》、《医心方》卷十二第一均作"不小便"。

④ 精气：《太素》卷三十《脾瘅消渴》作"清气"。

⑤ 溢：《太素》卷三十《脾瘅消渴》作"液"，《素问·奇病论》作"津液"。

⑥ 令人内热：《外台秘要》卷十一《消渴方》在此前有"肥"字，《素问·奇病论》在此前有"肥者"二字。

⑦ 满：《外台秘要》卷十一《消渴方》作"中满"。

厥阴之病，消渴重，心中疼①，饥而不欲食，甚则欲吐蛔。

其汤熨针石，别有正方，补养宣导，今附于后。

《养生法》云：人睡卧，勿张口，久成消渴及失血色。

赤松子云：卧，闭目不息十二通，治饮食不消。

法云：解衣恢卧，伸腰瞋少腹②，五息止。引肾，去消渴，利阴阳。解衣者，使无罣碍。恢卧者，无外想，使气易行。伸腰，使肾无逼蹙。瞋者，大努，使气满小腹者，即腞腹牵气使上③，息即为之。引肾者，引水来咽喉，润上部，去消渴枯槁病。利阴阳者，饶气力。此中数虚，要与时节而为避。初食后、大饥时，此二时不得导引，伤人。亦避恶日，时节不和时亦避。导已，先行一百二十步，多者千步，然后食之。法不使大冷大热，五味调和。陈秽宿食，虫蝎余残，不得食。少吵著口中，数嚼少湍咽。食已，亦勿眠。此名谷药，并与气和，即真良药。

二、渴病候

五脏六腑，皆有津液。若脏腑因虚实而生热者④，热气在内，则津液竭少，故渴也。夫渴数饮，其人必眩⑤，背寒而呕者，因利虚故也。诊其脉，心脉滑甚，为善渴。其久病变成发痈疽⑥，或成水疾。

三、大渴后虚乏候

夫人渴病者，皆由脏腑不和，经络虚竭所为。故病虽瘥，血气未复，仍虚乏也。

四、渴利候

渴利者，随饮小便故也。由少时服乳石，石热盛时，房室过度，致令肾

---

① 疼：《伤寒论》作"疼热"。

② 瞋：疑为"膪"，音 chēn，鼓胀之意。《外台秘要》卷十一《消渴方》即作"膪"。下同。

③ 腞：《外台秘要》卷十一《消渴方》作"摄"。

④ 实：《太平圣惠方》卷五十三《治热渴诸方》无此字。

⑤ 眩：《太平圣惠方》卷五十三《治热渴诸方》作"头目眩"。

⑥ 成：《外台秘要》卷十一《渴后恐成水病方》作"或"，疑是。

气虚耗，下焦生热，热则肾燥，燥则渴，肾虚又不得传制水液，故随饮小便。以其病变，多发痈疽。以其内热，小便利故也。小便利，则津液竭，津液竭则经络涩，经络涩则荣卫不行，荣卫不行则由热气留滞，故成痈疽。

五、渴利后损候

夫渴利病后，荣卫虚损，脏腑之气未和，故须各宣畅也。

六、渴利后发疮候

渴利之病，随饮小便也。此谓服石药之人，房室过度，肾气虚耗故也。下焦生热，热则肾燥，肾燥则渴。然肾虚人，不能制水，故小便利。其渴利虽瘥，热犹未尽，发于皮肤，皮肤先有风湿，湿热相搏，所以生疮。

七、内消候

内消病者，不渴而小便多是也。由少服五石，石热结于肾内也①，热之所作。所以服石之人，小便利者，石性归肾，肾得石则实，实则消水浆，故利。利多不得润养五脏，脏衰则生诸病。由肾盛之时，不惜其气②，恣意快情，致使虚耗，石热孤盛，则作消利，故不渴而小便多也。

八、强中候

强中病者，茎长兴盛不痿，精液自出是。由少服五石，五石热住于肾中，下焦虚③。少壮之时，血气尚丰，能制于五石，及至年衰，血气减少，肾虚不复能制精液。若精液竭，则诸病生矣。

---

① 也：此字《外台秘要》卷十一《消中消渴肾消方》置于下文"热之所作"后。
② 其：《外台秘要》卷十一《消中消渴肾消方》作"真"。
③ 虚：《外台秘要》卷十一《强中生诸病方》作"虚热"，疑是。

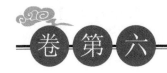

·解散病诸候·

凡二十六论

一、寒食散发候

夫散脉，或洪实，或断绝不足，欲似死脉。或细数，或弦驶。坐所犯非一故也。脉无常投，医不能识。热多则弦驶，有癖则洪实，急痛则断绝。凡寒食药率如是。无苦①，非死候也。勤从节度②，不从节度则死矣。

欲服散，宜诊脉候。审正其候，尔乃毕愈。脉沉数者，难发，难发当数下之。脉浮大者，易发也。人有服散两三剂不发者，此人脉沉难发，发不令人觉，药势行已，药但于内发，不出形于外。欲候知其得力，人进食多，是一候。气下，颜色和悦，是二候。头面身痒瘙，是三候。策策恶风，是四候。厌厌欲寐，是五候也。诸有此证候者，皆药内发五脏，不形出于外，但如方法服散，勿疑。但数下之，则内虚，自当发也。

诸方互有不同，皇甫推欲将冷③，廪丘公欲得暖将之意，其多有情致也。世人未能得其深趣，故鲜能用之。然其方法，犹多不尽，但论服药之始，将息之度，不言发动之后。治解之宜，多有阙略。

① 无苦：《千金翼方》卷十五第三作"自无所苦"。
② 勤从节度：《千金翼方》卷十五第三作"动从节度，则不死矣"。
③ 推：元本作"唯"。

江左有道弘道人，深识法体，凡所救疗，妙验若神，制《解散对治方》云：钟乳对术，又对栝蒌，其治主肺，上通头胸。术动钟乳，胸塞短气；钟乳动术，头痛目疼。又，钟乳虽不对海蛤，海蛤动①，则目痛气短②。有时术动钟乳，直头痛胸塞。然钟乳与术所可为患，不过此也。虽所患不同，其治亦一矣。发动之始，要其有由，始觉体中有异，与上患相应，便速服葱白豉汤。

又云：硫黄对防风，又对细辛，其治主脾肾，通腰脚。防风、细辛动硫黄③，烦疼腰痛，或瞋忿无常，或下利不禁。防风、细辛能动硫黄，硫黄不能动彼。始觉发，便服杜仲汤。

白石英对附子，其治主胃，通至脾肾。附子动白石英，烦满腹胀。白石英动附子，则呕逆不得食④，或口噤不开，或言语难，手脚疼痛。觉发，服生麦门冬汤。

紫石英对人参，其治主心肝，通至肾脚⑤。人参动紫石英，心急而痛，或惊悸不得眠卧，或恍惚忘误，失性狂发，或黯黯欲眠，或愦愦喜瞋，或瘥或剧，乍寒乍热，或耳聋目暗。又，防风虽不对紫石⑥，而能动紫石⑦，紫石由防风而动人参。人参动，亦心痛烦热，头项强。始觉，便宜服麻黄汤。

赤石脂对桔梗，其治主心，通至胸背。桔梗动赤石，心痛口噤，手足逆冷，心中烦闷。赤石动桔梗，头痛目赤，身体壮热。始觉发，即温酒饮之，随能数杯，酒势行则解。亦可服大麦䴬良。复若不解，复服。

术对钟乳。术发则头痛目赤，或举身壮热，解与钟乳同。

附子对白石英，亦对赤石脂。附子发，则呕逆，手脚疼，体强，骨节痛，或项强，面目满肿。饮酒食䴬自愈⑧。若不愈，与白石英同解。

人参对紫石英。人参发，则烦热，头项强，解与紫石英同。

桔梗对赤石脂，又对茯苓，又对牡蛎。桔梗发，则头痛目赤，身体壮

① 海蛤动：《外台秘要》卷三十七《乳石阴阳体性并草药触动形候》作"海蛤动乳"，义胜。
② 气短：元本作"短气"。
③ 细辛：原无，据《外台秘要》卷三十七《乳石阴阳体性并草药触动形候》及下文补。
④ "附子动白石英"至"则呕逆不得食"：此句《外台秘要》卷三十七《乳石阴阳体性并草药触动形候》作"若白石英先发，令人烦热腹胀。若附子先发，令人呕逆不食"，义胜。
⑤ 肾：《千金要方》卷二十四第三作"腰"。
⑥ 对：《外台秘要》卷三十七《乳石阴阳体性并草药触动形候》作"动"。
⑦ 而能动紫石：《外台秘要》卷三十七《乳石阴阳体性并草药触动形候》作"而紫石犹动防风"。
⑧ 饮酒：《千金要方》卷二十四第三作"发则饮酒"。

热，解与赤石同①。

干姜无所偏对。

有说者云：药性，草木则速发而易歇，土石则迟发而难歇也。夫服药，草石俱下于喉，其势历盛衰，皆有先后。其始得效，皆是草木先盛耳，土石方引日月也。草木少时便老②，石势犹自未成。其病者，不解消息，便谓顿休，续后更服。或谓病痼药微，倍更增石。或更杂服众石，非一也。石之为性，其精华之气，则合五行，乃益五脏，其滓秽便同灰土也。夫病家气血虚少，不能宣通，杂石之性，卒相和合，更相尘瘀，便成牢积。其病身不知是石不和，精华不发，不能致热消疾，便谓是冷盛牢剧，服之无已。不知石之为体，体冷性热，其精华气性不发，其冷如冰。而疾者，其石入腹即热，既不即热，服之弥多。是以患冷癖之人不敢寒食，而大服石，石数弥多，其冷癖尤剧，皆石性不发而积也。亦有杂饵诸石丸酒，单服异石，初不息，唯以夫散为数而已③。有此诸害，其证甚多。《小品方》云：道弘道人制《解散对治方》说，草石相对之和，有的能发动，为证。

世人逐易，不逆思寻古今方说，至于动散，临急便就服之，既不救疾，便成委祸。大散，由来是难将之药。夫以大散难将，而未经服者，乃前有慎耳。既心期得益，苟就服之。已服之人，便应研习救解之宜，异日动之，便得自救也。

夫身有五石之药，而门内无解救之人，轻信对治新方，逐易服之，从非弃是，不当枉命误药邪？检《神农本草经》说，草石性味，无对治之和，无指的发动之说。按其对治之和，亦依《本草》之说耳。且《大散方》说主患，注药物，不说其所主治，亦不说对和指的发动之性也。览皇甫士安撰《解散说》及将服消息节度，亦无对和的发之说也。复有廪丘家，将温法以救变败之色，亦无对和的动之说。若以药性相对为神者，栝蒌恶干姜，此是对之大害者。道弘说对治而不辨，此道弘之方，焉可从乎？今不从也，当从皇甫节度。自更改栝蒌，便为良矣。患热则不服其药，惟患冷者服之耳，自可以除栝蒌。若虚劳脚弱者，以石斛十分代栝蒌；若风冷上气咳者，当以紫苑十分代栝蒌。二法极良。若杂患常疾者，止除栝蒌而已，慎勿加余物。

------

① 解与赤石同：此句后，《千金要方》卷二十四第三还有"茯苓发，则壮热烦闷，宜服大黄黄芩汤方。牡蛎发，则四肢烦热，心腹烦闷，极渴，解与赤石脂同"数语。

② 老：元本作"歇"。

③ 夫：元本作"大"。

中华医典 第四辑

皇甫云：然寒食药者，世莫知焉，或言华佗，或曰仲景。考之于实，佗之精微，方类单省；而仲景经有侯氏黑散、紫石英方，皆数种相出入，节度略同。然则寒食、草石二方，出自仲景，非佗也。且佗之为治，或刳断肠胃，涤洗五脏，不纯任方也。仲景虽精，不及于佗。至于审方物之候，论药石之宜，亦妙绝众医。及寒食之疗者，御之至难，将之甚苦。近世尚书何晏，耽声好色，始服此药，心加开朗，体力转强，京师翕然，传以相授。历岁之困，皆不终朝而愈。众人喜于近利，未睹后患。晏死之后，服者弥繁，于时不辍，余亦豫焉。或暴发不常，夭害年命，是以族弟长互，舌缩入喉。东海王良夫，痈疮陷背。陇西辛长绪，脊肉烂溃。蜀郡赵公烈，中表六丧。悉寒食散之所为也。远者数十岁，近者五六岁，余虽视息，犹溺人之笑耳。而世人之患病者，由不能以斯为戒。失节之人，多来问余，乃喟然叹曰：今之医官，精方不及华佗，审治莫如仲景，而竞服至难之药，以招甚苦之患，其夭死者，焉可胜计哉？

咸宁四年，平阳太守刘泰亦沉斯病，使使问余救解之宜。先时有姜子者，以药困绝，余实生之，是以闻焉。然身自荷毒，虽才士不能书，辨者不能说也。苟思所不逮，暴至不旋踵，敢以教人乎？辞不获已，乃退而惟之，求诸《本草》，考以《素问》，寻故事之所更，参气物之相使，并列四方之本，注释其下，集而与之。匪曰我能也，盖三折臂者，为医非生而知之，试验亦其次也。

服寒食散，二两为剂，分作三贴。清旦温醇酒服一贴，移日一丈，复服一贴，移日二丈，复服一贴，如此三贴尽。须臾，以寒水洗手足，药气两行者，当小痹，便因脱衣，以冷水极浴，药势益行[1]。周体凉了，心意开朗，所患即瘥。虽羸困著床，皆不终日而愈。人有强弱，有耐药。若人羸弱者，可先小食，乃服。若人强者，不须食也。有至三剂，药不行者，病人有宿癖者，不可便服也，当先服消石大丸下去，乃可服之。

服药之后，宜烦劳。若羸著床不能行者，扶起行之。常当寒衣、寒饮、寒食、寒卧，极寒益善。若药未散者，不可浴，浴之则矜寒，使药蹠不发，令人战掉，当更温酒饮食，起跳踊，舂磨出力，令温乃浴，解则止，勿过多也。又当数冷食[2]，无昼夜也。一日可六七食，若失食饥[3]，亦令人寒，但

---

① 药势益行：《千金翼方》卷二十二第二作"药力尽行"。

② 冷：《千金翼方》卷二十二第二作"令"。

③ 饥：《千金翼方》卷二十二第二作"饮"。

食则温矣。若老小不耐药者，可减二两，强者过二两。少小气盛及产妇卧不起，头不去巾帽，厚衣对火者，服散之后，便去衣巾，将冷如法，勿疑也。

虚人亦治①，又与此药相宜，实人勿服也。药虽良，令人气力兼倍，然甚难将息②，适大要在能善消息节度③，专心候察，不可失意，当绝人事。唯病著床，虚所不能言④，厌病者，精意能尽药意者，乃可服耳。小病不能自劳者，必废失节度，慎勿服也。

若大伤寒者⑤，下后乃服之，便极饮冷水。若产妇中风寒，身体强痛，不得动摇者，便温服一剂⑥，因以寒水浴即瘥。以浴后，身有痹处者，便以寒水洗，使周遍，初得小冷，当数食饮酒于意。后愦愦不了快者，当复冷水浴，甚者，水略不去体也。若药偏在一处⑦，偏痛、偏冷、偏热、偏痹及眩烦腹满者⑧，便以水逐洗于水下，即了了矣。如此昼夜洗，药力尽乃止。

凡服此药，不令人吐下也，病皆愈。若膈上大满欲吐者，便铺食，即安矣。服药之后，大便当变于常，故小青黑色，是药染耳，勿怪之也。若亦温温欲吐，当遂吐之，不令极也。明旦当更服。

若浴晚者，药势必不行，则不堪冷浴，不可强也，当如法更服之。凡洗太早，则药禁寒；太晚，则吐乱，不可失过也。寒则出力洗，吐则速冷食。若不饥为寒者⑨，食自温。常当将冷，不可热炙之也⑩。若温衣、温食、温卧，则吐逆颠覆矣，但冷饮食、冷浴则瘥矣。

凡服药者，服食皆冷，唯酒冷热自从。或一月而解⑪，或二十余日解，常饮酒，令体中醺醺不绝。当饮醇酒，勿饮薄白酒也。体内重，令人变乱。若不发者，要当先下，乃服之也。

寒食药得节度者，一月转解⑫，或二十日解。堪温不堪寒，即以解之候也。其失节度者，头痛欲裂，坐服药食温作癖，急宜下之。

---

① 亦：《千金翼方》卷二十二第二作"易"。
② 将息：《千金翼方》卷二十二第二作"将适"。
③ 消：《千金翼方》卷二十二第二作"将"。
④ 虚所不能言：《千金翼方》卷二十二第二作"医所不治"，又宋本作"虚所不能治"。
⑤ 大伤寒者：《千金翼方》卷二十二第二作"伤寒大"，文义属下句。
⑥ 温：《千金翼方》卷二十二第二作"温酒"。
⑦ 药：《千金翼方》卷二十二第二作"病"，疑是。
⑧ 偏痹：原作"痹"，据《千金翼方》卷二十二第二补。
⑨ 不：《千金翼方》卷二十二第二作"以"。
⑩ 炙：正保本作"灸"。
⑪ 月：原作"日"，据《千金翼方》卷二十二第二改。
⑫ 转：《外台秘要》卷三十七《饵寒食五石诸杂石等解散论并法》作"辄"。

中华医典　第四辑

或两目欲脱，坐犯热在肝，速下之，将冷自止。

或腰痛欲弊①，坐衣厚体温，以冷洗浴，冷石熨也。

或眩冒欲蹶，坐衣裳犯热，宜断头②，冷洗之。

或腰疼欲折，坐久坐下温，宜常令床上冷水洗也。

或腹胀欲决③，甚者断衣带，坐寝处久下热，又得温、失食、失洗、不起行，但冷食、冷洗、当风立。

或心痛如刺，坐当食而不食，当洗而不洗，寒热相结，气不通，结在心中，口不得息④，当校口。但与热酒⑤，任本性多少，其令酒气两得行⑥，气自通。得噫，因以冷水浇淹手巾，著所苦处，温复易之，自解。解，便速冷食，能多益善。于诸痛之内，心痛最急，救之若赴汤火，乃可济耳。

或有气断绝，不知人，时蹶，口不得开，病者不自知，当须傍人救之。要以热酒为性命之本。不得下者，当斫齿，以酒灌咽中⑦。咽中塞逆，酒入腹还出者，但与勿止也，出，复内之，如此或半日，酒下气苏。酒不下者，便杀人也。

或下利如寒中，坐行止食饮饮犯热所致⑧，人多疑冷病。人又滞癖，皆犯热所为。慎勿疑也，速脱衣、冷食饮、冷洗也。

或百节酸疼，坐卧太厚，又入温被中，衣温不脱衣故也。卧下当极薄，单衣不著绵也。当薄且垢，故勿著新衣，多著故也。虽冬寒，常当被头受风，以冷石熨，衣带不得系也。若犯此酸闷者，但入冷水浴，勿忍病而畏浴也。

———————

① 弊：《千金翼方》卷二十二第三作"折者"。

② 断：《外台秘要》卷三十七《饵寒食五石诸杂石等解散论并法》作"淋"。

③ 决：《外台秘要》卷三十七《饵寒食五石诸杂石等解散论并法》作"裂"，《千金翼方》卷二十二第三作"死"。

④ 口不得息：《医心方》卷十九第四作"口噤不得息"。

⑤ 但与：《外台秘要》卷三十七《饵寒食五石诸杂石等解散论并法》作"宜数饮"。

⑥ 其令酒气两得行：《千金翼方》卷二十二第三作"令酒势得行"。

⑦ 以酒：《医心方》卷十九第四作"以热酒"。

⑧ 饮：衍文，《外台秘要》卷三十七《饵寒食五石诸杂石等解散论并法》、《医心方》卷十九第四皆只一个"饮"字。

或矜战患寒如伤寒①，或发热如疟，坐食忍饥②，洗冷不行，便坐食臭故也③，急冷洗起行。

或恶食如臭物，坐温衣作癖也④，当急下之。若不下，万救终不瘥也。

或咽中痛，鼻塞，清涕出，坐温衣近火故也。但脱衣，冷水洗，当风，以冷石熨咽颡五六遍自瘥。

或胸胁气逆，干呕，坐饥而不食，药气熏膈故也。但冷食、冷饮、冷洗即瘥。

或食下便出⑤，不得安，坐有癖，但下之。

或淋不得小便，久坐温及骑马鞍热入膀胱也⑥。冷食，以冷水洗小腹，以冷石熨，一日即止。

或大行难，腹中牢因如蛇盘⑦，坐犯温，久积腹中，干粪不去故也。消酥若膏，便寒服一二升，浸润则下⑧，不下更服，即瘥。

或寒栗头掉，不自支任，坐食少，药气行于肌肤，五脏失守，百脉摇动，与气争竞故也⑨。努力强饮热酒，以和其脉。强冷食、冷饮，以定其脏。强起行，以调其关节。酒行食充，关机以调，则洗了矣。云了者，是瑟然病除，神明了然之状也。

或关节强直，不可屈伸，坐久停息，不习烦劳⑩，药气停止，络结不散越，沉滞于血中故也。任力自温，便冷洗即瘥。云任力自温者，令行动出力，从劳则发温也，非厚衣近火之温也。

---

① 患：《千金翼方》卷二十二第三、《外台秘要》卷三十七《饵寒食五石诸杂石等解散论并法》作"恶"，疑是。

② 坐食忍饥：《千金翼方》卷二十二第三作"由失食忍饥"，《外台秘要》卷三十七《饵寒食五石诸杂石等解散论并法》作"为失食忍饥"，义胜。

③ 便：《千金翼方》卷二十二第三、《外台秘要》卷三十七《饵寒食五石诸杂石等解散论并法》作"又"。

④ 衣：《千金翼方》卷二十二第三作"食"。

⑤ 食下便出：《千金翼方》卷二十二第三、《外台秘要》卷三十七《饵寒食五石诸杂石等解散论并法》作"食便吐出"。

⑥ 久坐温：《外台秘要》卷三十七《饵寒食五石诸杂石等解散论并法》作"久坐温处"。

⑦ 因：元本作"固"，疑是。

⑧ 浸：《外台秘要》卷三十七《饵寒食五石诸杂石等解散论并法》、《千金翼方》卷二十二第三作"津"。

⑨ 气：《外台秘要》卷三十七《饵寒食五石诸杂石等解散论并法》、《千金翼方》卷二十二第三作"正气"。

⑩ 习：元本作"息"，《外台秘要》卷三十七《饵寒食五石诸杂石等解散论并法》、《医心方》卷十九第四作"自"。

或小便稠数，坐热食及啖诸含热物饼黍之属故也。以冷水洗少腹，服栀子汤即瘥。

或失气不可禁，坐犯温不时洗故也。冷洗自寒即止。

或遗粪不自觉，坐久坐下温，热气上入胃，少腹不禁故也①。冷洗即瘥。

或目痛如刺，坐热热气冲肝②，上奔两眼故也。勤冷食，清旦温小便洗③，不过三即瘥④。

或耳鸣如风声，汁出，坐自劳出力过度⑤，房室不节，气进奔耳故也。勤好饮食，稍稍行步，数食节情即止⑥。

或口伤舌强，烂燥不得食⑦，少谷气不足⑧，药在胃脘中故也。急作栀子豉汤。

或手足偏痛，诸节解⑨，身体发痈疮坚结⑩，坐寝处久不自移徙，暴热偏并，聚在一处。或坚结核痛，甚者，发如痈，觉便以冷水洗、冷石熨。微者，食顷散也。剧者，数日水不绝乃差。洗之无限，要瘥为期。若大不瘥⑪，即取磨刀石，火烧令热赤，以石投苦酒中，石入苦酒皆破裂，因捣以汁，和涂痈上，三即瘥。取粪中大蛴螬，捣令熟，以涂痈上，亦不过三再即瘥，尤良。

或饮酒不解，食不复下⑫，乍寒乍热，不洗便热，洗复寒，甚者数十日，轻者数日，昼夜不得寐，愁忧恚怒，自惊跳悸恐，恍惚忘误者，坐犯温积久，寝处失节，食热作癖内实，使热与药并行，寒热交争。虽以法救之，终不可解也。吾尝如此，对食垂涕，援刀欲自刺，未及得施，赖家亲见迫

---

① 少腹：《外台秘要》卷三十七《饵寒食五石诸杂石等解散论并法》作"大肠"。

② 热热：疑衍一"热"字。

③ 温：《千金翼方》卷二十二第三作"以"。

④ 不过三即瘥：《外台秘要》卷三十七《饵寒食五石诸杂石等解散论并法》作"不过三日即瘥"，义胜。

⑤ 度：元本作"矣"。

⑥ 数食：《千金翼方》卷二十二第三作"数冷食"。

⑦ 不得食：《千金翼方》卷二十二第三作"不得食味者"。

⑧ 少谷气不足：《医心方》卷十九第四作"坐食少，谷气不足"，义胜。

⑨ 诸节解：《千金翼方》卷二十二第三作"诸骨节解"，义胜。

⑩ 坚：原作"鞕"，为"䩕"之讹变字，乃避隋文帝杨坚讳，《医心方》卷十九第四亦作"坚"。下文径改，不再出注。

⑪ 大：《千金翼方》卷二十二第三作"乃"。

⑫ 复：《千金翼方》卷二十二第三、《医心方》卷十九第四作"得"。

夺，故事不行。退而自佳①，乃强食冷饮水，遂止。祸不成，若丝发矣。凡有寒食散药者，虽素聪明，发皆顽嚚，若舍难愈也②。以此死者，不可胜计。急饮三黄汤下之。当吾之困也，举家知亲，皆以见分别，赖亡兄士元披方，得三黄汤方，合使吾服，大下即瘥。自此常以救急也。

或脱衣便寒，著衣便热，坐脱著之间无适，故小寒自可著，小温便脱，即洗之即慧矣。慎勿忍，使病发也。洗可得了然瘥，忍之则病成矣。

或齿肿唇烂，齿牙摇痛，颊车噤，坐犯热不时救故也。当风张口，使冷气入咽，漱寒水即瘥。

或周体患肿，不能自转徙，坐久停息，久不饮酒，药气沉在皮肤之内，血脉不通故也。饮酒冷洗，自劳行，即瘥。极不能行，使人扶，或车行之③。事宁违意，勿听从之，使肢节柔调乃止，勿令过差④，过则使极，更为失度。热者复洗也。

或患冷，食不可下，坐久冷食食⑤，口中不知味故也。可作白酒醨，益著酥，热食一两顿。闷者，冷饮还冷食。

或阴囊臭烂，坐席厚下热故也。坐冷水中即瘥。

或脚趾间生疮，坐著履温故也。脱履著屐，以冷水洗足即愈。

或两腋下烂作疮，坐臂胁相亲也。以物悬手离胁，冷熨之即瘥。

或嗜寐不能自觉，久坐热闷故也。急起洗浴饮冷，自精了。或有癖也，当候所宜下之。

或夜不得眠，坐食少，热在内故也。当服栀子汤，数进冷食。

或咳逆⑥，咽中伤，清血出，坐卧温故也，或食温故也。饮冷水、冷熨咽外也⑦。

或得伤寒，或得温疟，坐犯热所为也。凡常服寒食散，虽以久解而更病

① 佳：《千金翼方》卷二十二第三作"思"，义胜。
② 若舍难愈也：《外台秘要》卷三十七《饵寒食五石诸杂石等解散论并法》作"告令难喻"。
③ 或车：《医心方》卷十九第四作"曳"，连上句。
④ 差：《外台秘要》卷三十七《饵寒食五石诸杂石等解散论并法》作"度"，义胜。
⑤ 食食：《千金翼方》卷二十二第三、《外台秘要》卷三十七《饵寒食五石诸杂石等解散论并法》均作"食"，疑衍一"食"字。
⑥ 咳：《千金翼方》卷二十二第三、《外台秘要》卷三十七《饵寒食五石诸杂石等解散论并法》作"呕"。
⑦ 冷熨咽外也：《千金翼方》卷二十二第三作"冷石熨咽即止"。

者①，要先以寒食救之，终不中冷也。若得伤寒及温疟者，卒可以常药治之②，无咎也。但不当饮热药耳。伤寒药皆除热，疟药皆除癖，不与寒食相妨，故可服也。

或药发辄并卧③，不以语人④，坐热气盛，食少，谷不充，邪干正性故也。饮热酒、冷食、自劳便佳。

或寒热累月⑤，张口大呼，眼视高，精候不与人相当，日用水百余石浇不解者⑥，坐不能自劳，又饮冷酒，复食温食。譬如暍人，心下更寒，以冷救之愈剧者，气结成冰，得热熨饮，则冰销气通，暍人乃解。令药热聚心，乃更寒战，亦如暍人之类也。速与热酒，寒解气通，酒两行于四肢⑦，周体悉温，然后以冷水三斗洗之，怃然了了矣⑧。

河东裴季彦，服药失度，而处三公之尊，人不敢强所欲，已错之后，其不能自知，左右人不解救之之法⑨，但饮冷水，以水洗之，用水数百石，寒遂甚，命绝于水中，良可痛也。夫以十石焦炭，二百石水沃之，则炭灭矣。药热虽甚，未如十石之火也。沃之不已，寒足杀人，何怨于药乎？不可不晓此意。世人失救者，例多如此。欲服此药者，不唯己自知也，家人皆宜习之，使熟解其法，乃可用相救也。吾每一发，气绝不知人，虽复自知有方，力不复施也。如此之弊，岁有八九，幸家人大小以法救之，犹时有小违错，况都不知者哉！

或大便稠数，坐久失节度，将死候也，如此难治矣。为可与汤下之⑩，傥十得一生耳。不与汤必死，莫畏不与也。下已致死，令不恨也。

或人困已而脉不绝，坐药气盛行于百脉，人之真气已尽，唯有药气尚自独行，故不绝，非生气也。

① 以久：《外台秘要》卷三十七《饵寒食五石诸杂石等解散论并法》作"已热"。
② 卒：《医心方》卷十九第四作"亦"。
③ 并：《医心方》卷十九第四作"屏"，《千金翼方》卷二十二第三作"尸"。
④ 不以语人：《千金翼方》卷二十二第三作"不识人者"。
⑤ 月：《千金翼方》卷二十二第三作"日"。
⑥ 浇：《千金翼方》卷二十二第三作"洗浇"。
⑦ 两：疑衍文。
⑧ 怃：元本作"尽"。
⑨ 之法：其前原衍一"救"字，据文义删。
⑩ 汤：《外台秘要》卷三十七《饵寒食五石诸杂石等解散论并法》在此前有"大黄黄芩栀子芒硝"数字。

或死之后，体故温如人肌，腹中雷鸣，颜色不变，一两日乃似死人耳①。或灸之寻死，或不死，坐药气有轻重，故有死生。虽灸得生，生非已疾之法，终当作祸，宜慎之，大有此故也。

或服药心中乱②，坐服温药与疾争结故也。法当大吐下，若不吐下当死。若不吐死者③，冷饮自了然瘥。

或偏臂脚急痛，坐久藉持卧温，不自转移，热气入肌附骨故也。勤以布冷水淹擒之，温复易之。

或肌皮坚如木石枯，不可得屈伸，坐食热卧温作癖久不下，五脏隔闭，血脉不周通故也。但下之，冷食、饮酒、自劳行即瘥。

或四肢面目皆浮肿，坐食饮温，又不自劳，药与正气停并故也④。饮热酒、冷食、自劳、冷洗之则瘥。

或瞑无所见，坐饮食居处温故也。脱衣自洗，但冷饮食，须臾自明了。

或鼻中作煆鸡子臭，坐著衣温故也。脱衣冷洗即瘥。

或身皮楚痛⑤，转移不在一处，如风⑥，坐犯热所为，非得风也。冷洗熨之即瘥⑦。

或脚疼欲折，由久坐下温，宜坐单床上，以冷水洗即愈。

或苦头眩目疼不用食，由食及犯热，心膈有澼故也，可下之。

或臂脚偏急苦痛者，由久坐卧席温下热，不自移转，气入肺胃脾骨故也⑧。勤以手巾淹冷水迫之，温则易之，如此不过两日即瘥。

凡治寒食药者，虽治得瘥，师终不可以治为恩，非得治人后忘得效也。昔如文挚治齐王病，先使王怒，而后病已。文挚以是虽愈王病，而终为王所杀。今救寒食者，要当逆常理，反正性，或犯怒之，自非达者，得瘥之后，心念犯怒之怨，不必得治之恩，犹齐王杀文挚也，后与太子不能救，况于凡人哉！然死生大事也，如知可生而不救之，非仁者也。唯仁者心不已，必冒

---

① 似：《外台秘要》卷三十七《饵寒食五石诸杂石等解散论并法》作"作"。

② 中：《外台秘要》卷三十七《饵寒食五石诸杂石等解散论并法》作"闷"。

③ 若不吐死者：《外台秘要》卷三十七《饵寒食五石诸杂石等解散论并法》作"若吐不绝"，义胜。

④ 停并：《千金翼方》卷二十二第三作"相隔"。

⑤ 皮：《千金翼方》卷二十二第三作"肉"。

⑥ 如风：《千金翼方》卷二十二第三作"如似游风者"。

⑦ 冷洗熨之：《千金翼方》卷二十二第三作"冷水洗冷石熨"，义胜。

⑧ 骨：《外台秘要》卷三十七《饵寒食五石诸杂石等解散论并法》无此字，义胜。

中华医典　第四辑

犯怒而治之，为亲戚之故，不但其人而已。

凡此诸救，皆吾所亲更也，试之不借问于他人也，要当违人理，反常性。重衣更寒，一反也；饥则生寒①，二反也；极则自劳，三反也；温则滞利，四反也；饮食欲寒，五反也；痈疮水洗，六反也。当洗勿失时，一急也；当食勿忍饥，二急也；酒必淳清令温，三急也；衣温便脱，四急也；食必极冷，五急也；卧必衣薄②，六急也；食不厌多，七急也。冬寒欲火，一不可也；饮食欲热，二不可也；当疹自疑，三不可也；畏避风凉，四不可也；极不能行，五不可也；饮食畏多，六不可也，居贫厚席③，七不可也；所欲从意，八不可也。务违常理，一无疑也；委心弃本，二无疑也；寝处必寒，三无疑也。

二、解散痰癖候

服散而饮过度，将适失宜，衣厚食温，则饮结成痰癖。其状，痰多则胸膈否满，头眩痛，癖结则心胁结急是也。

三、解散除热候

夫服散之人，觉热则洗，觉饥则食。若洗食不时，失其节度，令石势壅结，否塞不解而生热，故须以药除之。

四、解散浮肿候

服散而浮肿者，由食饮温而久不自劳，药势与血气相并，使气壅在肌肤，不得宣散，故令浮肿。或外有风湿，内有停水，皆与散势相搏，致令烦热而气壅滞，亦令浮肿。若食饮温，不自劳而肿者，但烦热虚肿而已。其风湿停水而肿者，则心肿而烦热，或小便涩而肿。

---

① 寒：元本作"臭"。
② 衣：《外台秘要》卷三十七《张文仲论服石法》作"榻"。
③ 贫：《外台秘要》卷三十七《张文仲论服石法》作"贪"，疑是。

五、解散渴候

夫服石之人，石势归于肾，而势冲腑脏，腑脏既热，津液渴燥①，肾恶燥，故渴而引饮也。

六、解散上气候

服散将适失所，取温太过，热搏荣卫而气逆上。其状，胸满短气是也。

七、解散心腹痛心㑊候②

膈间有寒，胃脘有热，寒热相搏，气逆攻腹乘心，故心腹痛。其寒气盛，胜于热气，荣卫秘涩不通，寒气内结于心，故心腹痛而心㑊寒也。其状，心腹痛而战㑊，不能言语是也。

八、解散大便秘难候

将适失宜，犯温过度，散势不宣，热气积在肠胃，故大便秘难也。

九、解散虚冷小便多候

将适失度，热在上焦，下焦虚冷，冷气乘于胞，故胞冷不能制于小便，则小便多。

十、解散大便血脉候③

将适失度，或取热，或伤冷，触动于石，冷热交击，俱乘于血，致动血

---

① 渴：《医心方》卷二十第四十作"竭"，义胜。
② 㑊：原作"㵭"，文义不符，据《医心方》卷二十第十三改，下同。
③ 候：原无，据本书底本目录补。

气，血渗入于大肠，肠虚则泄，故大便血。

十一、解散卒下利候

行止违节，饮食失度，犯触解散，而肠胃虚弱，故卒然下利也。

十二、解散下利后诸病候

服散而饮食失度，居处违节，或霍乱，或伤寒，或服药而下利，利虽断而血气不调，石势因动，致生诸病。其状，或手足烦热，或口噤，或呕逆之类是也，随其病证而解之。

十三、解散大小便难候

积服散，散势盛在内，热气乘于大小肠，大小肠否涩，故大小便难也。

十四、解散小便不通候

夫服散石者，石势归于肾，而内生热，热结小肠，胞内否涩，故小便不通。

十五、解散热淋候

夫服散石，石势归于肾。若肾气宿虚者，今因石热，而又将适失度，虚热相搏，热乘于肾。肾主水，水行小肠，入胞为小便。肾虚则小便数，热结则小便涩，涩则茎内痛，故淋沥不快也。

十六、解散发黄候

饮酒内热，因服石，石势又热，热搏脾胃。脾胃主土，其色黄，而候于肌肉，积热蕴结，蒸发于肌肤，故成黄也。

十七、解散脚热腰痛候

肾主腰脚，服石，热归于肾。若将适失度，发动石热，气乘腰脚，石与血气相击，故脚热腰痛也。其状，脚烦热而腰挛痛。

十八、解散鼻塞候

石发则将冷，其热尽之后，冷气不退者，冷乘于肺。肺主气，开窍于鼻，其冷滞结不宣通，故鼻塞。

十九、解散发疮候

将适失宜，外有风邪，内有积热，热乘于血，血气壅滞，故使生疮。

二十、解散痈肿候

六腑不和而成痈。夫服散之人，若将适失宜，散动热气，内乘六腑。六腑血气行于经脉，经脉为热所搏，而外有风邪乘之，则石热壅结，血气否涩，而成痈肿。

二十一、解散烦闷候

将适失宜，冷热相搏，石势不宣化，热气乘于脏，故令烦闷也。

二十二、解散呕逆候

将适失宜，脾胃虚弱者，石势结滞，乘于脾胃，致令脾胃气不和，不胜于谷，故气逆而呕，调之即愈。

中华医典　第四辑

二十三、解散目无所见目疼候

将适失宜，饮食乖度，膈内生痰热，痰热之气熏肝。肝候目，故目无所见而疼痛。

二十四、解散心腹胀满候

居处犯温，致令石势不宣，内壅腑脏，与气相搏，故心腹胀满。

二十五、解散挟风劳候

本患风劳，而服散石，风劳未尽，石势因发，解石之后，体尚虚羸，故犹挟风劳也。

二十六、解散饮酒发热候

服散而积饮酒，石因酒势而盛，敷散经络，故烦而发热也。

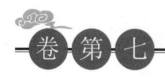

·伤寒病诸候上·

凡三十三论

一、伤寒候

经言：春气温和，夏气暑热，秋气清凉，冬气冰寒，此则四时正气之序也。冬时严寒，万类深藏，君子固密，则不伤于寒。夫触冒之者，乃为伤耳①。其伤于四时之气，皆能为病，而以伤寒为毒者，以其最为杀厉之气也。即病者，为伤寒，不即病者，其寒毒藏于肌骨中，至春变为温病，夏变为暑病。暑病者，热重于温也。是以辛苦之人，春夏必有温病者②，皆由其冬时触冒之所致，非时行之气也。其时行者，是春时应暖而反寒，夏时应热而反冷，秋时应凉而反热，冬时应寒而反温，非其时而有其气。是以一岁之中，病无少长，多相似者，此则时行之气也。

夫伤寒病者，起自风寒，入于腠理，与精气交争，荣卫否隔，周行不通。病一日至二日，气在孔窍皮肤之间，故病者头痛恶寒，腰背强重，此邪气在表，洗浴发汗即愈。病三日以上，气浮在上部，胸心填塞，故头痛，胸中满闷，当吐之则愈。病五日以上，气深结在脏，故腹胀身重，骨节烦疼，当下之则愈。

---

① 伤：《伤寒论·伤寒例》及《外台秘要》卷一《诸论伤寒八家合一》均作"伤寒"，疑是。
② 必有：《伤寒论·伤寒例》作"多"。

夫热病者，皆伤寒之类也。或愈或死，皆以六七日间，其愈皆以十日以上，何也？巨阳者，诸阳之属也，其脉连于风府，故为诸阳主气。故人之伤于寒也，则为病热，虽甚不死。其两感于寒而病者，必死。两感于寒者，其脉应与其病形何如？两伤于寒者，病一日，则巨阳与少阴俱病，则头痛、口干烦满。二日，则阳明与太阴俱病，则腹满、身热、不食、谵言。三日，则少阳与厥阴俱病，则耳聋、囊缩、厥逆，水浆不入，则不知人。六日而死。

夫五脏已伤，六腑不通，荣卫不行，如是之后，三日乃死，何也？阳明者，十二经脉之长也，其气血盛，故不知人，三日其气乃尽，故死。

其不两伤于寒者，一日巨阳受之，故头项痛，腰脊强。二日阳明受之，阳明主肉，其脉夹鼻络于目，故身热而鼻干①，不得卧也。三日少阳受之，少阳主骨，其脉循胁络于耳，故胸胁痛、耳聋。三阳经络皆受病，而未入通于脏也，故可汗而已。四日太阴受之，太阴脉布于胃络于嗌，故腹满而嗌干。五日少阴受之，少阴脉贯肾络肺系舌本，故口热舌干而渴。六日厥阴受之，厥阴脉循阴器而络于肝，故烦满而囊缩。三阴三阳、五脏六腑皆病，荣卫不行，五脏不通则死矣。

其不两感于寒者，七日巨阳病衰，头痛少愈。八日阳明病衰，身热少愈。九日少阳病衰，耳聋微闻。十日太阴病衰，腹满如故②，则思饮食。十一日少阴病衰，渴止不满，舌干已而咳③。十二日厥阴病衰，囊纵少腹微下。大气皆去，病日已矣。

治之奈何？治之各通其脏脉，病日衰④。其病未满三日者，可汗而已。其病三日过者，可泄之而已。太阳病，头痛至七日已上，并自当愈，其经竟故也。若欲作再经者，当针补阳明⑤，使经不传则愈矣。

相病之法，视色听声，观病之所。候脉要诀，岂不微乎。脉洪大者，有热，此伤寒病也。夫伤寒脉洪浮，秋佳春成病。寸口脉紧者，伤寒头痛。脉来洪大，伤寒病。

少阴病，恶寒拳而利⑥，手足四逆者，不治。其人吐利，躁逆者死。利止而眩，时时自冒者死。四逆，恶寒而拳，其脉不至，其人不烦而躁者死。

---

① 而鼻干：《素问·热论》作"目疼而鼻干"。
② 满：《素问·热论》作"减"。
③ 咳：《素问·热论》作"嚏"。
④ 衰：《素问·热论》作"衰已矣"。
⑤ 补：《伤寒论·辨太阳病脉证并治》作"足"。
⑥ 恶寒拳：《伤寒论·辨少阴病脉证并治》作"恶寒身拳"。

病六日，其息高者死。伤寒热盛，脉浮大者生，沉小者死。头痛，脉短涩者死，浮滑者生。未得汗，脉盛大者生，细小者死。诊人瀼瀼大热，其脉细小者，死不治。伤寒热病，脉盛躁不得汗者，此阳之极，十死不治。未得汗，脉躁疾，得汗生，不得汗难瘥。头痛，脉反涩，此为逆，不治。脉浮大而易治，细微为难治。

发汗若吐下者，若亡血无津液者，而阴阳自和必愈。夫下后发汗，其人小便不利，此亡津液，勿治。其小便①，必自愈。阳已虚，尺中弱者，不可发其汗也。咽干者，不可发其汗也。伤寒病，脉弦细，头痛而发热，此为属少阳。少阳不可发汗，发汗则谵语，为属胃。胃和则愈，不和则烦而悸。

少阴病，脉细沉而微②，病在里，不可发其汗。少阴病，脉微，亦不可发汗，无阳故也。阳已虚，尺中弱涩者，复不可下。

太阳病，发热而恶寒，热多而寒少，脉微弱，则无阳，不可发其汗；脉浮，可发其汗。发热自汗出而不恶寒，关上脉细数，不可吐。若诸四逆病厥者，不可吐，虚家亦然。寒多热少，可吐者，此谓痰多也。治疟亦如之。头项不强痛，其脉微③，胸中愊牢，冲喉咽不得息，可吐之。

治伤寒欲下之，切其脉牢。牢实之脉，或不能悉解，宜摸视手掌，漐漐汗湿者，便可下矣。若掌不汗，病虽宜下，且当消息，温暖身体，都皆津液通，掌亦自汗，下之即了矣。

太阴之为病，腹满吐食，不可下，下之益甚，时腹自痛，下之，胸下结牢，脉浮，可发其汗。阳明病，心下牢满，不可下，下之遂利，杀人，不可不审，不可脱尔，祸福正在于此。

太阳与少阳合病，心下牢，头项强眩，不可下。三阳并病，腹满身重，大小便调，其脉浮牢而数，渴欲饮水，此不可下。

其汤熨针石，别有正方，补养宣导，今附于后。

《养生方导引法》云：端坐伸腰，徐以鼻内气④，以右手持鼻⑤，闭目吐气⑥。治伤寒头痛洗洗，皆当以汗出为度。

又云：举左手，顿左足，仰掌，鼻内气四十息止，除身热背痛。

---

① 小便：《伤寒论·辨太阳病脉证并治》作"小便利"，义胜。
② 微：《伤寒论·辨少阴病脉证并治》作"数"。
③ 脉微：《伤寒论·辨太阳病脉证并治》作"寸脉微浮"。
④ 徐：本书卷二十九《鼻息肉候》作"徐徐"。
⑤ 持：本书卷二十九《鼻息肉候》作"捻"。
⑥ 闭目吐气：本书卷二十九《鼻息肉候》作"徐徐闭目吐气"。

二、伤寒发汗不解候

伤寒初，一日至二日，病在皮肤，名为在表。表者阳也，法宜发汗。今发汗而不解者，此是阳不受病。阳受病者，其人身体疼痛，发热而恶寒，敕啬拘急，脉洪大，有此证候，则为病在表，发汗则愈。若但烦热，不恶寒，身不疼痛，此为表不受病，故虽强发其汗，而不能解也。

三、伤寒取吐候

伤寒大法，四日病在胸鬲，当吐之愈。有得病二三日，便心胸烦闷，此为毒气已入，有痰实者，便宜取吐。

四、中风伤寒候①

中风伤寒之状②，阳浮热自发，阴弱汗自出，啬啬恶寒，淅淅恶风，嗡嗡发热，鼻鸣干呕，此其候也。

太阳病中风，以火劫发其汗，邪风被火热，血气流溢失常，两阳相熏灼，其身发黄。阳盛即欲衄，阴虚则小便难③。阴阳俱虚竭，身体则枯燥，但头汗出，齐颈而还。腹满微喘，口干咽烂，或不大便，久则谵言，甚者至哕，手足躁扰，寻衣摸床。小便利者，其人可治。

阳明中风，口苦而咽干，腹满微热，恶寒④，脉浮若紧，下之则腹满，小便难。阳病⑤，能食为中风，不能食，此为中寒。

少阳中风，两耳无闻，目赤，胸中满而烦，不可吐之，吐之则悸而惊。

太阴中风，四肢烦疼，其脉阳微阴涩而长，为欲愈。

少阴中风，其脉阳微阴浮，为欲愈。

厥阴中风，其脉微浮，为欲愈，不浮为未愈。

---

① 中风伤寒：《太平圣惠方》卷十《治伤寒中风诸方》作"伤寒中风"。
② 之状：此后《伤寒论·辨太阳病脉证并治》还有"阳浮而阴弱"五字。
③ 阴：原无，据《伤寒论·辨太阳病脉证并治》、《外台秘要》卷二《伤寒中风方》补。
④ 腹满微热，恶寒：《伤寒论·辨阳明病脉证并治》作"腹满微喘，发热恶寒"。
⑤ 阳病：据《伤寒论·辨阳明病脉证并治》及上下文义，当为"阳明病"。

五、伤寒一日候

伤寒一日，太阳受病。太阳者，膀胱之经也，为三阳之首，故先受病。其脉络于腰脊，主于头项。故得病一日，而头项、背膊、腰脊痛也。

六、伤寒二日候

伤寒二日，阳明受病。阳明①，胃之经也，主于肌肉，其脉络鼻入目。故得病二日，肉热鼻干，不得眠也。诸阳在表，表始受病，在皮肤之间，可摩膏火灸，发汗而愈。

七、伤寒三日候

伤寒三日，少阳受病。少阳者，胆之经也，其脉循于胁，上于颈耳。故得病三日，胸胁热而耳聋也。

三阳经络始相传，病未入于脏，故皆可汗而解。

八、伤寒四日候

伤寒四日，太阴受病。太阴者，脾之经也，为三阴之首。是故三日已前，阳受病讫，传之于阴，而太阴受病焉。其脉络于脾，主于喉嗌。故得病四日，腹满而嗌干也。其病在胸膈，故可吐而愈。

九、伤寒五日候

伤寒五日，少阴受病。少阴者，肾之经也，其脉贯肾络肺系于舌。故得病五日，口热舌干，渴而引饮也。其病在腹，故可下而愈。

---

① 阳明：《外台秘要》卷一《论伤寒日数病源并方》作"阳明者"。

中华医典 第四辑

十、伤寒六日候

伤寒六日，厥阴受病。厥阴者，肝之经也，其脉循阴器络于肝。故得病六日，烦满而囊缩也。此则阴阳俱受病，毒气在胃，故可下而愈。

十一、伤寒七日候

伤寒七日，病法当小愈，阴阳诸经，传病竟故也。今七日已后，病反甚者，欲为再经病也。再经病者，是阴阳诸经络重受病故也。

十二、伤寒八日候

伤寒八日，病不解者，或是诸阴阳经络重受于病，或因发汗、吐、下之后，毒气未尽，所以病证犹在也。

十三、伤寒九日已上候

伤寒九日已上，病不除者，或初一经受病，即不能相传；或已传三阳讫，而不能传于阴，致停滞累日，病证不罢者；或三阳三阴传病已竟，又重感于寒，名为两感伤寒，则腑脏俱病①，故日数多而病候改变。

十四、伤寒咽喉痛候

伤寒病，过经而不愈，脉反沉迟，手足厥逆者，此为下部脉不至，阴阳隔绝，邪客于足少阴之络，毒气上熏，故咽喉不利，或痛而生疮。

十五、伤寒斑疮候

伤寒病，证在表，或未发汗，或经发汗未解，或吐、下后而热不除，此

① 名为两感伤寒，则腑脏俱病：《外台秘要》卷一《论伤寒日数病源并方》无此句。

毒气盛故也。毒既未散，而表已虚，热毒乘虚出于皮肤，所以发斑疮隐轸如锦文。重者，喉口身体皆成疮也。

十六、伤寒口疮候

夫伤寒，冬时发其汗，必吐利，口中烂生疮，以其表里俱虚热①，热不已，毒气熏上焦故也。

十七、伤寒登豆疮候②

伤寒热毒气盛，多发疱疮，其疮色白或赤，发于皮肤，头作瘭浆，戴白脓者，其毒则轻。有紫黑色作根，隐隐在肌肉里，其毒则重。甚者，五内七窍皆有疮。其疮形如登豆，故以名焉。

十八、伤寒登豆疮后灭瘢候

伤寒病发疮者，皆是热毒所为。其病折则疮愈，而毒气尚未全散，故疮痂虽落，其瘢犹黡，或凹凸肉起，所以宜用消毒灭瘢之药以傅之。

十九、伤寒谬语候

伤寒四五日，脉沉而喘满者，沉为在里，而发汗，其津液越出，大便为难，表虚里实，久久则诚语。发汗后，重发其汗，亡阳诚语③，其脉反和者，不死。阳明病，下血而诚语者，此为热入血室，但头汗出，当刺期门穴，随其实者而泻之，濈然汗出者则愈。病若谵言妄语，身当有热，脉当得洪大，而反手足四厥，脉反沉细而微者，死病也。谵言妄语，身热，脉洪大者生，沉细微，手足四逆者死。

---

① 以其：此二字后，《外台秘要》卷二《伤寒口疮方》还有"热毒在脏，心脾烦壅"八字。虚热：《外台秘要》卷二《伤寒口疮方》无"虚"字。

② 登：《外台秘要》卷三《天行发疮豌豆疱疮方》作"豌"。按："豌"，古书为"豎"，据此疑"登"为"豎"之误。下文"登"字同。

③ 亡阳诚语：此句后《伤寒论·辨阳明病脉证并治》有"脉短者死"四字。

二十、伤寒烦候

此由阴气少，阳气胜，故热而烦满也。少阴病，恶寒而拳，时自烦，欲去其衣被者，可治也。病脉已解，而反发烦者，病新瘥，又强与谷，脾胃气尚弱，不能消谷，故令微烦，损谷即愈。少阴病，脉微细而沉，但欲卧，汗出不烦，欲自吐，五六日自利后，烦躁不得卧寐者死。发汗后下之，脉平而小烦，此新虚不胜谷气故也。

二十一、伤寒虚烦候

伤寒发汗、吐、下已后，腑脏俱虚，而热气不散，故虚烦也。

二十二、伤寒烦闷候

伤寒毒气攻胃，故烦闷。或服药已后，表不解，心下有水气，其人微呕，热满而烦闷也。

二十三、伤寒渴候

伤寒渴者，由热气入于脏，流于少阴之经。少阴主肾，肾恶燥，故渴而引饮。

二十四、伤寒呕候

伤寒阳明病，热入胃，与谷气并，故令呕。或已经吐下，虚热在脏，必饮水，水入则胃家虚冷，亦呕也。伤寒发热无汗，呕不能食，而反汗出濈然，是为转在阳明。伤寒呕多，虽有阳明证，不可攻也。少阴病，下利，脉微涩者，即呕，汗者，必数更衣，反少，当温其上，灸其厥阴①，渴欲饮水

---

① "脉微涩者"至"灸其"：《伤寒论·辨少阴病脉证并治》作"脉微涩，呕而汗出，必数更衣，反少者，当温其上，灸之"。

者，与之愈。

二十五、伤寒干呕候

此谓热气在于脾胃也。或发汗解后，胃中不和，尚有蓄热，热气上熏，则心下否结，故干呕。

二十六、伤寒吐逆候

伤寒少阴病，其人饮食入则吐，或心中温温，欲吐不能，当遂吐之。若始得之，手足寒，脉弦迟，此中有寒饮，不可吐也，当温之。病人脉数，数为有热，当消谷引食。反吐者，师发其汗，阳微，膈气虚，脉则为数。数为客阳①，不能消谷，胃中虚冷故也②。

二十七、伤寒哕候

伤寒大吐下之后，极虚，复虚极，其水郁，以发其汗者③，因得哕。所以然者，背寒中冷故也④。伤寒哕而满者⑤，视其前后，知何部不利，利之即愈。阳明病能食，下之不解，其人不能食，攻其热必哕，所以哕者，胃中虚冷故也。又病人本虚，伏热在胃，则胸满，胸满则气逆，气逆不可攻其热，攻其热必哕。

二十八、伤寒喘候

伤寒太阳病，下之微喘者，外未解故也。夫发汗后，饮水者必喘，以水停心下，肾气乘心，故喘也。以水灌之，亦令喘也。

---

① 阳：《伤寒论·辨太阳病脉证并治》作"热"。
② 故也：《伤寒论·辨太阳病脉证并治》作"故吐也"。
③ "复虚极"至"以发其汗者"：《伤寒论·辨厥阴病脉证并治》作"复极汗出者，以其人外气怫郁，复与之水，以发其汗"。
④ 背寒中：《伤寒论·辨厥阴病脉证并治》作"胃中寒"。
⑤ 哕而满者：《伤寒论·辨厥阴病脉证并治》作"哕而腹满"。

中华医典 第四辑

二十九、伤寒厥候

厥者，逆也。逆者，谓手足逆冷也。此由阳气暴衰，阴气独盛，阴胜于阳，故阳脉为之逆，不通于手足，所以逆冷也。伤寒一日至四五日厥者①，必发热。前发热者后必厥，厥深热亦深，厥微热亦微。厥下之，发其汗者，口伤烂赤。伤寒先厥发热②，下利必自止。而反汗出，必咽喉中强痛，甚为喉痹③。发热无汗，而利必自止，不止，便脓血。便脓血者，其喉不痹。伤寒先厥者，不可下之。发热而利者，必止，见厥复利。

伤寒病，厥五日，热亦五日，设六日当复厥，不厥之者自愈。厥不过热五日，故知愈也。发热而厥，七日而下利者，为难治。其脉从④，手足厥逆者，可灸之。下利，手足厥，无脉，灸之不温，反微喘者死。下利，厥，烦躁不能卧者死。病六七日，其脉数⑤，手足厥，烦躁，阴厥不还者死⑥。发热，下利至⑦，厥不止者死。下利后，其脉绝，手足厥，卒时脉还，手足温者为生，不还者死。

三十、伤寒悸候

悸者，动也，谓心下悸动也。此由伤寒病发汗已后，因又下之，内有虚热则渴，渴则饮水，水气乘心，必振寒而心下悸也。太阳病，小便不利者，为多饮水，心下必悸。小便少者，必苦里急。夫脉浮数，法当汗出而愈。而下之，身体重，心悸，不可发汗，当自汗出而解。所以然者，尺中微，里虚表实，津液自和，便自汗出愈也。

---

① 一日：《伤寒论·辨厥阴病脉证并治》作"一二日"。
② 发热：《伤寒论·辨厥阴病脉证并治》作"后发热"。
③ 甚为喉痹：《伤寒论·辨厥阴病脉证并治》作"其喉为痹"。
④ 从：《伤寒论·辨厥阴病脉证并治》作"促"。
⑤ 数：《伤寒论·辨厥阴病脉证并治》作"微"。
⑥ 阴厥不还：《伤寒论·辨厥阴病脉证并治》作"灸厥阴，厥不还"，义胜。
⑦ 至：《伤寒论·辨厥阴病脉证并治》作"至甚"。

三十一、伤寒痓候①

痓之为状，身热足寒，项颈强，恶寒，时头热，面目热，摇头，卒口噤，背直身体反张是也。此由肺移热于肾，传而为痓。痓有刚柔，太阳病，发热无汗，而反恶寒，为刚痓；发热汗出而恶寒，为柔痓。诊其脉沉细，此为痓也。

三十二、伤寒心否候

太阳少阴并病②，脉数紧③，而下之，紧反入里，则作否。否者，心下满也。病发于阴者，不可下，下之则心下否，按之自奭，但气否耳，不可复下也。若热毒乘心，心下否满，面赤目黄，狂言恍惚者，此为有实，宜速吐下之。

三十三、伤寒结胸候

结胸者，谓热毒结聚于心胸也。此由病发于阳，而早下之，热气乘虚而否结不散也，按之痛，其脉寸口浮，关上反自沉是也。脉大，不可下，下之即死。脉浮而大，下之为逆。而阳脉浮，关上细沉紧，而饮食如故，时小便利者④，名为脏结。脏结病，舌上白胎滑，为难治。不往来寒热，其人反静，舌上不胎者，不可攻之。

---

① 痓：宋本作"痉"。
② 阴：《伤寒论·辨太阳病脉证并治》作"阳"，疑是。
③ 数：《伤寒论·辨太阳病脉证并治》作"浮"。
④ 时小便利者：《伤寒论·辨太阳病脉证并治》作"时时下利"。

中华医典 第四辑

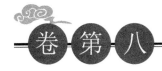

·伤寒病诸候下·

凡四十四论

三十四、伤寒余热候

伤寒病，其人或未发汗吐下①，或经服药已后，而脉洪大实数，腹内胀满，小便赤黄，大便难，或烦或渴，面色变赤，此为腑脏有结热故也。

三十五、伤寒五脏热候

伤寒病，其人先苦身热②，嗌干而渴，饮水即心下满，洒淅身热，不得汗，恶风，时咳逆者，此肺热也。若其人先苦身热嗌干，而小腹绕脐痛，腹下满，狂言默默，恶风欲呕者，此肝热也。若其人先苦手掌心热，烦心欲呕，身热，心下满，口干不能多饮，目黄，汗不出，欲得寒水，时妄笑者，此心热也。若其人先苦身热，四肢不举，足胫寒，腹满欲呕而泄，恶闻食臭者，此脾热也。若其人先苦嗌干，内热连足胫，腹满，大便难，小便赤黄，腰脊痛者，此肾热也。

---

① 或未：《太平圣惠方》卷十二《治伤寒余热不退诸方》作"已经"。
② 身：宋本作"腹"。

三十六、伤寒变成黄候

阳明病，无汗，小便不利，心中懊侬，必发黄。若被火，额上微汗出，而但小便不利①，亦发黄。其人状，变黄如橘色，或如桃枝色，腹微满，此由寒湿气不散，瘀热在于脾胃故也。

三十七、伤寒心腹胀满痛候

此由其人先患冷癖，因发热病，服冷药及饮冷水，结在心下，此为脏虚动于旧癖故也。或吐下已后，病不解，内外有热，故心腹胀满痛，此为有实也。

三十八、伤寒宿食不消候

此谓被下后，六七日不大便，烦热不解，腹满而痛。此为胃内有干粪，挟宿食故也。或先患寒癖，因有宿食，又感于伤寒，热气相搏，故宿食不消。

三十九、伤寒大便不通候

伤寒阳脉微而汗出少，为自和，汗出多，为太过。阳明脉实，因发其汗，汗出多者，亦为太过。太过者，阳气绝于里，阳气绝于里则津液竭，热结在内，故大便牢而不通也。

四十、伤寒小便不通候

伤寒发汗后而汗出不止，津液少，胃内极干，小肠有伏热，故小便不通。

---

① 但：《伤寒论·辨阳明病脉证并治》无此字。

中华医典 第四辑

四十一、伤寒热毒利候

此由表实里虚，热气乘虚而入，攻于脾胃①，则下黄赤汁，此热毒所为也。

四十二、伤寒脓血利候

此由热毒伤于肠胃，故下脓血如鱼脑，或如烂肉汁，壮热而肠痛②，此湿毒气盛故也。

四十三、伤寒利候

伤寒病，若表实里虚，热乘虚而入，攻于肠胃，则下黄赤汁。若湿毒气盛，则腹痛壮热，下脓血如鱼脑，如烂肉汁。若寒毒入胃，则腹满，身热，下清。下清者，不可攻其表，汗出必胀满，表里俱虚故也。伤寒六七日不利，更发热而利者，其人汗出不止者死，但有阴无阳故也。下利有微热，其人渴，脉弱者，今自愈。脉沉弱弦者③，下重，其脉大者，为未止，脉微数者④，为欲自止，虽发热不死。少阴病，八九日而身手足尽热，热在膀胱，必便血。下利，脉浮数，尺中自滑⑤，其人必清脓血。若利止，恶寒而拳，手足温者，可治也。阳明病，下利，其脉浮大，此皆为虚弱强下之故。伤寒下利，日十余行，其脉反实死。

四十四、伤寒病后胃气不和利候

此由初受病时，毒热气盛，多服冷药，以自泻下。病折已后，热势既

诸病源候论

卷第八

---

① 脾：元本作"肠"。
② 肠：《太平圣惠方》卷十三《治伤寒下脓血痢诸方》作"腹"，疑是。
③ 脉沉弱弦者：《伤寒论·辨厥阴病脉证并治》无"弱"字
④ 脉微：此后《伤寒论·辨厥阴病脉证并治》多一"弱"字。
⑤ 滑：《外台秘要》卷二《伤寒下痢及脓血黄赤方》、《伤寒论·辨厥阴病脉证并治》作"涩"。

退，冷气乃动，故使心下愊牢，噫哕食臭，腹内雷鸣而泄利，此由脾胃气虚冷故也。

四十五、伤寒上气候

此由寒毒气伤于太阴经也。太阴者，肺也，肺主气，肺虚为邪热所客，客则胀，胀则上气也。

四十六、伤寒咳嗽候

此由邪热客于肺也。上焦有热，其人必饮水，水停心下，则肺为之浮，肺主于咳，水气乘之，故咳嗽。

四十七、伤寒衄血候

伤寒病衄血者[1]，此由五脏热结所为也。心主于血，肝藏于血，热邪伤于心肝，故衄血也。衄者，鼻血出也。肺主于气，而开窍于鼻，血随气行，所以从鼻出。阳明病口燥，但欲漱水，不欲咽者，必衄。衄家不可攻其表，汗出额上涽急而紧[2]，直视而不能眴，不得眠。亡血，不可攻其表，汗出则寒栗而振。脉浮紧，发热，其身无汗，自衄者愈。

四十八、伤寒吐血候

此由诸阳受邪，热初在表，应发汗而汗不发，致使热毒入深，结于五脏，内有瘀积，故吐血。

四十九、伤寒阴阳毒候

夫欲辨阴阳毒病者，始得病时，可看手足指，冷者是阴，不冷者是阳。

---

[1] 衄血：原倒作"血衄"，据《外台秘要》卷二《伤寒衄血方》改。
[2] 涽：《外台秘要》卷二《伤寒衄血方》作"脉"，《伤寒论·辨太阳病脉证并治》作"陷脉"。

中华医典　第四辑

若冷至一二三寸者病微，若至肘膝为病极，过此难治。

阴阳毒病无常也，或初得病便有毒，或服汤药经五六日以上，或十余日后不瘥，变成毒者。其候身重背强，喉咽痛，糜粥不下，毒气攻心，心腹烦痛，短气，四肢厥逆，呕吐，体如被打，发斑，此皆其候。重过三日则难治。阳毒者，面目赤，或便脓血。阴毒者，面目青而体冷。若发赤斑，十生一死，若发黑斑，十死一生。阳毒为病，面目斑斑如锦纹①，喉咽痛，清便脓血，七日不治，五日可治，九日死，十一日亦死。

五十、坏伤寒候

此谓得病十二日已上，六经俱受病讫，或已发汗吐下，而病证不解，邪热留于腑脏，致令病候多变，故曰坏伤寒。本太阳病不解，转入少阳，胁下牢满，干呕不能食，往来寒热，尚未吐下，其脉沉紧，与小柴胡汤。若已吐下发汗②，饮柴胡证罢，此为坏病。知犯何逆，以法治之。寸口脉洪而大，数而滑。洪大荣气长，滑数胃气实，荣长阳即盛，郁怫不得出，胃实即牢，大便难即干燥。三焦闭塞，津液不通，医已发③，阳气盛不用，复重下之，胃燥畜④，大便遂偄，小便不利。荣卫相搏，烦心发热，两目如火，鼻干面正赤，舌燥齿黄焦，故大渴，过经成坏病。

五十一、伤寒百合候

百合病者，谓无经络，百脉一宗，悉致病也。多因伤寒虚劳，大病之后不平复，变成斯疾也。其状，意欲食，复不能食，常默默；欲得卧，复不得卧；欲出行，复不能行；饮食或有美时，或有不用饮时。如强健人，而卧不能行，如有寒，复如无寒，如有热，复如无热，苦⑤，小便赤黄。百合之病，诸药不能治，得药即剧吐利，如有神灵者。身形如和，其人脉微数，每尿辄头痛，其病六十日不愈⑥。若尿头不痛，淅淅然者，四十日愈。若尿快

---

① 目：《脉经》卷八第三、《金匮要略》作"赤"。
② 发汗：《伤寒论·辨少阳病脉证并治》在此后还有"温针，谵语"四字。
③ 医已发：《金匮玉函经》卷六第二十八、《脉经》卷七第十五作"医发其汗"。
④ 胃燥畜：《金匮玉函经》卷六第二十八、《脉经》卷七第十五作"胃燥热畜"，义胜。
⑤ 苦：《金匮要略》作"口苦"。
⑥ 不：《千金要方》卷十第三、《外台秘要》卷二《伤寒百合病方》作"乃"，疑是。

然，但眩者，二十日愈。体证或未病而预见，或病四五日而出，或病二十日、一月微见①。其状恶寒而呕者，病在上焦也，二十三日当愈。其状腹满微喘，大便坚，三四日一大便，时复小溏者，病在中焦也，六十三日当愈。其状小便淋沥难者，病在下焦也，四十三日当愈。各随其证，以治之耳。

五十二、伤寒狐惑候

夫狐、惑二病者，是喉、阴之为病也。初得，状如伤寒，或因伤寒而变成斯病。其状，默默欲眠，目瞤不得卧②，卧起不安。虫食于喉咽为惑，食于阴肛为狐。恶饮食，不欲闻食臭，其人面目翕赤翕黑翕白。食于上部，其声嘎，食于下部，其咽干。此皆由湿毒气所为也。

五十三、伤寒湿蟨候③

凡得伤寒、时气、热病④，腹内有热，又人食少，肠胃空虚，三虫行作求食，食人五脏及下部。蟨病之候，齿无色⑤，舌上尽白，甚者唇里有疮，四肢沉重，忽忽喜眠，如此皆为虫食其肛。肛烂见五脏即死。当数看其上唇内，有疮唾血，唇内如粟疮者，则心内懊恼痛，此虫在上，食其五脏。下唇内生疮者，其人不寤，此虫食下部。皆能杀人。

五十四、伤寒下部痛候

此由大肠偏虚，毒气冲于肛门，故下部卒痛，甚者痛如鸟啄。

五十五、伤寒病后热不除候

此谓病已间，五脏尚虚，客邪未散，真气不复，故旦暮犹有余热如疟

---

① 微：《千金要方》卷十第三作"后"，《外台秘要》卷二《伤寒百合病方》作"复"。
② 瘈：《外台秘要》卷二《伤寒狐惑病方》作"瞑"。
③ 蟨：原作"蜃"，形误，据下文改。
④ 热病：《外台秘要》卷二《伤寒蟨疮方》作"热病，日数较多"。
⑤ 齿：《外台秘要》卷二《伤寒蟨疮方》作"齿龂"。

中华医典 第四辑

状。此非真实，但客热也。

五十六、伤寒病后渴候

此谓经发汗、吐、下已后，腑脏空虚，津液竭绝，肾家有余热，故渴。

五十七、伤寒病后不得眠候

夫卫气昼行于阳，夜行于阴。阴主夜，夜主卧，谓阳气尽，阴气盛，则目瞑矣。今热气未散，与诸阳并，所以阳独盛，阴偏虚，虽复病后，仍不得眠者，阴气未复于本故也。

五十八、伤寒病后虚羸候

其人血气先虚，复为虚邪所中，发汗、吐、下之后，经络损伤，阴阳竭绝，热邪始散，真气尚少，五脏犹虚，谷神未复，无津液以荣养，故虚羸而生病焉。

五十九、伤寒病后不能食候

此由阳明、太阴受病，被下之后，其热已除，而脾胃为之虚冷，谷气未复，故不能食也。

六十、伤寒病后虚汗候

夫诸阳在表，阳气虚则自汗。心主于汗，心脏偏虚，故其液妄出也。

六十一、伤寒内有瘀血候

夫人先瘀结在内，因伤寒病，若热搏于久瘀，则发热如狂。若有寒，则小腹满，小便反利，此为血瘀，宜下之。其脉沉结者，血证谛也。

六十二、伤寒毒攻眼候

肝开窍于目。肝气虚，热乘虚上冲于目，故目赤痛，重者生疮翳、白膜、息肉。

六十三、伤寒毒攻足候①

此由热毒气从内而出，循经络攻于足也。人五脏六腑井荣俞②，皆出于手足指，故毒从脏腑而出。

六十四、伤寒毒流肿候

人阴阳俱虚，湿毒气与风热相搏，则荣卫涩，荣卫涩则血气不散，血气不散则邪热致壅，随其经络所生而流肿也。

六十五、伤寒病后脚气候

此谓风毒湿气滞于肾经。肾主腰脚，今肾既湿，故脚弱而肿。其人小肠有余热，即小便不利，则气上。脚弱而气上，故为脚气也。

六十六、伤寒病后霍乱候

霍乱吐下利止后，更发热。伤寒，其脉微涩，本是霍乱，今是伤寒，却四五日，至阴经上，转入阴当利，本素呕下利者，不治。若其人即欲大便③，但反失气而不利，是为更属阳明，心强④，二十二日愈⑤。所以然者，

① 足：据下文及《外台秘要》卷二《伤寒手足欲脱疼痛方》，当作"手足"。下文"足"字同。
② 荣：疑"荥"字之误，荥，荥穴也。
③ 即：《金匮玉函经》卷四第十一作"似"，义胜。
④ 心：《伤寒论·辨霍乱病脉证并治》作"便必"。
⑤ 二十二日：《伤寒论·辨霍乱病脉证并治》、《金匮玉函经》卷四第十一作"十三日"。

中华医典　第四辑

经竟故也。下后当强①，强能食者愈。今反不能食，到后经中颇能食，复一经能食，过之一日当愈。若不愈者，不属阳明也。恶寒脉微而后利，利止必亡血。

六十七、伤寒病后疟候

病后邪气未散，阴阳尚虚，因为劳事，致二气交争，阴胜则发寒，阳胜则发热，故寒热往来，有时休作，而成疟也。

六十八、伤寒病后渴利候

此谓大渴饮水，而小便多也。其人先患劳损，大病之后，肾气虚则热，热乘之则肾燥，肾燥则渴，渴则引水，肾虚则不能制水，故饮水数升，小便亦数升，名曰渴利也。

六十九、伤寒肺痿候

大发汗后，因复下之，则亡津液，而小便反利者，此为上虚不能制于下也。虚邪中于肺，肺痿之病也。欲咳而不能，唾浊涎沫，此为肺萎之病也②。

七十、伤寒失声候

邪客于肺，肺主声而通于气。今外邪与真气相搏，真气虚而邪气胜，故声为之不通也。

七十一、伤寒梦泄精候

邪热乘于肾，则阴气虚，阴气虚则梦交通。肾藏精，今肾虚不能制于

① 下后：《金匮玉函经》卷四第十一作"下利后便"。
② 萎：据上文当作"痿"。

精，故因梦而泄。

七十二、伤寒劳复候

伤寒病新瘥，津液未复，血气尚虚，若劳动早，更复成病，故劳复也。若言语思虑则劳神，梳头澡洗则劳力。劳则生热，热气乘虚还入经络，故复病也。其脉紧者，宜下之。

七十三、伤寒病后食复候

伤寒病新瘥，及大病之后，脾胃尚虚，谷气未复，若食猪肉、肠、血、肥鱼及久腻物①，必大下利，医所不能治也，必至于死。若食饼糍黍、饴铺、炙鲙、枣、栗诸果脯物，及牢强难消之物，胃气虚弱，不能消化，必更结热。适以药下之，则胃虚冷②，大利难禁。不可下之必死③，下之亦危，皆难救也。大病之后，多坐此死，不慎护也④。

夫病之新瘥后，但得食糜粥，宁少食乃饥，慎勿饱，不得他有所食，虽思之勿与，引日转久，可渐食羊肉糜若羹，慎不可食猪狗等肉。

七十四、伤寒病后令不复候

伤寒病后，多因劳动不节，饮食过度，更发于病，名之为复。复者，谓复病如初也。此由经络尚虚，血气未实，更致于病耳。令预服药及为方法以防之，故云令不复也。

七十五、伤寒阴阳易候

阴阳易病者，是男子、妇人伤寒病新瘥未平复，而与之交接得病者，名为阴阳易也。其男子病新瘥未平复，而妇人与之交接得病者，名阳易。其妇

---

① 久腻物：《外台秘要》卷二《伤寒劳复食复方》作"油赋物"，疑是。
② 胃：《外台秘要》卷二《伤寒劳复食复方》作"胃气"。
③ 可：疑衍文，《外台秘要》卷二《伤寒劳复食复方》无此字。
④ 不慎护也：《外台秘要》卷二《伤寒劳复食复方》作"不可不慎护也"，义胜。

中华医典　第四辑

人得病新瘥未平复，而男子与之交接得病者，名阴易。若二男二女，并不相易。所以呼为易者，阴阳相感动，其毒度著，如人之换易也①。其得病之状，身体热冲胸②，头重不能举，眼内生眯③，四肢拘急，小腹疞痛，手足拳，皆即死。其亦有不即死者，病苦小腹里急，热上冲胸，头重不欲举，百节解离，经脉缓弱，气血虚，骨髓空竭，便恍恍吸吸，气力转少，著床不能摇动，起居仰人，或引岁月方死。

七十六、伤寒交接劳复候

夫伤寒病新瘥，未满百日，气力未平复而以房室者，略无不死也。有得此病，愈后六十日，其人已能行射猎，因而房室，即吐涎而死。病虽云瘥，若未平复，不可交接，必小腹急痛，手足拘拳，二时之间亡。《范汪方》云：故督邮顾子献，得病已瘥，未健，诣华旉视脉，旉曰：虽瘥尚虚，未平复，阳气不足，勿为劳事也，余劳尚可，女劳即死。临死当吐舌数寸。献妇闻其瘥，从百余里来省之，住数宿止，交接之间，三日死。

妇人伤寒，虽瘥未满百日，气血骨髓未牢实，而合阴阳快者，当时乃未即觉恶，经日则令百节解离，经络缓弱，气血虚，骨髓空竭，便恍恍吸吸，气力不足，著床不能动摇，起居仰人，食如故，是其证也。丈夫亦然。其新瘥，虚热未除而快意交接者，皆即死。若瘥后与童男交接者，多不发复，复者亦不必死。

七十七、伤寒令不相染易候

伤寒之病，但人有自触冒寒毒之气生病者，此则不染著他人。若因岁时不和，温凉失节，人感其乖戾之气而发病者，此则多相染易。故须预服药及为方法以防之。

---

① 其毒度著，如人之换易也：此句本书卷九《时气病后阴阳易候》作"其毒度著于人，如换易也"。

② 身体热冲胸：《外台秘要》卷二《伤寒阴阳易方》作"身体重，小腹里急，或引阴中拘挛，热上冲胸"。

③ 眯：《外台秘要》卷二《伤寒阴阳易方》作"曀"。

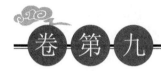

·时气病诸候·

凡四十三论

一、时气候

时行病者，是春时应暖而反寒，夏时应热而反冷，秋时应凉而反热，冬时应寒而反温，非其时而有其气，是以一岁之中，病无长少，率相似者，此则时行之气也。从春分后①，其中无暴大寒，不冰雪，而人有壮热为病者，此则属春时阳气发于冬时，伏寒变为温病也。从春分以后至秋分节前，天有暴寒者，皆为时行寒疫也。一名时行伤寒。此是节候有寒伤于人，非触冒之过也。若三月、四月有暴寒，其时阳气尚弱，为寒所折，病热犹小轻也。五月、六月阳气已盛，为寒所折，病热则重也。七月、八月阳气已衰，为寒所折，病热亦小微也。其病与温及暑病相似，但治有殊耳。

然得时病，一日在皮毛，当摩膏火灸愈。不解者，二日法针②，服行解散汗出愈。不解，三日，复发汗，若大汗即愈。不解，止，勿复发汗也。四日，服藜芦丸微吐愈。若病固，藜芦丸不吐者，服赤豆瓜蒂散。吐已解，视病者尚未了了者，复一法针之当解。不愈者，六日热已入胃，乃与鸡子汤下

① 从春分后：《伤寒论·伤寒例》作"从立春节后"。
② 二日：《外台秘要》卷三《天行病发汗等方》及《千金要方》卷九第一作"二日在肤"。以下"三日""四日"，作"三日在肌""四日在胸"，义胜。

之愈。百无不如意，但当谛视节度与病耳。

食不消病，亦如时行①，俱发热头痛。食病，当速下之。时病，当待六七日下之。

时病始得，一日在皮，二日在肤，三日在肌，四日在胸，五日入胃，入胃乃可下也。热在胃外而下之，热承虚便入胃，然病要当复下之。不得下，胃中余热置此为病②，二死一生③。此辈不愈，胃虚，热入胃烂，微者赤斑出，五死一生；剧者黑斑出，十死一生。病人有强弱相倍也。

若得病无热，但狂言，烦躁不安，精神语言与人不相主当者，勿以火迫，但以猪苓散一方寸匕，已上饮之④，以一升，若升半水，可至二升益佳，当以新汲井水，强令饮之⑤，以指刺喉中吐之，随手愈。不时吐者，此病皆多不瘥，勿以余药治也。不相主当必危。若此病不时以猪苓散吐解之者，其殆速死。亦可先以法针之，尤佳。以病者过日，不以时得下之⑥，热不得泄，亦胃烂矣。

其汤熨针石，别有正方，补养宣导，今附于后。

《养生方导引法》云：清旦初起，以左右手交互，从头上挽两耳，举。又引鬓发，即流通⑦，令头不白，耳不聋。又摩手掌令热，以摩面，从上下二七止，去肝气⑧，令面有光。又摩手令热，令热从体上下，名曰干浴，令人胜风寒时气，寒热头痛，百病皆愈。

二、时气一日候

时气病一日，太阳受病。太阳为三阳之首，主于头项，故得病一日，头项、腰脊痛。

---

① 时行：《外台秘要》卷三《天行病发汗等方》作"时行病"。
② 置：《外台秘要》卷三《天行病发汗等方》作"致"。
③ 二：《外台秘要》卷三《天行病发汗等方》、《千金要方》卷九第一作"三"。
④ 已上饮之：《外台秘要》卷三《天行病发汗等方》作"水和服之"。
⑤ "以一升"至"强令饮之"：《外台秘要》卷三《天行病发汗等方》作"当以新汲冷水，令强饮一升，若一升半，可至二升益佳"。
⑥ 得：《外台秘要》卷三《天行病发汗等方》无此字，疑衍。
⑦ 即流通：《千金翼方》卷十二第一作"则面气通流"，义胜。
⑧ 肝：《千金翼方》卷十二第一作"肝"。

三、时气二日候

时气病二日，阳明受病。阳明主于肌肉，其脉络鼻入目，故病二日，肉热鼻干，不得眠。夫诸阳在表，始受病，故可摩膏火灸，发汗而愈。

四、时气三日候

时气病三日，少阳受病。少阳脉循于胁，上于颈耳，故得病三日，胸胁热而耳聋也①。三阳经络始相传病，未入于脏，故可汗而愈。

五、时气四日候

时气病四日，太阴受病。太阴为三阴之首，三日已后，诸阳受病讫，即传之于阴。太阴之脉，主于喉嗌②，故得病四日，腹满而嗌干。其病在胸鬲，故可吐而愈也。

六、时气五日候

时气病五日，少阴受病。少阴脉贯肾络肺系于舌，故得病五日，口热舌干而引饮。其病在腹，故可下而愈。

七、时气六日候

时气病六日，厥阴受病。厥阴脉循阴器络于肝，故得病六日，烦满而阴缩。此为三阴三阳俱受病，毒气入于肠胃，故可下而愈。

八、时气七日候

时气病七日，法当小愈，所以然者，阴阳诸经传病竟故也。今病不除

---

① 热：《太素》卷二十五《热病决》作"痛"。
② 主于喉嗌：据本书卷七《伤寒四日候》其前有"络于脾"。

中华医典 第四辑

者，欲为再经病也。再经病者，谓经络重受病也。

九、时气八九日已上候

时气病八九日已上不解者，或是诸经络重受于病；或已发汗、吐、下之后，毒气未尽，所以病不能除；或一经受病，未即相传，致使停滞累日，病证不改者，故皆当察其证候而治之。

十、时气取吐候

夫得病四日，毒在胸膈，故宜取吐。有得病二三日，便心胸烦满，此为毒气已入。或有五六日已上，毒气犹在上焦者，其人有痰实故也，所以复宜取吐也。

十一、时气烦候

夫时气病，阴气少，阳气多，故身热而烦。其毒气在于心而烦者，则令人闷而欲呕。若其人胃内有燥粪而烦者，则谬语，时绕脐痛，腹为之满，皆当察其证候也。

十二、时气狂言候

夫病甚则弃衣而走，登高而歌，或至不食数日，逾垣上屋。所上，非其素时所能也，病反能者，皆阴阳争而外并于阳。四肢者，诸阳之本也。邪盛则四肢实，实则能登高而歌。热盛于身，故弃衣而走。阳盛，故妄言骂詈，不避亲戚。大热遍身，狂言而妄见妄闻之。

十三、时气呕候

胃家有热，谷气入胃，与热相并，气逆则呕。或吐、下后，饮水多①，

---

① 水：元本作"食"。

胃虚冷，亦为呕也。

十四、时气干呕候

热气在于脾胃，或发汗解后，或大下之后，胃内不和，尚有蓄热，热气上熏，故心烦而呕也。

十五、时气哕候

伏热在胃，令人胸满则气逆，气逆则哕。若大下后，胃气虚冷，亦令致哕也。

十六、时气嗽候

热邪客于肺，上焦有热，其人必饮水，水停心下，则上乘于肺，故上气而嗽也。

十七、时气渴候

热气入于肾脏，肾恶燥。热气盛则肾燥，肾燥故渴而引饮也。

十八、时气衄血候

时气衄血者，五脏热结所为。心主于血，邪热中于手少阴之经，客于足阳明之络，故衄血也。衄者，血从鼻出也。

十九、时气吐血候

诸阳受病，不发其汗，热毒入深，结在五脏，内有瘀血积，故令吐血也。

中华医典　第四辑

二十、时气口疮候

发汗下后，表里俱虚，而毒气未尽，熏于上焦，故喉口生疮也。

二十一、时气喉咽痛候

阴阳隔绝，邪客于足少阴之络，毒气上熏，攻于咽候，故痛或生疮也。

二十二、时气发斑候

夫热病在表，已发汗未解，或吐、下后，热毒气不散，烦躁谬言语，此为表虚里实，热气躁于外，故身体发斑如锦文。凡发斑，不可用发表药，令疮开泄，更增斑烂，表虚故也。

二十三、时气毒攻眼候

肝开窍于目，肝气虚，热毒乘虚上冲于目，故赤痛，或生翳、赤白膜、息肉及疮也。

二十四、时气毒攻手足候

热毒气从脏腑出，攻于手足，手足则焮热赤肿疼痛也。人五脏六腑井荣俞①，皆出于手足指，故此毒从内而出也。

二十五、时气疱疮候

夫表虚里实，热毒内盛②，则多发疱疮。重者周布遍身，其状如火疮。若根赤头白者，则毒轻；若色紫黑，则毒重。其疮形如登豆，亦名登豆疮。

① 荣：形误，当作"荥"。
② 热毒内盛：《外台秘要》卷三《天行发疮豌豆疱疮方》在此后还有"攻于脏腑，余气流于肌肉，遂于皮肤毛孔之间"。

二十六、时气瘟疮候

夫病新瘥，血气未复，皮肤尚虚疏，而触冒风日，则遍体起细疮，瘙痒如癣疥状，名为逸风。

二十七、时气𧏾候

毒气结在腹内，谷气衰，毒气盛，三虫动作，食人五脏，多令泄利，下部疮痒。若唇内生疮①，但欲寐者，此虫食下部也。重者肛烂见五脏也。

二十八、时气热利候

此由热气在于肠胃，挟毒则下黄赤汁也。

二十九、时气脓血利候

此由热伤于肠胃②，故下脓血如鱼脑，或如烂肉汁，壮热而腹疠痛，此湿毒气所为也。

三十、时气𧏾利候

夫热蓄在脏，多令人下利。若毒气盛，则变脓血，因而成𧏾。𧏾者，虫食人五脏及下部也。若食下部，则令谷道生疮而下利，名为𧏾利；若但生疮而不利者，为𧏾也。

三十一、时气大便不通候

此由脾胃有热，发汗太过，则津液竭，津液竭，则胃干，结热在内，大

---

① 若唇内生疮：《外台秘要》卷三《天行𧏾疮方》作"若下唇内生疮"。
② 热：本书卷八《伤寒脓血利候》及《外台秘要》卷三《天行热痢及诸痢方》作"热毒"。

106

便不通也。

三十二、时气小便不通候

此由汗后津液虚少，其人小肠有伏热，故小便不通也。

三十三、时气阴阳毒候

此谓阴阳二气偏虚，则受于毒。若病身重，腰脊痛，烦闷，面赤斑出，咽喉痛，或下利狂走，此为阳毒。若身重背强，短气呕逆，唇青面黑，四肢逆冷，为阴毒。或得病数日变成毒者，或初得病便有毒者，皆宜依证急治。失候则杀人。

三十四、时气变成黄候

夫时气病，湿毒气盛，蓄于脾胃，脾胃有热，则新谷郁蒸，不能消化，大小便结涩，故令身面变黄，或如橘柚，或如桃枝色。

三十五、时气变成疟候

病后邪气未散，阴阳尚虚，因为劳事，致二气交争，阴胜则发寒，阳胜则发热，故令寒热往来，有时休作而成疟。

三十六、时气败候

此谓病后余毒未尽，形证变转，久而不瘥，阴阳无复纲纪，名为败病。

三十七、时气劳复候

夫病新瘥者，血气尚虚，津液未复，因即劳动，更成病焉。若言语思虑则劳于神，梳头澡洗则劳于力，未堪劳而强劳之，则生热，热气还经络，复为病者，名曰劳复。

三十八、时气食复候

夫病新瘥者，脾胃尚虚，谷气未复，若即食肥肉、鱼鲙、饼饵、枣、栗之属，则未能消化，停积在于肠胃，使胀满结实，因更发热，复为病者，名曰食复也。

三十九、时气病瘥后交接劳复候

夫病新瘥者，阴阳二气未和，早合房室，则令人阴肿入腹，腹内疠痛，名为交接劳复。

四十、时气病后阴阳易候

阴阳易病者，是男子、妇人时气病新瘥未平复，而与之交接得病者，名阴阳易也。其男子病新瘥未平复，而妇人与之交接得病者，名曰阳易。其妇人得病新瘥未平复，而男子与之交接得病者，名曰阴易。若二男二女，并不相易。所以呼为易者，阴阳相感动，其毒度著于人，如换易也。其病之状，身体热冲胸，头重不能举，眼中生眯，四肢拘急，小腹疠痛，手足拳，皆即死。其亦有不即死者，病苦小腹里急，热气上冲胸，头重不欲举，百节解离，经脉缓弱，气血虚，骨髓竭，使恍恍吸吸①，气力转少，著床不能摇动，起居仰人，或引岁月方死。

四十一、时气病后虚羸候

夫人荣卫先虚，复为邪热所中，发汗、吐、下之后，经络损伤，阴阳竭绝，虚邪始散，真气尚少，五脏犹虚，谷神未复，无津液以荣养，故虚羸而生众病焉。

---

① 使：本书卷八《伤寒阴阳易候》作"便"。

中华医典 第四辑

四十二、时气阴茎肿候

此由肾脏虚所致。肾气通于阴，今肾为热邪所伤，毒气下流，故令阴肿。

四十三、时气令不相染易候

夫时气病者，此皆因岁时不和，温凉失节，人感乖戾之气而生病者，多相染易，故预服药及为方法以防之。

·热病诸候·

凡二十八论

一、热病候

热病者，伤寒之类也。冬伤于寒，至春变为温病，夏变为暑病。暑病者，热重于温也。

肝热病者，小便先黄，腹痛多卧，身热。热争则狂言及惊，胁满痛，手足躁，不安卧。庚辛甚，甲乙大汗，气逆则庚辛死。

心热病者，先不乐，数日乃热。热争则卒心痛，烦冤善呕，头痛，面赤无汗。至壬癸甚，丙丁大汗，气逆则壬癸死。

脾热病者，先头重颊痛，烦心欲呕，身热。热争则腰痛，腹满泄，两颔痛。甲乙甚，戊己大汗，气逆则甲乙死。

肺热病者，先淅然起毛恶风，舌上黄，身热。热争则喘咳，痏走胸应背，不得太息，头痛不甚，汗出而寒。丙丁甚，庚辛大汗，气逆则丙丁死。

肾热病者，先腰痛胫酸，苦渴数饮，身热。热争则项痛而强，胫寒，骨且酸①，足下热，不欲言，其项痛淖澹。戊己甚，壬癸大汗，气逆则戊己死。

肝热病者，左颊先赤。心热病者，额先赤。脾热病者，鼻先赤。肺热病者，右颊先赤。肾热病者，颐先赤。凡病虽未发，见其赤色者刺之，名曰治未病。

一曰，汗不出，颧赤，哕者死；二曰，泄而腹满甚者死；三曰，目不明，热不已者死；四曰，老人婴儿，热而腹满者死；五曰，汗不出，呕血者死；六曰，舌本烂，热不已者死；七曰，咳血衄血，汗不出，出不至足者死；八曰，髓热者死；九曰，热而痉者死。凡此者，不可刺也。

热病已得汗，而脉尚躁盛，此阴脉之极也，死。其得汗而脉静者，生。热病者，脉常盛躁，而不得汗者，此阳脉之极也，死。脉盛躁，得汗者，生。热病七八日，脉微小，病者溲血，口中干，一日半死。脉代，一日死。热病已得汗，脉尚数，躁而喘，且复热，勿庸刺，喘甚者死。热病七八日，脉不躁，躁不数，后三日中有汗，三日不汗，四日死。未尝汗者②，勿庸刺也。

诊人热病七八日，其脉微小，口干，脉代，舌焦黑者死。诊人热病七八日，脉不数不喘者，当暗。之后三日，温汗不出者死。热病已得汗，常热不去者，亦死不治也。脉静安者生，脉躁者难治。脉常躁静③，此气之极④，亦死也。腹满常喘⑤，而热不退者死。多汗，脉虚小者生，坚实者死。

《养生方》云：三月勿食陈菹，必遭热病。

二、热病一日候

热病一日，病在太阳。太阳主表，表谓皮肤也。病在皮肤之间，故头项腰脊疼痛。

---

① 骨：黄作阵校本以为衍文。
② 汗：《太素》卷二十五《热病说》作"刺"。
③ 静：《千金要方》卷二十八第十五作"盛"，疑是。
④ 此气：《千金要方》卷二十八第十五作"阴气"，义胜。
⑤ 满：原作"鞠"，据《太平圣惠方》卷十七《热病论》改。

中华医典　第四辑

三、热病二日候

热病二日，阳明受病。病在肌肉，故肉热鼻干，不得眠。故可摩膏火灸，发汗而愈。

四、热病三日候

热病三日①，诸阳相传病讫，病犹在表，未入于脏，故胸胁热而耳聋。故可发汗而愈。

五、热病四日候

热病四日，太阴受病。太阴者，三阴之首也。三阳受病讫，传入于阴，故毒气已入胸鬲。其病喉干腹满②，故可吐而愈。

六、热病五日候

热病五日，少阴受病。毒气入腹内，其病口舌干而引饮，故可下而愈。

七、热病六日候

热病六日，厥阴受病。毒气入肠胃，其人烦满而阴缩，故可下而愈。

八、热病七日候

热病七日，三阴三阳传病讫，病法当愈，今病不除者，欲为再经病也。再经者，谓经络重受病也。

---

① 热病三日：据本书卷七《伤寒三日候》、卷九《时气三日候》，其后应补"少阳受病"。
② 腹满：《太平圣惠方》卷十七《治热病四日诸方》作"胸膈满"。

九、热病八九日已上候

热病八九日已上不解者，皆由毒气未尽，所以病证不除也。

十、热病解肌发汗候

此谓得病三日已还，病法在表，故宜发汗。或病已经五六日，然其人喉口不焦干，心腹不满，又不引饮，但头痛，身体壮热，脉洪大者，此为病证在表，未入于脏。故虽五六日，犹须解肌发汗，不可苟依日数，辄取吐下。

十一、热病烦候

此由阳胜于阴，热气独盛，否结于脏，则三焦隔绝，故身热而烦也。

十二、热病疱疮候

夫热病疱疮者，此由表虚里实，热气盛则发疮，重者周布遍身。若疮色赤头白则毒轻，色紫黑则毒重。其形如登豆，故名登豆疮。

十三、热病斑疮候

夫病在表①，或未发汗，或已发汗、吐、下后，表证未解，毒气不散，烦热而渴，渴而不能饮，表虚里实，故身体发斑如锦文。

十四、热病热疮候

人脏腑虚实不调，则生于客热，表有风湿，与热气相搏，则身体生疮，痒痛而脓汁出，甚者一瘥一剧，此风热所为也。

---

① 病：《太平圣惠方》卷十八《治热病发斑诸方》作"热病"。

中华医典 第四辑

十五、热病口疮候

此由脾脏有热，冲于上焦，故口生疮也。

十六、热病咽喉疮候

上实下虚，热气内盛，熏于咽喉，故生疮也。

十七、热病大便不通候

夫经发汗，汗出多则津液少，津液少则胃干结，热在胃，所以大便不通。又有腑脏自生于热者，此由三焦否隔，脾胃不和，蓄热在内，亦大便不通也。

十八、热病小便不通候

热在膀胱，流于小肠，热盛则脾胃干，津液少，故小便不通也。

十九、热病下利候

热气攻于肠胃，胃虚则下赤黄汁，挟毒则成脓血。

二十、热病䘌候

热气攻于肠胃，则谷气衰，所以三虫动作，食人五脏及下部，重者肛烂见腑脏。

二十一、热病毒攻眼候

肝脏开窍于目，肝气虚，热毒乘虚则上冲于目，重者生疮翳及赤白膜也。

二十二、热病毒攻手足候

夫热病攻手足，乃人五脏六腑井荣俞皆出于手足指①，今毒气从腑脏而出，循于经络，攻于手足，故手足指皆肿赤焮痛也。

二十三、热病呕候

胃内有热，则谷气不和，新谷入胃，与热气相搏，胃气不平，故呕。或吐、下已后，脏虚亦令呕也。

二十四、热病哕候

伏热在胃，则令人胸满，胸满则气逆，气逆则哕。若大下已后，饮水多，胃内虚冷，亦令哕也。

二十五、热病口干候

此由五脏有虚热，脾胃不和，津液竭少，故口干也。

二十六、热病衄候

心脏伤热所为也。心主血，肺主气，开窍于鼻，邪热与血气并，故衄也。衄者，血从鼻出也。

二十七、热病劳复候

夫热病新瘥，津液未复，血气尚虚，因劳动早，劳则生热，热气乘虚还入经络，故复病也。

---

① 荣：形误，当作"荥"。

中华医典 第四辑

二十八、热病后沉滞候

凡病新瘥后，食猪肉及肠、血、肥鱼、脂腻，必大下利，医所不能复治也，必至于死。若食饼饵、粢饴，哺炙脍、枣、栗诸果物脯及牢实难消之物，胃气尚虚弱，不能消化，必结热复病，还以药下之。

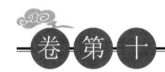

卷第十

·温病诸候·

凡三十四论

一、温病候

经言：春气温和，夏气暑热，秋气清凉，冬气冰寒，此四时正气之序也。冬时严寒，万类深藏，君子固密，则不伤于寒。触冒之者，乃为伤耳①。其伤于四时之气，皆能为病，而以伤寒为毒者，以其最为杀厉之气焉。即病者，为伤寒，不即病者，为寒毒藏于肌骨中，至春变为温病。是以辛苦之人，春夏必有温病者，皆由其冬时触冒之所致也。凡病伤寒而成温者，先夏至日者为病温，后夏至日者为病暑。其冬复有非节之暖，名为冬温毒，与伤寒大异也。

有病温者，汗出辄复热，而脉躁病②，不为汗衰，狂言不能食，病名为何也？曰：病名曰阴阳交，阴阳交者死。人所以汗出者，皆生于谷，谷生于精。今邪气交争于骨肉之间而得汗者，是邪却而精胜，则当食而不复热。热者，邪气也；汗者，精气也。今汗出而辄复热者，是邪胜也。汗出而脉尚躁盛者死。今脉不与汗相应，此不称其病也，其死明矣。狂言者是失志，失志者死。今见三死，不见一生，虽愈必死。

---

① 伤：《伤寒伦·伤寒例》作"伤寒"，疑是。
② 病：《太素》卷二十五《热病说》作"疾"。

中华医典　第四辑

凡皮肤热甚，脉盛躁者，病温也。其脉盛而滑者，汗且出也。凡温病人，二三日，身躯热，脉疾头痛，食欲如故。脉直疾，八日死。四五日，头痛，脉疾喜吐，脉来细，十二日死，此病不治。八九日，脉不疾，身不痛，目不赤，色不变，而反利，脉来喋喋，按不弹手，时大，心下坚，十七日死。病三四日以下不得汗，脉大疾者生，脉细小难得者死不治也。下利，腹中痛甚者，死不治。

其汤熨针石，别有正方，存神攘辟，今附于后。

《养生方导引法》云：常以鸡鸣时，存心念四海神名三遍，辟百邪正鬼，令人不病。

东海神名阿明，南海神名祝融，

西海神名巨乘，北海神名禺强。

又云：存念心气赤，肝气青，肺气白，脾气黄，肾气黑，出周其身，又兼辟邪鬼。欲辟却众邪百鬼，常存心为炎火如斗，煌煌光明，则百邪不敢干之。可以入温疫之中。

二、温病一日候

温病一日，太阳受病。诸阳主表①，表谓皮肤也。病在皮肤之间，故头项腰脊痛。

三、温病二日候

温病二日，阳明受病。病在于肌肉，故肉热鼻干，不得眠。故可摩膏火灸，发汗而愈。

四、温病三日候

温病三日，少阳受病，故胸胁热而耳聋。三阳始传病讫，未入于脏，故可发汗而愈。

---

① 诸：本书卷九《热病一日候》作"太"。

五、温病四日候

温病四日，太阴受病。太阴者，三阴之首也。三阳受病讫，传入于阴，故毒气入胸膈之内。其病咽干腹满，故可吐而愈。

六、温病五日候

温病五日，少阴受病。毒气入腹，其病口热舌干而引饮，故可下而愈。

七、温病六日候

温病六日，厥阴受病。毒气入腹胃，其病烦满而阴缩，故可下而愈。

八、温病七日候

温病七日，病法当愈，此是三阴三阳传病竟故也。今七日病不除者，欲为再经病也。再经病者，是经络重受病也。

九、温病八日候

温病八日已上病不解者，或是诸经络重受于病，或经发汗、吐、下之后，毒气未尽，所以病证不罢也。

十、温病九日已上候

温病九日已上病不除者，或初一经受病即不能相传，或已传三阳讫，而不能传于三阴，所以停滞累日，病证不罢，皆由毒气未尽，表里受邪，经络损伤，腑脏俱病也。

中华医典　第四辑

十一、温病发斑候

夫人冬月触冒寒毒者，至春始发病，病初在表，或已发汗、吐、下而表证未罢，毒气不散，故发斑疮。又冬月天时温暖，人感乖戾之气，未即发病，至春又被积寒所折，毒气不得发泄，至夏遇热，温毒始发出于肌肤，斑烂隐轸如锦文也。

十二、温病烦候

此由阴气少，阳气多，故身热而烦。其毒气在于心腑而烦者①，则令人闷而欲呕。若其胃内有燥粪而烦者，则谬语而绕脐痛也。

十三、温病狂言候

夫病甚则弃衣而走，登高而歌，或至不食数日，逾垣上屋。所上，非其素时所能也，病反能者，皆阴阳争而外并于阳。四肢者，诸阳之本也。邪盛则四肢实，实则能登高而歌。热盛于身，故弃衣而走。阳盛，故妄言骂詈，不避亲戚。大热遍身，狂言而妄闻视也。

十四、温病嗽候

邪热客于胸腑，上焦有热，其人必饮水，水停心下，则上乘于肺，故令嗽。

十五、温病呕候

胃中有热，谷气入胃，与热相并，气逆则呕。或吐、下后，饮水多，胃虚冷，亦为呕也。

---

① 心腑：本书卷九《时气烦候》作"心"。

十六、温病哕候

伏热在胃，令人胸满，胸满则气逆，气逆则哕。若大下后，胃气虚冷，亦令致哕。

十七、温病渴候

热气入于肾脏，肾脏恶燥。热盛则肾燥，肾燥则渴引饮。

十八、温病取吐候

温病热发四日，病在胸鬲，当吐之愈。有得病一二日，便心胸烦满，为毒已入，兼有痰实，亦吐之。

十九、温病变成黄候

发汗不解，温毒气瘀结在胃，小便为之不利，故变成黄，身如橘色。

二十、温病咽喉痛候

热毒在于胸腑，三焦隔绝，邪客于足少阴之络，下部脉不通，热气上攻喉咽，故痛，或生疮也。

二十一、温病毒攻眼候

肝开窍于目，肝气虚，热毒乘虚上冲于目，故赤痛，重者生疮翳也。

二十二、温病衄候

由五脏热结所为。心主血，肺主气，而开窍于鼻，邪热伤于心，故衄。衄者，血从鼻出也。

二十三、温病吐血候

诸阳受邪,热初在表,应发汗而不发,致热毒入深,结于五脏,内有瘀血积,故吐血也。

二十四、温病下利候

风热入于肠胃,故令洞泄。若挟毒,则下黄赤汁及脓血。

二十五、温病脓血利候

热毒甚者,伤于肠胃,故下脓血如鱼脑,或如烂肉汁,此由温毒气盛故也。

二十六、温病大便不通候

脾胃有积热,发汗太过,则津液少,使胃干,结热在内,故大便不通。

二十七、温病小便不通候

发汗后,津液少,膀胱有结热,移入于小肠,故小便不通也。

二十八、温病下部疮候

热攻肠胃,毒气既盛,谷气渐衰,故三虫动作,食人五脏,则下部生疮,重者肛烂见腑脏。

二十九、温病劳复候

谓病新瘥,津液未复,血气尚虚,因劳动早,更生于热,热气还入经络,复成病也。

三十、温病食复候

凡得温毒病新瘥，脾胃尚虚，谷气未复，若食犬、猪、羊肉，并肠、血及肥鱼、炙脂腻食，此必大下利，下利则不可复救。又禁食饼饵，炙脍、枣、栗诸生果难消物，则不能消化，停积在于肠胃，便胀满结实，大小便不通，因更发热，复成病也。非但杂食，梳头、洗浴诸劳事等，皆须慎之。

三十一、温病阴阳易候

阴阳易病者，是男子、妇人温病新瘥未平复，而与之交接，因得病者，名为阴阳易也。其男子病新瘥未平复，而妇人与之交接得病者，名阳易。其妇人得病虽瘥未平复，男子与之交接得病者，名阴易。若二男二女，并不自相易。所以呼为易者，阴阳相感动，其毒度著于人，如换易也。其病之状，身体热冲胸，头重不举，眼中生眵，四肢拘急，小腹疼痛，手足拳，皆即死。其亦有不即死者，病苦小腹里急，热上冲胸，头重不欲举，百节解离，经脉缓弱，气血虚，骨髓竭，便恍恍吸吸，气力转少，著床不能摇动，起居仰人，或引岁月方死。

三十二、温病交接劳复候

病虽瘥，阴阳未和，因早房室，令人阴肿缩入腹，腹疠痛，名为交接之劳复也。

三十三、温病瘥后诸病候

谓其人先有宿疹，或患虚劳、风冷、积聚、寒疝等疾，因温热病，发汗、吐、下之后，热邪虽退，而血气损伤，腑脏皆虚，故因兹而生诸病。

三十四、温病令人不相染易候

此病皆因岁时不和，温凉失节，人感乖戾之气而生病，则病气转相染易，乃至灭门，延及外人，故须预服药及为法术以防之。

·疫疠病诸候·

凡三论

一、疫疠病候

其病与时气、温、热等病相类，皆由一岁之内，节气不和，寒暑乖候，或有暴风疾雨，雾露不散，则民多疾疫。病无长少，率皆相似，如有鬼厉之气，故云疫疠病。

《养生方》云：封君达常乘青牛，鲁女生常乘驳牛，孟子绰常乘驳马，尹公度常乘青骡。时人莫知其名字为谁，故曰：欲得不死，当问青牛道士。欲得此色，驳牛为上，青牛次之，驳马又次之。三色者，顺生之气也。云古之青牛者①，乃柏木之精也；驳牛者，古之神宗之先也②；驳马者，乃神龙之祖也。云道士乘此以行于路，百物之恶精，疫气之疠鬼，将长揖之焉③。

延年之道，存念心气赤，肝气青，肺气白，脾气黄，肾气黑，出周其身，又兼辟邪鬼。欲辟却众邪百鬼，常存心为炎火如斗，煌煌光明，则百邪不敢干之。可以入温疫之中。④

二、疫疠疱疮候

热毒盛，则生疱疮，疮周布遍身，状如火疮，色赤头白者毒轻，色黑紫黯者毒重。亦名为登豆疮。

---

① 云古之青牛者：本书卷二《鬼邪候》作"故云青牛者"。
② 宗：本书卷二《鬼邪候》作"元"。
③ 将长揖之焉：本书卷二《鬼邪候》作"长摄之焉"。
④ 此段文字本卷《温病候》系于《养生方导引法》下。

三、瘴气候

　　夫岭南青草、黄芒瘴，犹如岭北伤寒也。南地暖，故太阴之时，草木不黄落，伏蛰不闭藏，杂毒因暖而生。故岭南从仲春讫仲夏，行青草瘴，季夏讫孟冬，行黄芒瘴。量其用药体性，岭南伤寒，但节气多温，冷药小寒于岭北。时用热药，亦减其锱铢，三分去二。但此病外候小迟，因经络之所传，与伤寒不异。然阴阳受病，会同表里，须明识患源，不得妄攻汤艾。假令宿患痼热，今得瘴毒，毒得热更烦，虽形候正盛，犹在于表，未入肠胃，不妨温而汗之。已入内者，不妨平而下之。假令本有冷，今得温瘴，虽暴壮热，烦满视寒，正须温药汗之，汗之不歇，不妨寒药下之。

　　夫下痢治病等药在下品，药性凶毒，专主攻击，不可恒服，疾去即止。病若日数未入于内，不可预服利药，药尽胃虚，病必承虚而进。此不可轻治。治不瘥，成黄疸，黄疸不差，为尸疸。尸疸疾者，岭南中瘴气，土人连历不瘥，变成此病，不须治也。岭北客人，犹得斟酌救之。病前热而后寒者，发于阳；无热而恶寒者，发于阴。发于阳者，攻其外；发于阴者，攻其内。其一日、二日，瘴气在皮肤之间，故病者头痛恶寒，腰背强重。若寒气在表，发汗及针必愈。三日以上，气浮于上，填塞心胸，使头痛胸满而闷，宜以吐药，吐之必愈。五日已上，瘴气深结在脏腑，故腹胀身重，骨节烦疼，当下之。或人得病久，方告医，医知病深，病已成结，非可发表解肌，所当问病之得病本末，投药可专依次第也。

中华医典　第四辑

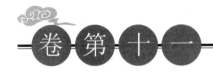

·疟病诸候·

凡十四论

一、疟病候

夏日伤暑，秋必病疟。疟之发以时者，此是邪客于风府，循膂而下。卫气一日一夜常大会于风府，其明日下一节，故其作则腠理开，腠理开则邪气入，邪气入则病作，此所以日作常晏也①。卫气之行风府，日下一节，二十一日下至尾骶②，二十二日入脊内③，注于伏冲脉，其行九日出于缺盆之中④。其气既上，故其病稍早发。其间日发者，由邪气内薄五脏，横连募原，其道远，其气深，其行迟，不能日作，故间日蓄积乃作。夫卫气每至于风府，腠理而开，开则邪入焉。其卫气日下一节，则不当风府，奈何？然风府无常，卫气之所应，必开其腠理，气之所舍，则其病作。

风之与疟也，相与同类，而风独常在也，而疟特以时休，何也？由风气留其处，疟气随经络沉以内薄，故卫气应乃作。阳当陷而不陷，阴当升而不

---

① "故其作则腠理开"至"此所以日作常晏也"：《外台秘要》卷五《疗疟方》作"故其作也晏，此先客于脊背也，每至于风府则腠理开，腠理开则邪气入，邪气入则病作，此所以日作稍益晏者也"。

② 二十一：《外台秘要》卷五《疗疟方》作"二十五"。

③ 二十二：《外台秘要》卷五《疗疟方》作"二十六"。

④ 其：《外台秘要》卷五《疗疟方》此字后有"气上"二字。

升，为邪所中，阳遇邪则卷，阴遇邪则紧，卷则恶寒，紧则为栗，寒栗相薄，故名疟。弱乃发热，浮乃汗出①，旦中旦发，暮中暮发。

夫疟，其人形瘦，皮必栗。问曰病疟，以月一日发，当以十五日愈。设不愈，月尽解。

足太阳疟，令人腰痛，头重，寒从背起，先寒后热，渴，渴然后热止汗而出，难已，刺郄中出血。

足少阳疟，令人身体解㑊，寒不甚，热不甚，恶见人，见人心惕惕然，热多汗出甚②，刺足少阳。

足阳明疟，令人先寒，洒淅洒淅，寒甚久乃热，热去汗出，喜见日光火气乃快然，刺足阳明脚肤上③。

足太阴疟，令人不乐，好太息，不嗜食，多寒热，汗出，病至则善呕，呕已乃衰，即取之。

足少阴疟，令人吐呕甚，久寒热，热多寒少，欲闭户而处，其病难止。

足厥阴疟，令人腰痛，少腹满，小便不利，如癃，非癃状也，数小便，意恐惧，气不足，肠中悒悒④，刺足厥阴。

肺疟者，令人心寒，寒甚热间，善惊，如有所见者，刺手太阴、阳明。

心疟者，令人烦心甚，欲得清水，乃寒多，寒不甚热⑤，刺手少阴⑥。

肝疟，令人色苍苍然，太息，其状若死者⑦，刺足厥阴见血。

脾疟，令人疾寒，腹中痛，热，则肠中鸣，已汗出⑧，刺足太阴。

肾疟，令人洒洒，腰脊痛宛转，大便难，目眴眴然，手足寒，刺足太阳、少阴。

胃疟，令人且病也。善饥而不能食，食而支满腹大，刺足阳明、太阴横脉出血。

肺病为疟，乍来乍去，令人心寒，寒甚则热发，善惊，如有所见，此肺

---

① 汗：原作"来"，据《外台秘要》卷五《疗疟方》改。
② 甚：原作"其"，据《外台秘要》卷五《五脏及胃疟方》改。
③ 肤：《素问·刺疟》作"胕"。
④ 肠：《素问·刺疟》、《外台秘要》卷五《五脏及胃疟方》作"腹"。
⑤ 乃寒多，寒不甚热：《素问·刺疟》及《外台秘要》卷五《五脏及胃疟方》皆无第二个"寒"字；本卷"心病为疟"条作"多寒少热"。
⑥ 手：《千金翼方》卷十八第二作"足"。
⑦ 其：原作"甚"，据《素问·刺疟》、《太素》卷二十五《十二疟》、《外台秘要》卷五《五脏及胃疟方》改。
⑧ 已：《外台秘要》卷五《五脏及胃疟方》及本卷"脾病为疟"条作"鸣已"。

疟证也。若人本来语声雄，而恍惚不亮，拖气用力，方得出言，而反于常人，呼共语，直视不应，虽曰未病，势当不久。此即肺病声之候也。察观疾，表里相应，依源审治，乃不失也。

心病为疟者，令人心烦，其病欲饮清水，多寒少热。若人本来心性和雅，而急卒反于常伦，或言未竟便住，以手剔脚爪，此人必死，祸虽未及，呼曰行尸。此心病声之候也，虚则补之，实则泻之，不可治者，明而察之。

肝病为疟者，令人色苍苍然，气息喘闷，战掉，状如死者。若人本来少于悲恚，忽尔嗔怒，出言反常，乍宽乍急，言未竟，以手向眼，如有所思，若不即病，祸必至矣。此肝病声之证也。其人若虚，则为寒风所伤；若实，则为热气所损。阳则泻之，阴则补之。

脾病为疟者，令人寒，腹中痛，肠中鸣①，鸣已，汗出。若其人本来少于喜怒，而忽反常，瞋喜无度，正言鼻笑②，不答于人，此是脾病声之候证也。不盈旬月③，祸必至也。

肾病为疟者，令人凄凄然，腰脊痛而宛转，大便涩，自掉不定，手足而寒。若人本来不喜不怒，忽然謩而好瞋怒，反于常性，此肾已伤，虽未发觉，是其候也。见人未言而前开口笑，还闭口不声，举手栅腹，此是肾病声之证。虚实表里，浮沉清浊，宜以察之，逐以治之。

夫疟脉者自弦，弦数多热，弦迟多寒。弦小紧者，可下之。弦迟者，温药已。脉数而紧者，可发其汗，宜针灸之。脉浮大者，不可针灸，可吐之。

凡疟先发如食顷，乃可以治之，过之则失时。

二、温疟候

夫温疟与寒疟安舍？温疟者，得之冬，中于风寒，寒气藏于骨髓之中，至春则阳气大发，邪气不能出，因遇大暑，脑髓烁，脉肉消释，腠理发泄，因有所用力，邪气与汗偕出。此病藏于肾，其气先从内出之于外，如此则阴虚而阳盛，则热④。衰则气复反入⑤，入则阳虚，阳虚则寒矣。故先热而后

① 肠中鸣：《外台秘要》卷五《五脏及胃疟方》此前有"热则"。
② 正言鼻笑：《外台秘要》卷五《五脏及胃疟方》作"多言自笑"。
③ 月：《外台秘要》卷五《五脏及胃疟方》作"日"。
④ 则热：《外台秘要》卷五《温疟方》作"盛则病矣"。
⑤ 衰：《外台秘要》卷五《温疟方》作"阳衰"。

寒，名曰温疟。

疟先寒而后热，此由夏伤于暑，汗大出，腠理开发，因遇夏气凄沧之水寒①，藏于腠理皮肤之中，秋伤于风，则病成矣。夫寒者，阴气也；风者，阳气也。先伤于寒，而后伤于风，故先寒而后热，病以时作，名曰寒疟。先伤于风，而后伤于寒，故先热而后寒，亦以时作，名曰温疟。夫病疟六七日，但见热者，温疟矣。

三、痎疟候

夫痎疟者，夏伤于暑也。其病秋则寒甚，冬则寒轻，春则恶风，夏则多汗者。然其蓄作有时。以疟之始发，先起于毫毛，伸欠乃作，寒栗鼓颔，腰脊痛，寒去则外内皆热，头痛而渴，欲饮。何气使然？此阴阳上下交争，虚实更作，阴阳相移也。阳并于阴，则阴实阳虚，阳明虚则寒栗鼓颔，巨阳虚则腰背头项痛，三阳俱虚，阴气胜，胜则骨寒而痛，寒生于内，故中外皆寒。阳盛则外热，阴虚则内热，内外皆热，则喘而渴，欲饮。此得之夏伤于暑，热气盛，藏之于皮肤之间，肠胃之外，此荣气之所舍。此令汗出空疏，腠理开，因得秋气，汗出遇风乃得之。及以浴，水气舍于皮肤之内，与卫气并居。卫气者，昼日行阳②，此气得阳如外出，得阴如内薄，是以日作③。

其间日而作者，谓其气之舍深，内薄于阴，阳气独发，阴邪内著，阴与阳争不得出，是以间日而作。

四、间日疟候

此由邪气与卫气俱行于六腑④，而有时相失不相得，故邪气内薄五脏，则道远气深，故其行迟，不能与卫气偕出，是以间日而作也。

---

① 水：《外台秘要》卷五《温疟方》作"小"，疑误。
② 昼日行阳：此后《外台秘要》卷五《痎疟方》还有"夜行于阴"四字。
③ 是以日作：此前《外台秘要》卷五《痎疟方》还有"内外相薄"四字。
④ 六腑：《医心方》卷十四第二十、《外台秘要》卷五《间日疟方》均作"六腑"，本卷《疟病候》及《风疟候》均作"风府"，《素问·疟论》亦作"风府"，疑"六腑"为"风府"之误。

中华医典　第四辑

五、风疟候

夫疟皆生于风。风者，阳气也，阳主热，故卫气每至于风府，则腠理开，开则邪入，邪入则病作。先伤于风，故发热而后寒栗。

六、瘅疟候

夫瘅疟者，肺素有热，气盛于身，厥逆上冲，中气实而不外泄，因有所用力，腠理开，风寒舍于皮肤之内，分肉之间而发。发则阳气盛而不衰①，则病矣。其气不及于阴，故但热而不寒，寒气内藏于心②，而外舍分肉之间，令人消烁肌肉③，故命曰瘅疟。其状，但热不寒，阴气先绝，阳气独发，则少气烦惋，手足热而呕也。

七、山瘴疟候

此病生于岭南，带山瘴之气。其状，发寒热，休作有时，皆由山溪源岭瘴湿毒气故也④。其病重于伤暑之疟。

八、痰实疟候

痰实疟者，谓患人胸鬲先有停痰结实，因成疟病⑤，则令人心下胀满⑥，气逆烦呕也。

---

① 发则阳气盛而不衰：《外台秘要》卷五《温疟方》作"发则阳气盛，阳气盛而不衰"。
② 寒：《金匮要略》卷上第四作"邪"，《外台秘要》卷五《温疟方》作"热"。
③ 肌肉：《外台秘要》卷五《温疟方》作"脱肉"。
④ 山：《医心方》卷十四第十九、《外台秘要》卷五《山瘴疟方》均作"挟"，《太平圣惠方》卷五十二《治山瘴疟诸方》作"游"。湿：《医心方》卷十四第十九无此字，《外台秘要》卷五作"温"。
⑤ 成：《医心方》卷十四第十七作"感"。
⑥ 胀：《医心方》卷十四第十七作"支"。

九、寒热疟候

夫疟者，风寒之气也。邪并于阴则寒，并于阳则热，故发作皆寒热也。

十、往来寒热疟候

此由寒气并于阴则发寒，风气并于阳则发热，阴阳二气更实更虚，故寒热更往来也。

十一、寒疟候

此由阴阳相并，阳虚则阴胜，阴胜则寒。寒发于内而并于外，所以内外俱寒，故病发，但战栗鼓颔颐也。

十二、劳疟候

凡疟，积久不瘥者，则表里俱虚，客邪未散，真气不复，故疾虽暂间，小劳便发。

十三、发作无时疟候

夫卫气一日一夜大会于风府，则腠理开，腠理开则邪入，邪入则病作。当其时，阴阳相并，随其所胜，故生寒热，故动作皆有早晏者。若腑脏受邪，内外失守，邪气妄行，所以休作无时也。

十四、久疟候

夫疟，皆由伤暑及伤风所为。热盛之时，发汗吐下过度，腑脏空虚，荣卫伤损，邪气伏藏，所以引日不瘥，仍故休作也①。夫疟岁岁发，

---

① 仍故休作也：《太平圣惠方》卷五十二《治久疟诸方》作"故止而复作"。

至三岁发，连月发不解，胁下有否，治之不得攻其否，但得虚其津液。先其时发其汗，服汤已，先小寒者，引衣自温覆汗出，小便自引利，即愈也。

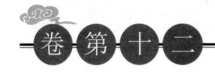

中华医典 第四辑

· 黄病诸候 ·

凡二十八论

一、黄病候

黄病者，一身尽疼，发热，面色洞黄①。七八日后，壮热在里②，有血当下之法③，如豚肝状。其人少腹内急。

若其人眼睛涩疼，鼻骨疼，两膊及项强，腰背急，即是患黄。多大便涩，但令得小便快④，即不虑死。不用大便多，多即心腹胀不存。此由寒湿在表，则热畜于脾胃，腠理不开，瘀热与宿谷相搏，烦郁不得消，则大小便不通，故身体面目皆变黄色。

凡黄候，其寸口近掌无脉，口鼻冷气⑤，并不可治也。

二、急黄候

脾胃有热，谷气郁蒸，因为热毒所加，故卒然发黄，心满气喘，命在顷

---

① 洞：《千金要方》卷十第五作"黑"。
② 壮：《外台秘要》卷四《诸黄方》作"结"。
③ 当下之法：《外台秘要》卷四《诸黄方》作"当下去之"。
④ 快：宋本、元本、汪本均作"快"，疑是。
⑤ 冷气：《外台秘要》卷四《诸黄方》作"气冷"。

刻，故云急黄也。有得病即身体面目发黄者，有初不知是黄，死后乃身面黄者。其候，得病但发热心战者，是急黄也。

三、黄汗候

黄汗之为病，身体洪肿，发热，汗出不渴①，状如风水，汗染衣，正黄②，如蘗汁，其脉自沉。此由脾胃有热，汗出而入水中浴，若水入汗孔中，得成黄汗也。

四、犯黄候

有得黄病已瘥，而将息失宜，饮食过度，犯触禁忌，致病发胃，名为犯黄候。

五、劳黄候

脾脏中风，风与瘀热相搏，故令身体发黄。额上黑，微汗出，手足中热，薄暮发，膀胱急，四肢烦，小便自利，名为劳黄。

六、脑黄候

热邪在骨髓，而脑为髓海，故热气从骨髓流入于脑，则身体发黄，头脑痛，眉疼，名为脑黄候。

七、阴黄候

阳气伏，阴气盛，热毒加之，故但身面色黄，头痛而不发热，名为阴黄。

---

① 不：《金匮要略》卷中第十四、《外台秘要》卷四《黄汗方》均作"而"，疑是。
② 正黄：《外台秘要》卷四《黄汗方》在此前有"色"字。

八、内黄候

热毒气在脾胃，与谷气相搏，热蒸在内，不得宣散，先心腹胀满气急，然后身面悉黄，名为内黄。

九、行黄候

瘀热在脾脏，但肉微黄而身不甚热，其人头痛心烦，不废行立，名为行黄。

十、癖黄候

气水饮停滞结聚成癖①。因热气相搏，则郁蒸不散，故胁下满痛而身发黄，名为癖黄。

十一、嚛黄候

心脾二脏有瘀热所为。心主于舌，脾之络脉出于舌下。若身面发黄，舌下大脉起青黑色，舌嚛强，不能语，名为嚛黄也。

十二、五色黄候

凡人著黄，五种黄皆同。其人至困，冥漠不知东西者，看其左手脉，名手肝脉，两筋中，其脉如有如无。又看近手屈肘前臂上，当有三歧脉，中央者，名为手肝脉，两厢者，名歧脉。看时若肝脉全无，两厢坏，其人十死一生，难可救济。若中央脉近掌三指道，有如不绝，其人必不死。脉经三日，渐彻至手掌，必得汗，汗罢必愈。妇人患黄，看右手脉。

眼青黄，视其瞳子青，脉亦青，面色青者是。其由脾移热于肝，肝色青也。其人身热而发黄赤，视其眼赤，高视，心腹胀满，脉赤便是。此由脾移

---

① 气：《太平圣惠方》卷五十五《癖黄证候》作"由"。

中华医典　第四辑

热于心，心色赤，故其人身热而发赤黄，不可治，治之难差。其人身热发黄白，视其舌下，白垢生者是。此由脾移热于肺，肺色白也。其人身热发黑黄，视其唇黑眼黄，舌下脉黑者是。此由脾移热于肾，肾色黑也，故其身热而发黄也。

十三、风黄候

凡人先患风湿，复遇冷气相搏，则举身疼痛，发热而体黄也。

十四、因黄发血候

此由脾胃大热，热伤于心，心主于血，热气盛，故发黄而动热，故因名为发血。

十五、因黄发痢候

此由瘀热在于脾胃，因而发黄，挟毒即下痢，故名为发痢。

十六、因黄发痔候

此病由热伤于心，主血①，热盛，则血随大便而下，名为血痔。

十七、因黄发癖候

夫黄病，皆是大热所为。热盛之时，必服冷药，冷药多则动旧癖。

十八、因黄发病后小便涩兼石淋候

黄病后，小便涩，兼石淋，发黄疸，此皆由蓄热所为。热流小肠，小便涩少而痛，下物如沙石也。

---

① 主血：依文义当为"心主血"。

十九、因黄发吐候

黄病吐下之后，胃气虚冷，其人宿病有寒饮，故发吐。

二十、黄疸候

黄疸之病，此由酒食过度，腑脏不和，水谷相并，积于脾胃，复为风湿所搏，瘀结不散，热气郁蒸，故食已如饥，令身体、面目及爪甲、小便尽黄，而欲安卧。若身体多赤黑①、多青皆见者，必寒热身痛。面色微黄、齿垢黄、爪甲上黄，黄疸也。渴而疸者②，其病难治；疸而不渴，其病可治。发于阴部，其人必呕；发于阳部，其人振寒而微热。

二十一、酒疸候

夫虚劳之人，若饮酒多，进谷少者，则胃内生热。因大醉当风入水，则身目发黄，心中懊痛，足胫满，小便黄，面发赤斑。若下之，久久变为黑疸，面目黑③，心中如啖蒜齑状，大便正黑，皮肤爪之不仁。其脉浮弱，故知。

酒疸，心中热，欲呕者，当吐之则愈。其小便不利，其候当心中热，足下热，是其候证明也。脉浮④，先吐之，沉弦，先下之。

二十二、谷疸候

谷疸之状，食毕头眩⑤，心忪怫郁不安而发黄，由失饥大食，胃气冲熏所致。阳明病，脉迟，食难用饱⑥，饱者⑦，则发烦头眩者，必小便难，此

---

① 若身体多赤黑：《外台秘要》卷四《黄疸方》作"若身脉多赤多黑"。
② 渴而疸者：《外台秘要》卷四《黄疸方》、《金匮要略》卷中第十五作"疸而渴者"。
③ 面目黑：《外台秘要》卷四《酒疸方》作"目青面黑"。
④ 脉浮：《外台秘要》卷四《酒疸方》作"若腹满欲吐，鼻躁，其脉浮者"。
⑤ 食毕头眩：《金匮要略》卷中第十五作"寒热不食，食即头眩"。
⑥ 用：元本作"因"。
⑦ 饱者：《外台秘要》卷四《谷疸方》无"者"字。

中华医典 第四辑

欲为谷疸。虽下之，其腹必满，其脉迟故也。

二十三、女劳疸候

女劳疸之状，身目皆黄，发热恶寒，小腹满急，小便难。由大劳大热而交接，交接竟，入水所致也。

二十四、黑疸候

黑疸之状，苦小腹满，身体尽黄，额上反黑，足下热，大便黑是。夫黄疸、酒疸、女劳疸，久久多变为黑疸。

二十五、九疸候

夫九疸者，一曰胃疸，二曰心疸，三曰肾疸，四曰肠疸，五曰膏疸，六曰舌疸，七曰体疸，八曰肉疸，九曰肝疸。

凡诸疸病，皆由饮食过度，醉酒劳伤，脾胃有瘀热所致。其病，身面皆发黄，但立名不同耳。

二十六、胞疸候

胞疸之病，小肠有热，流于胞内，故大小便皆如檗汁，此为胞疸。

二十七、风黄疸候

夫风湿在于腑脏①，与热气相搏，便发于黄，即小便或赤或白②，好卧而心振，面虚黑，名为风黄疸。

① 风湿：《太平圣惠方》卷五十五《治风疸诸方》作"风气"。
② 白：《太平圣惠方》卷五十五《治风疸诸方》作"黄"，义胜。

二十八、湿疸候

湿疸病者，脾胃有热，与湿气相搏，故病苦身体疼，面目黄，小便不利，此为湿疸。

·冷热病诸候·

凡七论

一、病热候

夫患热者，皆由血气有虚实。邪在脾胃，阳气有余，阴气不足，则风邪不得宣散，因而生热，热搏于腑脏，故为病热也。诊其脉，关上浮而数，胃中有热，滑而疾者，亦为有热。弱者无胃气，是为虚热。趺阳脉数者，胃中有热，热则消谷引食。趺阳脉粗而浮者，其病难治。若病者苦发热，身体疼痛，此为表有病，其脉自当浮，今脉反沉而迟，故知难差。其人不即得愈，必当死，以其病与脉相反故也。

其汤熨针石，别有正方，补养宣导，今附于后。

《养生方导引法》云：偃卧，合两膝，布两足而伸腰，口内气，振腹七息。除壮热疼痛，通两胫不随。

又云：覆卧去枕，立两足，以鼻内气四十所，复以鼻出之。极令微气入鼻中，勿令鼻知。除身中热、背痛。

又云：两手却据，仰头向日，以口内气①，因而咽之数十。除热身中伤、死肌。

---

① 口：《王子乔导引法》作“鼻”。

中华医典 第四辑

二、客热候

客热者，由人腑脏不调，生于虚热。客于上焦，则胸膈生痰实，口苦舌干。客于中焦，则烦心闷满，不能下食。客于下焦，则大便难，小便赤涩①。

三、病冷候②

夫虚邪在于内，与卫气相搏，阴胜者则为寒。真气去，去则虚，虚则内生寒。视其五官，色白为有寒。诊其脉，迟则为寒，紧则为寒，涩迟为寒，微者为寒，迟而缓为寒，微而紧为寒，寸口虚为寒。

其汤熨针石，别有正方，补养宣导，今附于后。

《养生方导引法》云：一足向下踏地，一足长舒向前，极势，手掌四方取势，左右换易四七。去肠冷、腰脊急闷、骨疼，令使血气上下布润。

又云：两足相合，两手仰，捉两脚，向上急挽，头向后振，势极三七。欲得努足，手两向舒张，身手足极势二七。去窍中生百病、下部虚冷。

又云：又跌，两手反向拓席，渐渐向后，努脐腹向前，散气，待火急还放，来去二七。去脐下冷、脚疼、五脏六腑不和。

又云：两手向后拓腰，蹙髀极势，左右转身，来去三七。去腹肚脐冷、两髀急、胸掖不和。

又云：牙跪③，两手向后，手掌合地，出气向下。始渐渐向下，觉腰脊大闷，还上，来去二七。身正，左右散气，髀腰三七④。去脐下冷、解溪内疼痛。

四、寒热候

夫阳虚则外寒，阴虚则内热。阳盛则外热，阴盛则内寒。阳者受气于上

---

① 赤：《医心方》卷三第二十五作"亦"。
② 病冷候：原作"冷热候"，据本书底本目录改。
③ 牙：本书卷四《虚劳膝冷候》作"互"。
④ 髀：本书卷四《虚劳膝冷候》作"转"，疑是。

焦，以温皮肤分肉之间，令寒气在外①，则上焦不通，不通则寒独留于外，故寒栗也。阴虚内生热者，有所劳倦，形气衰少，谷气不盛，上焦不行，下脘不通，胃气热，熏胸中②，故内热也。阳盛而外热者，上焦不通利，皮肤致密，腠理闭塞不通③，卫气不得泄越，故外热也。阴盛而内寒者，厥气上逆，寒气积于胸中而不泻，不泻则温气去，寒独留，则血淡泣④，血淡泣则脉不通，其脉不通，脉则盛大以涩。故阴阳之要⑤，阴密阳固，若两者不和，若春无秋，若冬无夏，因而和之，是谓圣度。故阳强不能⑥，阴气乃绝。因于露风，乃生寒热。凡小骨弱肉者，善病寒热。骨寒热，病无所安，汗注不休。齿本槁⑦，取其少阴于阴股之络。齿爪槁，死不治。诊其脉，沉细数散也。

五、寒热往来候

夫寒气并于阴则发寒，阳气并于阳则发热，阴阳二气虚实不调，故邪气更作，寒热往来也。脉紧而数，寒热俱发，必当止乃愈⑧。脉急如弦者，邪入阳明，寒热。脾脉小甚为寒热。

《养生方》云：已醉饱食，发寒热也。

六、冷热不调候

夫人荣卫不调，致令阴阳否塞，阳并于上则上热，阴并于下则下冷。上焦有热，或喉口生疮，胸膈烦满。下焦有冷，则腹胀肠鸣，绞痛泄痢。

---

① 令：宋本作"今"。
② 熏胸中：《素问·调经论》作"热气熏胸中"。
③ 不通：《素问·调经论》作"玄府不通"。
④ 淡：《素问·调经论》作"凝"。
⑤ 故：《素问·调经论》作"故中寒"，接上句。
⑥ 不能：《素问·生气通天论》作"不能密"。
⑦ 本：《太素》卷二十六《寒热杂说》作"未"。
⑧ 止：《脉经》卷四第二作"下"。

中华医典 第四辑

七、寒热厥候

夫厥者，逆也。谓阴阳二气卒有衰绝，逆于常度。若阳气衰于下，则为寒厥；阴气衰于下，则为热厥。

热厥之为热也，必起于足下者。阳起于五指之表①，集于足下而聚于足心故也②。故阳胜则足下热。热厥者，酒入于胃，则络脉满而经脉虚。脾主为胃行其津液，阴气虚则阳气入，阳气入则胃不和，胃不和则精气竭，精气竭则不营其四肢。此人必数醉若饱已入房，气聚于脾中未得散，酒气与谷气相并，热起于内，故遍于身③，内热则尿赤。夫酒气盛而慓悍，肾气有衰，阳气独胜，故手脚为之热。

寒厥之为寒，必从五指始，上于膝下。阴气起于五指之里，集于膝下，聚于膝上，故阴气胜则五指至膝上寒。其寒也，不从外，皆从内寒④。寒厥何失而然？阴者⑤，宗筋之所聚，太阳阳明之所合也⑥。春夏则阳气多而阴气衰，秋冬阴气盛而阳气衰。此人者质壮，以秋冬夺其所用，下气上争，未能复，精气溢下，邪气因从之而上，气因于中，阳气衰，不能渗荣其经络，故阳气日损，阴气独在，故手足为之寒。

夫厥者，或令人腹满，或令人暴不知人，或半日远至一日乃知人者，此由阴气盛于上⑦，则下气重上，而邪气逆，逆则阳气乱，乱则不知人。

太阳之厥，踵首头重，足不能行，发为眴仆。阳明之厥，则癫疾欲走则呼，腹满不卧，卧则面赤而热⑧，妄见妄言。少阳之厥，则暴聋颊肿，胸热胁痛⑨，骱支不可以运。太阴之厥，腹满䐜胀，后不利，以不欲食⑩，食之则呕，不得卧也。少阴之厥者，则舌干尿赤⑪，腹满心痛。厥阴之厥者，少

---

① 阳起于五指之表：《素问·厥论》作"阳气起于足五指之表"。
② 集于足下：《素问·厥论》作"阴脉者，集于足下"。
③ 故遍于身：《素问·厥论》作"故热遍于身"。
④ 寒：《素问·厥论》作"也"。
⑤ 阴者：《素问·厥论》作"前阴者"。
⑥ 太阳：《素问·厥论》作"太阴"。
⑦ 盛于上：此后《素问·厥论》还有"则下虚，下虚则腹胀满，阳气盛于上"一句。
⑧ 卧则面赤：《素问·厥论》无"卧则"二字。
⑨ 胸热：《素问·厥论》作"而热"，连上句。
⑩ 以：《素问·厥论》无此字。
⑪ 舌：《素问·厥论》作"口"。

腹肿痛，膜胀不利①，好卧，屈膝，阴缩肿，胫外热②。

其汤熨针石，别有正方，补养宣导，今附于后。

《养生方导引法》云：正偃卧，展两足，鼻内气，自极，摇足三十过止。除足寒厥逆也。

① 膜胀不利：《素问·厥论》作"腹胀泾溲不利"。
② 胫外热：《素问·厥论》作"骺内热"。

142

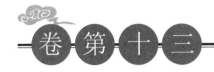

·气病诸候·

凡二十五论

一、上气候

　　夫百病皆生于气，故怒则气上，喜则气缓，悲则气消，恐则气下，寒则气收聚，热则腠理开而气泄，忧则气乱①，劳则气耗，思则气结，九气不同。怒则气逆，甚则呕血，及食而气逆上也。喜则气和，荣卫行通利，故气缓焉。悲则心系急，肺布叶举，使上焦不通，荣卫不散，热气在内，故气消也。恐则精却，精却则上焦闭，闭则气还，还则下焦胀，故气不行。寒则经络涘涩②，故气收聚也。热则腠理开窍，荣卫通，故汗大泄也。忧则心无所寄，神无所归，虑无所定，故气乱矣。劳则喘且汗，外内迅，故气耗矣。思则身心有所止③，气留不行，故气结矣。诊寸口脉伏，胸中逆气④，是诸气上冲胸中⑤，故上气、面胕肿、髀息，其脉浮大，不治。上气，脉躁而喘者，属肺。肺胀欲作风水，发汗愈。脉洪则为气。其脉虚宁伏匿者生，牢强者死。喘息低仰，其脉滑，手足温者生也，涩而四末寒者死也。数者死也，

① 忧：《素问·举痛论》作"惊"，下"忧"同。
② 寒则经络涘涩：《素问·举痛论》作"寒则腠理闭，气不行"。
③ 止：《素问·举痛论》作"存"，并在此字之后还有"神有所归"四字。
④ 逆气：此后《脉经》卷二第三尚有"噎塞不通"四字。
⑤ 是诸气上冲胸中：《脉经》卷二第三作"是胃中冷，气上冲心胸"，义胜。

谓其形损故。

其汤熨针石，别有正方，补养宣导，今附于后。

《养生方》云：饮水勿急咽，久成气病。

《养生方导引法》云：两手向后，合手拓腰向上，极势，振摇臂肘，来去七。始得手不移，直向上向下尽势，来去二七，去脊、心、肺气，壅闷散消。

正坐①，并膝头、足。初坐，先足指相对，足跟外扒。坐止②，少欲安稳，须两足跟向内相对，坐③，足指外扒。觉闷痛，渐渐举身似款，便坐足上④。待共内坐相似不痛，始双竖脚跟向上，坐上，足指并反向外。每坐常觉⑤。去膀胱内冷、膝风冷、足疼、上气、腰痛，尽自消适也。

又云：两足两指相向，五息正⑥。引心肺，去厥逆上气。极用力，令两足相向，意止，引肺中气出，病人行肺内外，展转屈伸，随适，无有违逆。

二、卒上气候

肺主于气。若肺气虚实不调，或暴为风邪所乘，则腑脏不利，经络否涩，气不宣和，则上气也。又因有所怒，则气卒逆上，甚则变呕血，气血俱伤。

其汤熨针石，别有正方，补养宣导，今附于后。

《养生方导引法》云：两手交叉颐下，自极，致补气，治暴气咳。以两手交颐下，各把两颐脉，以颐句交中，急牵来著喉骨，自极三通，致补气充足，治暴气上气、写喉等病，令气调长，音声弘亮。

三、上气鸣息候

肺主于气，邪乘于肺则肺胀，胀则肺管不利，不利则气道涩，故气上喘

---

① 正坐：本书卷二《风冷候》及本书卷五《腰痛候》，在此之前尚有"又云：凡学将息人，先须"一句，疑本条有漏文。

② 止：本书卷二《风冷候》、卷五《腰痛候》均作"上"。

③ 坐：本书卷二《风冷候》、卷五《腰痛候》作"坐上"。

④ 坐足上：本书卷二《风冷候》作"坐上"，卷五《腰痛候》作"两足上"。疑此是。

⑤ 觉：本书卷二《风冷候》无，卷五《腰痛候》作"学"。

⑥ 正：疑"止"之误。

中华医典 第四辑

逆，鸣息不通。诊其肺脉滑甚，为息奔上气。脉出鱼际者，主喘息。其脉滑者生，驶者死也。

四、上气喉中如水鸡鸣候

肺病令人上气，兼胸鬲痰满，气行壅滞，喘息不调，致咽喉有声如水鸡之鸣也。

五、奔气候

夫气血循行经络，周而复始，皆有常度。肺为五脏上盖，主通行于腑脏之气。若肺受邪，则气道不利，气道不利，则诸脏气壅，则失度，故气奔急也。

六、贲豚气候

夫贲豚气者，肾之积气，起于惊恐忧思所生。若惊恐则伤神，心藏神也。忧思则伤志，肾藏志也。神志伤动，气积于肾，而气下上游走，如豚之奔，故曰贲豚。其气乘心，若心中踊踊，如事所惊①，如人所恐，五脏不定，食饮辄呕，气满胸中，狂痴不定，妄言妄见，此惊恐奔豚之状。若气满支心，心下闷乱，不欲闻人声，休作有时，乍瘥乍极②，吸吸短气，手足厥逆，内烦结痛，温温欲呕，此忧思贲豚之状。诊其脉来，触祝触祝者③，病贲豚也。肾脉微急，沉厥，贲豚，其足不收，不得前后。

七、上气呕吐候

肺主于气，肺为邪所乘，则上气。此为鬲内有热，胃间有寒，寒从胃上乘于肺，与鬲内热相搏，故乍寒乍热而上气。上气动于胃，胃气逆，故呕吐也。

---

① 事：《外台秘要》卷十二《奔豚气方》作"车"。
② 极：《外台秘要》卷十二《奔豚气方》作"剧"。
③ 触祝触祝者：《外台秘要》卷十二《奔豚气方》作"祝祝者"。

八、上气肿候

肺主于气，候身之皮毛。而气之行，循环脏腑，流通经络，若外为邪所乘，则肤腠闭密，使气内壅，与津液相并，不得泄越，故上气而身肿也。

九、结气候

结气病者，忧思所生也。心有所存，神有所止，气留而不行，故结于内。

其汤熨针石，别有正方，补养宣导，今附于后。

《养生方》云：哭泣悲来。新哭讫，不用即食，久成气病。

《养生方导引法》云：坐，伸腰，举左手，仰其掌，却右臂，覆右手，以鼻内气，自极七息。息间，稍顿右手。除两臂背痛、结气。

又云：端坐，伸腰，举左手，仰掌，以右手承右胁，以鼻内气，自极七息。除结气。

又云：两手拓肘头，柱席①，努肚上，极势，待大闷始下，来去上下五七。去脊背体内疼、骨节急强、肚肠宿气。行忌太饱，不得用肚编也。

十、冷气候

夫脏气虚，则内生寒也。气常行腑脏，腑脏受寒冷，即气为寒冷所并，故为冷气。其状，或腹胀，或腹痛，甚则气逆上而面青、手足冷。

十一、七气候

七气者，寒气、热气、怒气、恚气、忧气、喜气、愁气。凡七气积聚，牢大如杯若拌②，在心下腹中，疾痛欲死，饮食不能，时来时去，每发欲

---

① 柱：疑"拄"字之误，四库本即作"拄"。
② 牢：《外台秘要》卷八《七气方》作"坚"。拌：《外台秘要》卷八《七气方》作"柈"。柈，音pán，盘也。

死，如有祸状①，此皆七气所生。

寒气则呕吐、恶心；热气则说物不章②，言而遑③；怒气则上气不可忍，热上抢心④，短气欲死，不得气息也；恚气则积聚在心下，不可饮食⑤；忧气则不可极作⑥，暮卧不安席；喜气即不可疾行，不能久立；愁气则喜忘，不识人，置物四方，还取不得去处，若闻急，即手足筋挛不举⑦。

十二、九气候

九气者，谓怒、喜、悲、恐、寒、热、忧、劳、思，因此九事而伤动于气。一曰怒则气逆，甚则呕血，及食而气逆也。二曰喜则其气缓⑧，荣卫通利，故气缓。三曰悲则气消，悲则使心系急，肺布叶举，使上焦不通，热气在内，故气消也。四曰恐则气下，恐则精却，精却则上焦闭，闭则气还，气还则下焦胀，故气不行。五曰寒则气收聚，寒使经络涩涩，使气不宣散故也。六曰热则腠理开，腠理开则荣卫通，汗大泄。七曰忧则气乱，气乱则心无所寄，神无所归，虑无所定，故气乱。八曰劳则气耗，气耗则喘且汗，外内皆越，故气耗也。九曰思则气结，气结则心有所止，故气留而不行。众方说此九气，互有不同，但气上之由有九，故名为九气类也。

十三、短气候

平人无寒热，短气不足以息者体实，实则气盛，盛则气逆不通，故短气。又，肺虚则气少不足，亦令短气，则其人气微，常如少气，不足以呼吸。诊其脉，尺寸俱微，血气不足，其人短气。寸口脉沉，胸中短气。脉前小后大，则为胸满短气。脉洪大者，亦短气也。

---

① 状：《外台秘要》卷八《七气方》作"祟"。
② 章：《外台秘要》卷八《七气方》作"竟"。
③ 遑：《外台秘要》卷八《七气方》作"迫"。
④ 热：《外台秘要》卷八《七气方》作"热痛"。
⑤ 不可饮食：《外台秘要》卷八《七气方》作"心满不得饮食"。
⑥ 极：《外台秘要》卷八《七气方》作"剧"。
⑦ 不举：此后《外台秘要》卷八《七气方》尚有"状如得病，此是七气所生。男子卒得，饮食不时所致。妇人则产中风余疾"。
⑧ 缓：本卷《上气候》作"和"。

十四、五鬲气候

五鬲气者，谓忧鬲、恚鬲、气鬲、寒鬲、热鬲也。忧鬲之病，胸中气结，烦闷，津液不通，饮食不下，羸瘦不为气力。恚鬲之为病，心下苦实满，噫辄酢心，食不消，心下积结，牢在胃中，大小便不利。气鬲之为病，胸胁逆满，咽塞，胸鬲不通，恶闻食臭。寒鬲之为病，心腹胀满，咳逆，腹上苦冷，雷鸣，绕脐痛，食不消，不能食肥。热鬲之为病，脏有热气，五心中热，口中烂，生疮，骨烦，四肢重，唇口干燥，身体头面手足或热，腰背皆疼痛，胸痹引背，食不消，不能多食，羸瘦少气及癖也。此是方家所说五鬲形证也。

经云：阳脉结，谓之鬲。言忧恚寒热，动气伤神，而气之与神，并为阳也。伤动阳气，致阴阳不和，而腑脏生病，结于胸鬲之间，故称为鬲气。众方说五鬲，互有不同，但伤动之由有五，故云五鬲气。

十五、逆气候

夫逆气者，因怒则气逆，甚则呕血，及食而气逆上。

人有逆气不得卧而息有音者，有起居如故而息有音者，有得卧、行而喘者，有不能卧、不能行而喘者，有不能卧、卧而喘者，皆有所起。其不得卧而息有音者，是阳明之逆。足三阳者，下行，今逆而上行，故息有音。阳明者，为胃脉也，胃者，六腑之海，其气亦下行，阳明逆，气不得从[1]，故不得卧。夫胃不和则卧不安，此之谓也。夫起居有如故[2]，而息有音者，此肺之络脉逆，络脉之气不得随经上下，故留经而不行。此络脉之疾，人起居如故，而息有音。不得卧，卧则喘者，是水气之客。夫水者，循津液而流也。肾者水脏，主津液，津液主卧与喘[3]。

诊其脉，趺阳脉太过，则令人逆气背痛，温温然。寸口脉伏，背中有逆

---

① 气不得从：《素问·逆调论》作"不得从其道"。
② 有：《素问·逆调论》无此字。
③ 津液：《素问·逆调论》无此二字。与：《太平圣惠方》卷四十二《治逆气诸方》作"而"。

气①。关上脉细，其人逆气，腹痛胀满。

其汤熨针石，别有正方，补养宣导，今附于后。

《养生方导引法》云②：以左足踵拘右足拇指，鼻内气，自极七息，除癖、逆气。

十六、厥逆气候

厥者，逆也，谓阴气乘于阳。阴气居于下，阳气处于上，阳虚则阴实，实则阴盛，阴盛则上乘于阳，卫气为之厥逆，失于常度，故寒从背起，手足冷逆，阴盛故也。

十七、少气候

此由脏气不足故也。肺主于气而通呼吸，脏气不足，则呼吸微弱而少气。胸痛少气者，水在脏腑。水者，阴气，阴气在内，故少气。诊右手寸口脉，阴实者，肺实也。苦少气，胸内满彭彭，与髀相引，脉来濡者，虚少气也。左手关上脉阴阳俱虚者，足厥阴、少阳俱虚也，病苦少气不能言。右手关上脉阴阳俱虚者，足太阴、阳明俱虚也，病苦胃中如空状，少气不足以息，四逆寒。脉弱者，少气，皮肤寒。脉小者，少气也。

十八、游气候

夫五脏不调，则三焦气满，满则气游于内，不能宣散，故其病，但烦满虚胀。

十九、胸胁支满候

肺之积气在于右胁，肝之积气在于左胁。二脏虚实不和，气蓄于内，故胸胁支满。春脉不及，令人胸痛引背，下则两胁胀满。寸口脉滑为阳实，胸

---

① 背：《脉经》卷二第三作"胸"，义胜。
② 云：此字之后《王子乔导引法》有"偃卧"二字，疑是。

中逆满也。

二十、上气胸胁支满候

寒冷在内，与脏腑相搏，积于胁下，冷乘于气，气则逆上，冲于胸胁，故上气而胸胁支满。

二十一、久寒胸胁支满候

阴气积于内，久而不已则生寒。寒气与脏气相搏，冲于胸胁，故支满。

二十二、乏气候

夫虚极之人，荣卫减耗，腑脏虚弱，气行不足，所以呼吸气短也。

二十三、走马奔走及人走乏饮水得上气候

夫走马及人走，则大动于气，气逆于胸内，未得宣散，而又饮水，水搏于气，故有上气。

二十四、食热饼触热饮水发气候

夫食热，皆触动肺气，则热聚肺间，热气未歇，而饮冷水，水入于肺，冷热相搏，气聚不宣，为冷所乘，故令发气。

二十五、气分候

夫气分者，由水饮搏于气，结聚所成。气之流行，常无壅滞，若有停积，水饮搏于气，则气分结而住，故云气分。

中华医典　第四辑

·脚气病诸候·

凡八论

一、脚气缓弱候

凡脚气病，皆由感风毒所致。得此病，多不即觉，或先无他疾而忽得之，或因众病后得之。初甚微，饮食嬉戏，气力如故，当熟察之。其状，自膝至脚有不仁，或若痹，或淫淫如虫所缘，或脚指及膝胫洒洒尔，或脚屈弱不能行，或微肿，或酷冷，或痛疼，或缓纵不随，或挛急，或至困能饮食者，或有不能者，或见饮食而呕吐，恶闻食臭，或有物如指，发于腨肠①，径上冲心，气上者，或举体转筋，或壮热头痛，或胸心冲悸，寝处不欲见明，或腹内苦痛而兼下者，或言语错乱，有善忘误者，或眼浊，精神昏愦者。此皆病之证也。若治之缓，便上入腹，入腹或肿或不肿，胸胁满，气上便杀人。急者不全日，缓者或一二三月②。初得此病，便宜速治之，不同常病。

病既入脏，其脉有三品，内外证候相似，但脉异耳。若病人脉得浮大及缓，宜服续命汤两剂。若风盛，宜作越婢汤加术四两。若脉转驶而紧，宜服竹沥汤。脉微而弱，宜服风引汤二三剂。此皆多是因虚而得。若大虚乏，气短，可以间作补汤③，随病体之冷热而用。若未愈，更作竹沥汤。

若病人脉浮大而紧驶，此是三品之最恶脉。脉或沉细而驶者，此脉正与浮大紧者同，是恶脉。浮大者病在外，沉细者病在内，治亦不异，当消息以意耳。其形或尚可，而手脚未及至弱，数日之内，上气便死。如此之脉，急服竹沥汤，日一剂。汤势恒令相及，勿令半日之内无汤也④。若服竹沥汤得下者必佳。竹汁多，服之，皆须热服。不热，停在胸鬲，更为人患。若已服

---

① 肠：《医心方》卷八第二作"腹"。
② 月：本书卷四十《脚气痛弱候》作"日"。
③ 作：《外台秘要》卷十八《脚气论》作"服"。
④ 内：《外台秘要》卷十八《脚气论》此下有"空"。

数剂，病及脉势未折，而若胀满者，可以大鳖甲汤下之。汤势尽而不得佳下①，可以丸药助令得下。下后更服竹沥汤，趣令脉势折，气息料理乃佳②。

江东岭南，土地卑下，风湿之地③，易伤于人。初得此病，多从下上，所以脚先屈弱，然后毒气循经络渐入腑脏，腑脏受邪，气便喘满。以其病从脚起，故名脚气。

其汤熨针石，别有正方，补养宣导，今附于后。

《养生方导引法》云：坐，两足长舒，自纵身，内气向下，使心内柔和适散，然后屈一足，安膝下，努长舒一足，仰取指向上使急④，仰眠，头不至席，两手急努向前，头向上努挽。一时各各取势，来去二七，递互亦然。去腰疼⑤、腰膊冷、血冷、风痹，日日渐损。

又云：覆卧，傍视，内踵⑥，伸腰，以鼻内气，自极七息。除脚中弦痛、转筋、脚酸疼、脚痹弱。

又云：舒两足坐，散气向涌泉，可三通。气彻到，始收右足屈卷，将两手急捉脚涌泉，挽。足踏手挽，一时取势。手足用力，逆气向下三七⑦，不失气，数行⑧。去肾内冷气、膝冷、脚疼也。

又云：一足屈之，足指仰，使急，一足安膝头。心散心⑨，两足跟出气向下。一手拓膝头向下急捺，一手向后拓席，一时极势，左右亦然，二七。去膝髀疼急。

又云：一足踏地，一足向后，将足解溪安踹上。急努两手，偏相向后，侧身如转，极势二七，左右亦然。去足疼痛、痹急、腰痛也。

二、脚气上气候

此由风湿毒气初从脚上，后转入腹，而乘于气，故上气也。

① 佳：《外台秘要》卷十八《脚气论》及《千金要方》卷七第一皆无此字，疑衍文。
② 乃佳：《千金要方》卷七第一作"便停服"。
③ 地：本书卷四十《脚气痛弱候》作"气"。
④ 取：本书卷二《风冷候》作"足"。使：《外台秘要》卷十八《脚气论》作"便"。
⑤ 腰：本书卷二《风冷候》及《外台秘要》卷十八《脚气论》均作"脚"。
⑥ 内踵：本书卷二十二《转筋候》作"立两踵"，义胜。
⑦ 逆：本书卷四《虚劳膝冷候》作"送"，疑是。
⑧ 数行：本书卷四《虚劳膝冷候》及《外台秘要》卷十八《脚气论》均作"数寻"。
⑨ 心散心：《外台秘要》卷十八《脚气论》作"散心"，疑衍一"心"字。

三、脚气痹弱候

此由血气虚弱，若受风寒湿毒，与血并行肤腠，邪气盛，正气少，故血气涩，涩则痹虚，故令痹弱也。

四、脚气疼不仁候

此由风湿毒气与血气相搏，正气与邪气交击，而正气不宣散，故疼痛。邪在肤腠，血气则涩，涩则皮肤厚，搔之如隔衣，不觉知，是名为不仁也。

五、脚气痹挛候

脚气之病，有挟风毒，风毒则搏于筋，筋为挛。风湿乘于血气，故令痹挛也。

六、脚气心腹胀急候

此由风湿毒气，从脚上入于内，与脏气相搏，结聚不散，故心腹胀急也。

七、脚气肿满候

此由风湿毒气，搏于肾经。肾主于水，今为邪所搏，则肾气不能宣通水液，水液不传于小肠，致壅溢腑脏，腑脏既浸渍于皮肤之间①，故肿满也。

---

① 致壅溢腑脏，腑脏既浸渍于皮肤之间：《外台秘要》卷十九《脚气肿满方》作"致水气拥溢腑脏，浸渍皮肤"，义胜。

八、脚气风经五脏惊悸候

夫温湿成脚气，而挟风毒，毒少风多，则风证偏见。风邪之来，初客肤腠，后经腑脏，脏虚，乘虚而入，经游五脏，与神气相搏，神气为邪所乘，则心惊悸也。

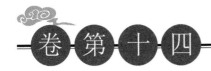

·咳嗽病诸候·

凡十五论

一、咳嗽候

　　咳嗽者，肺感于寒，微者则成咳嗽也。肺主气，合于皮毛。邪之初伤，先客皮毛，故肺先受之。五脏与六腑为表里，皆禀气于肺。以四时更王，五脏六腑皆有咳嗽，各以其时感于寒而受病，故以咳嗽形证不同。

　　五脏之咳者，乘秋则肺先受之，肺咳之状，咳而喘息，有音声，甚则唾血。乘夏则心受之①，心咳之状，咳则心痛，喉中喝喝如梗②，甚则咽肿喉痹。乘春则肝受之，肝咳之状，咳则两胁下痛，甚则不可以转，转则两胠下满③。乘季夏则脾受之，脾咳之状，咳则右胁下痛，阴阴引于髃背，甚则不可动，动则咳剧。乘冬则肾受之，肾咳之状，咳则腰背相引而痛，甚则咳逆。此五脏之咳也。

　　五脏咳久不已，传与六腑。脾咳不已，则胃受之。胃咳之状，咳而呕，呕甚则长虫出。肝咳不已，则胆受之。胆咳之状，咳呕胆汁。肺咳不已，大

---

　　① 受之：《外台秘要》卷九《咳嗽方》作"先受之"，下文同。

　　② 喝喝如梗：《外台秘要》卷九《咳嗽方》、《医心方》卷九第一及《太素》卷二十九《咳论》均作"介介如哽"。《素问·咳论》作"介介如梗状"。

　　③ 甚则不可以转，转则两胠下满：《素问·咳论》同，《外台秘要》卷九《咳嗽方》作"甚则不可转侧，两胠下满"。"胠"，《医心方》卷九第一作"脚"，疑误。

肠受之。大肠咳之状，咳而遗屎。心咳不已，则小肠受之。小肠咳之状，咳而失气，气与咳俱失①。肾咳不已，膀胱受之。膀胱咳之状，咳而遗尿。久咳不已，三焦受之。三焦咳之状，咳而腹满，不欲食饮。此皆聚于胃，关于肺，使人多涕唾，而面浮肿，气逆也②。

又有十种咳。一曰风咳，语因咳③，言不得竟是也。二曰寒咳，饮冷食，寒入注胃，从肺脉上气，内外合，因之而咳是也。三曰支咳，心下坚满④，咳则引痛，其脉反迟是也。四曰肝咳，咳而引胁下痛是也。五曰心咳，咳而唾血，引手少阴是也。六曰脾咳，咳而涎出，续续不止，引少腹是也。七曰肺咳，咳而引颈项，而唾涎沫是也。八曰肾咳，咳则耳聋无所闻，引腰脐中是也。九曰胆咳，咳而引头痛口苦是也。十曰厥阴咳，咳而引舌本是也。

诊其右手寸口，名气口以前脉，手阳明经也。其脉浮则为阳，阳实者，病腹满，善气喘咳⑤。微大为肺痹⑥，咳引小腹也。咳嗽，脉浮喘者生⑦，小沉伏匿者死。

又云：脉浮直者生，沉坚者死。咳且呕，腹胀且泄，其脉弦急欲绝者死。咳，脱形发热，脉小坚急者死。咳且羸瘦，络脉坚大者死⑧。咳而尿血，羸瘦，脉大者死。

二、久咳嗽候

肺感于寒，微者即成咳嗽。久咳嗽，是连滞岁月，经久不瘥者死也。凡五脏俱有咳嗽，不已则各传其腑。诸久嗽不已，三焦受之。其状，咳而腹满，不欲食饮。寒气聚于胃，而关于肺，使人多涕唾，而变面浮肿，气逆故也。

---

① 失：《外台秘要》卷九《咳嗽方》作"出"，《医心方》卷九第一无此字。
② 气逆：原倒作"逆气"，据《素问·咳论》及下文改。
③ 语：《外台秘要》卷九《咳嗽方》作"欲语"。
④ 坚：《外台秘要》卷九《咳嗽方》作"硬"，下同。
⑤ 病腹满，善气喘咳：《外台秘要》卷九《咳嗽方》作"病苦腹满，善喘咳"。
⑥ 肺：《外台秘要》卷九《咳嗽方》作"肝"，疑是。
⑦ 喘者生：《外台秘要》卷九《咳嗽方》作"大者生"。
⑧ 络脉：《千金要方》卷二十八第十五作"脉形"。

三、咳嗽短气候

肺主气，候皮毛。气虚，为微寒，客皮毛。入伤于肺，则不足[1]，成咳嗽。夫气得温则宣和，得寒则否涩，虚则气不足，而为寒所迫，并聚上肺间[2]，不得宣发，故令咳而短气也。

四、咳嗽上气候

夫咳嗽上气者，肺气有余也。肺感于寒，微者则成咳嗽。肺主气，气有余，则喘咳上气。此为邪搏于气，气壅不得宣发，是为有余，故咳嗽而上气也。其状，喘咳上气，多涕唾，而面目胕肿，气逆也。

五、久咳嗽上气候

久咳嗽上气者，是肺气虚极，风邪停滞，故其病积月累年。久不瘥，则胸背痛，面肿，甚则唾脓血。

六、咳嗽脓血候

咳嗽脓血者，损肺损心故也。肺主气，心主血，肺感于寒，微者则成咳嗽。嗽伤于阳脉则有血[3]，血与气相随而行。咳嗽极甚，伤血动气，俱乘于肺，肺与津液相搏[4]，蕴结成脓，故咳嗽而脓血也。

---

① 则不足：疑为"则气不足"，脱"气"字。《外台秘要》卷九《咳嗽短气方》作"气不足"。

② 上：《外台秘要》卷九《咳嗽短气方》作"于"。

③ 阳：《外台秘要》卷九《咳嗽脓血方》作"阴"。《灵枢·百病始生》云"阳络伤，则血外溢"，故疑《外台秘要》误。

④ 肺与：《太平圣惠方》卷四十六《治咳嗽唾脓血诸方》作"血与"，《外台秘要》卷九《咳嗽脓血方》作"以"。

七、久咳嗽脓血候

肺感于寒，微者则成咳嗽。咳嗽极甚，伤于经络，血液蕴结，故有脓血。气血俱伤，故连滞积久，其血黯瘀，与脓相杂而出。

八、呷嗽候

呷嗽者，犹是咳嗽也。其胸鬲痰饮多者，嗽则气动于痰，上搏喉咽之间，痰气相击，随嗽动息，呼呷有声，谓之呷嗽。其与咳嗽大体虽同，至于投药，则应加消痰破饮之物，以此为异耳。

九、暴气咳嗽候

肺主于气，候皮毛。人有运动劳役，其气外泄，腠理则开，因乘风取凉，冷气卒伤于肺，即发成嗽，故为暴气嗽。其状，嗽甚而少涎沫。

十、咳逆候

咳逆者，是咳嗽而气逆上也。气为阳，流行腑脏，宣发腠理。而气，肺之所主也。咳病由肺虚感微寒所成，寒搏于气，气不得宣，胃逆聚还肺，肺则胀满，气遂不下，故为咳逆。其状，咳而胸满而气逆①，髀背痛，汗出，尻、阴股、膝、腨、胻、足皆痛②。

其汤熨针石，别有正方，补养宣导，今附于后。

《养生方导引法》云：先以鼻内气，乃闭口咳，还复以鼻内气，咳则愈。

向晨，去枕正偃卧，伸臂胫，瞑目，闭口无息，极胀腹、两足再③。顷间，吸腹，仰两足，倍拳，欲自微息定，复为之。春三、夏五、秋七、冬

---

① 而：《外台秘要》卷九《咳逆及厥逆饮咳方》无此字。

② 膝：元本作"肺"。腨：原作"踹"，据《素问·至真要大论》改。

③ 胀：本书卷十九《积聚候》作"张"。再：本书卷十九《积聚候》及《外台秘要》卷九《咳逆及厥逆饮咳方》此后皆有"息"字，疑是。

中华医典　第四辑

九。荡涤五脏，津润六腑①。

又云：还向反望、倒望，不息七通。治咳逆、胸中病、寒热也。

十一、久咳逆候

肺感于寒，微者则成咳嗽。久咳嗽者，是肺极虚故也。肺既极虚，气还乘之，故连年积月，久不瘥。夫气久逆不下，则变身面皆肿满。表里虚，气往来乘之故也。

十二、咳逆上气候

肺虚，感微寒而成咳。咳而气还聚于肺，肺则胀，是为咳逆也。邪气与正气相搏，正气不得宣通，但逆上喉咽之间。邪伏则气静，邪动则气奔上，烦闷欲绝，故谓之咳逆上气也。

十三、久咳逆上气候

肺感于寒，微者则成咳嗽。久咳逆气，虚则邪乘于气，逆奔上也。肺气虚极，邪则停心，时动时作，故发则气奔逆乘心，烦闷欲绝，少时乃定，定后复发，连滞经久也。

十四、咳逆上气呕吐候

五脏皆禀气于肺，肺感微寒则咳嗽也。寒搏于气，气聚还肺，而邪有动息。邪动则气奔逆上，气上则五脏伤动。动于胃气者，则胃气逆而呕吐也。此是肺咳连滞，气动于胃而呕吐者也。

又有季夏脾王之时，而脾气虚不能王，有寒气伤之而咳嗽，谓之脾咳。其状，咳则右胁下痛，暗暗引髀背②，甚则不可动，动咳发③。脾与胃合，

---

① 津润六腑：此下本书卷十九《积聚候》有"所病皆愈"四字。

② 暗暗：本卷《咳嗽候》、《外台秘要》卷十《咳逆上气呕吐方》及《素问·咳论》均作"阴阴"。

③ 动咳发：本卷《咳嗽候》及《素问·咳论》均作"动则咳剧"，疑是。

脾咳不已，则胃受之。其状，咳嗽而呕，呕甚则长虫出是也。凡诸咳嗽，甚则呕吐，各随证候，知其腑脏也。

十五、咳逆短气候

肺虚为微寒所伤，则咳嗽。嗽则气还于肺间，则肺胀，肺胀则气逆。而肺本虚，气为不足，复为邪所乘，壅否不能宣畅，故咳逆短乏气也。

·淋病诸候·

凡八论

一、诸淋候

诸淋者，由肾虚膀胱热故也。膀胱与肾为表里，俱主水。水入小肠，下于胞，行于阴，为溲便也。肾气通于阴。阴，津液下流之道也。若饮食不节，喜怒不时，虚实不调，则腑脏不和，致肾虚而膀胱热也。膀胱，津液之腑，热则津液内溢，而流于睪①，水道不通，水不上不下，停积于胞。肾虚则小便数，膀胱热则水下涩。数而且涩，则淋沥不宣，故谓之为淋。其状，小便出少，起数，小腹弦急，痛引于脐。又有石淋、劳淋、血淋、气淋、膏淋。诸淋形证各随名，具说于后章，而以一方治之者，故谓之诸淋也。

其汤熨针石，别有正方，补养宣导，今附于后。

《养生方导引法》云：偃卧，令两足布膝头②，斜踵置尻③，口内气，振腹，鼻出气④。去淋、数小便。

又云：蹲踞，高一尺许，以两手从外屈膝内入，至足跗上，急手握足五指，极力一通，令内曲入。利腰髋，治淋。

---

① 睪：本书卷四十九《诸淋候》作"泽"。
② 足：本书卷四《虚劳阴下痒湿候》作"手"。
③ 尻：本卷《气淋候》其后有"下"字，疑是。
④ 振腹，鼻出气：本书卷四《虚劳阴下痒湿候》作"腹胀自极，以鼻出气，七息"。

二、石淋候

石淋者，淋而出石也。肾主水，水结则化为石，故肾客沙石。肾虚为热所乘，热则成淋。其病之状，小便则茎里痛，尿不能卒出。痛引少腹，膀胱里急，沙石从小便道出，甚者塞痛，令闷绝。

其汤熨针石，别有正方，补养宣导，今附于后。

《养生方导引法》云：偃卧，令两足布膝头，斜踵置尻，口内气，振腹，鼻出气。去石淋、茎中痛。

三、气淋候

气淋者，肾虚膀胱热，气胀所为也。膀胱合与肾为表里[1]，膀胱热，热气流入于胞，热则生实，令胞内气胀，则小腹满，肾虚不能制其小便，故成淋。其状，膀胱小便皆满[2]，尿涩，常有余沥是也。亦曰气癃。诊其少阴脉数者，男子则气淋。

其汤熨针石，别有正方，补养宣导，今附于后。

《养生方导引法》云：以两足踵布膝，除癃。

又云：偃卧，令两足布膝头，取踵置尻下，以口内气，腹胀自极，以鼻出气，七息。除气癃、数小便、茎中痛、阴以下湿、小腹痛、膝不随也[3]。

四、膏淋候

膏淋者，淋而有肥，状似膏，故谓之膏淋，亦曰肉淋。此肾虚不能制于肥液，故与小便俱出也。

---

[1]　合：本书卷四十九《气淋候》及《太平圣惠方》卷五十八《治气淋诸方》、《外台秘要》卷二十七《气淋方》均无此字，疑衍。

[2]　小便：本书卷四十九《气淋候》作"小腹"，义胜。

[3]　膝：本书卷四《虚劳阴下痒湿候》作"膝冷"。

五、劳淋候

劳淋者，谓劳伤肾气，而生热成淋也。肾气通于阴。其状，尿留茎内，数起不出，引小腹痛，小便不利，劳倦即发也。

六、热淋候

热淋者，三焦有热，气搏于肾，流入于胞而成淋也，其状小便赤涩。亦有宿病淋，今得热而发者，其热甚则变尿血。亦有小便后如似小豆羹汁状者，畜作有时也。

七、血淋候

血淋者，是热淋之甚者，则尿血，谓之血淋。心主血，血之行身，通遍经络，循环腑脏。劳甚者①，则散失其常经，溢渗入胞，而成血淋也。

八、寒淋候

寒淋者，其病状先寒战，然后尿是也。由肾气虚弱，下焦受于冷气，入胞与正气交争，寒气胜，则战寒而成淋，正气胜，战寒解，故得小便也。

---

① 劳：本书卷四十九《血淋候》作"其热"，义胜。

中华医典　第四辑

·小便病诸候·

一、小便利多候

小便利多者，由膀胱虚寒，胞滑故也。肾为脏，膀胱，肾之腑也，其为表里，俱主水，肾气下通于阴，腑既虚寒，不能温其脏，故小便白而多。其至夜尿偏甚者，则内阴气生是也。

二、小便数候

小便数者，膀胱与肾俱虚，而有客热乘之故也。肾与膀胱为表里，俱主水，肾气下通于阴。此二经既虚，致受于客热。虚则不能制水，故令数小便。热则水行涩，涩则小便不快，故令数起也。诊其趺阳脉数，胃中热，即消谷引食，大便必鞭，小便即数。

其汤熨针石，别有正方，补养宣导，今附于后。

《养生方导引法》云：以两踵布膝，除数尿。

又云：偃卧，令两足布膝头，斜踵置尻，口内气，振腹，鼻出气。去小便数。

三、小便不禁候

小便不禁者，肾气虚，下焦受冷也。肾主水，其气下通于阴。肾虚下焦冷，不能温制其水液，故小便不禁也。

四、小便不通候

小便不通，由膀胱与肾俱有热故也。肾主水，膀胱为津液之腑，此二经为表里，而水行于小肠，入胞者为小便。肾与膀胱既热，热入于胞，热气大盛，故结涩，令小便不通，小腹胀满，气急。甚者，水气上逆，令心急腹满，乃至于死。诊其脉，紧而滑直者，不得小便也。

五、小便难候

小便难者，此是肾与膀胱热故也。此二经为表里，俱主水，水行于小肠，入胞为小便。热气在于脏腑，水气则涩，其热势极微①，故但小便难也。诊其尺脉浮，小便难。尺脉濡，小便难。尺脉缓，小便难，有余沥也。

六、遗尿候

遗尿者，此由膀胱虚冷，不能约于水故也。膀胱为足太阳，肾为足少阴，二经为表里。肾主水，肾气下通于阴。小便者，水液之余也。膀胱为津液之腑，腑既虚冷，阳气衰弱，不能约于水，故令遗尿也。诊其脉来，过寸口，入鱼际，遗尿。肝脉微滑，遗尿。左手关上脉沉为阴，阴绝者，无肝脉也，苦遗尿。尺脉实，小腹牢痛，小便不禁。尺中虚，小便不禁。肾病，小便不禁。脉当沉滑而反浮大，其色当黑反黄，此土之克水，为逆，不治。

其汤熨针石，别有正方，补养宣导，今附于后。

《养生方导引法》云：蹲踞，高一尺许，以两手从外屈膝②，至足跌上，急手握足五指，极力一通，令内曲入。利腰髋，治遗尿。

七、尿床候

夫人有于眠睡不觉尿出者，是其禀质阴气偏盛，阳气偏虚者，则膀胱肾气俱冷，不能温制于水，则小便多，或不禁而遗尿。

膀胱，足太阳也，为肾之腑，肾为足少阴，为脏，与膀胱合，俱主水。凡人之阴阳，日入而阳气尽，则阴受气，至夜半，阴阳大会，气交则卧睡。小便者，水液之余也，从膀胱入于胞为小便。夜卧，则阳气衰伏，不能制于

---

① 极微：《外台秘要》卷二十七《小便难及不利方》无"极"字。
② 膝：本卷《诸淋候》其后有"内入"二字。

阴，所以阴气独发，水下不禁，故于眠睡而不觉尿出也。

八、胞转候

胞转者，由是胞屈辟，小便不通，名为胞转。其病状脐下急痛，小便不通是也。此病或由小便应下便强忍之，或为寒热所迫。此二者，俱令水气还上，气迫于胞，使胞屈辟不得充张，外水应入不得入，内溲应出不得出，外内相壅塞，故令不通。此病至四五日，乃有致死者。饱食、食讫，应小便而忍之，或饱食讫而走马，或小便急，因疾走，或忍尿入房，亦皆令胞转，或胞落，并致死。

·大便病诸候·

凡五论

一、大便难候

大便难者，由五脏不调，阴阳偏，有虚实，谓三焦不和，则冷热并结故也。胃为水谷之海，水谷之精，化为荣卫，其糟粕行之于大肠以出也。五脏三焦既不调和，冷热壅涩，结在肠胃之间。其肠胃本实，而又为冷热之气所①，结聚不宣，故令大便难也。

又云：邪在肾，亦令大便难。所以尔者，肾脏受邪，虚而不能制小便，则小便利，津液枯燥，肠胃干涩，故大便难。

又，渴利之家，大便亦难。所以尔者，为津液枯竭，致令肠胃干燥。

诊其左手寸口人迎以前脉，手少阴经也。脉沉为阴，阴实者，病苦闭，大便不利，腹满，四肢重，身热，若胃胀②。右手关上脉阴实者，脾实也，苦肠中伏伏如牢状，大便难。脉紧而滑直，大便亦难。趺阳脉微弦，法当腹

---

① 所：《外台秘要》卷二十七《大便难方》作"所并"，义胜。
② 若：《脉经》卷二第二作"苦"。

满，不满者，必大便难而脚痛，此虚寒从上向下也。

其汤熨针石，别有正方，补养宣导，今附于后。

《养生方导引法》云：偃卧，直两手，捻左右胁。除大便难、腹痛、腹中寒。口内气，鼻出气，温气咽之数十，病愈。

二、大便不通候

大便不通者，由三焦五脏不和，冷热之气不调，热气偏入肠胃，津液竭燥，故令糟粕否结，壅塞不通也。

其汤熨针石，别有正方，补养宣导，今附于后。

《养生方导引法》云：龟行气，伏衣被中，覆口鼻头面，正卧，不息九通，微鼻出气。治闭塞不通。

三、大便失禁候

大便失禁者，由大肠与肛门虚冷滑故也。肛门，大肠之候也，俱主糟粕，既虚弱冷滑，气不能温制，故使失禁。

四、关格大小便不通候

关格者，大小便不通也。大便不通，谓之内关。小便不通，谓之外格。二便俱不通，为关格也。由阴阳气不和，荣卫不通故也。阴气大盛，阳气不得荣之，曰内关。阳气大盛，阴气不得荣之，曰外格。阴阳俱盛，不得相荣，曰关格。关格则阴阳气否结于腹内，胀满，气不行于大小肠，故关格而大小便不通也。

又风邪在三焦，三焦约者，则小肠痛①，内闭，大小便不通。日不得前后，而手足寒者，为三阴俱逆，三日死也。诊其脉来浮牢且滑直者，不得大小便也。

---

① 肠：《太平圣惠方》卷五十八《治关格大小便不通诸方》作"腹"。

五、大小便难候

　　大小便难者，由冷热不调，大小肠有游气，游气在于肠间，搏于糟粕，溲便不通流，故大小便难也。诊其尺脉，滑而浮大，此为阳干于阴，其人苦小腹痛满，不能尿，尿即阴中痛，大便亦然。

　　其汤熨针石，别有正方，补养宣导，今附于后。

　　《养生方导引法》云：正坐，以两手交背后，名曰带便。愈不能大便，利腹，愈虚羸。反叉两手著背上，推上使当心许，踑坐，反到九通。愈不能大小便，利，愈腹虚羸也①。

---

　　①　利，愈腹虚羸也：黄作阵校本改作"利腹，愈虚羸也"，疑是。

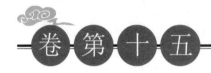

·五脏六腑病诸候·

凡十三论

一、肝病候

肝象木，王于春。其脉弦，其神魂，其候目，其华在爪，其充在筋，其声呼，其臭臊，其味酸，其液泣，其色青，其藏血。足厥阴其经也。与胆合，胆为腑而主表①，肝为脏而主里。

肝气盛，为血有余，则病目赤，两胁下痛，引小腹，善怒。气逆，则头眩，耳聋不聪，颊肿，是肝气之实也，则宜泻之。肝气不足，则病目不明，两胁拘急，筋挛，不得太息，爪甲枯，面青，善悲恐，如人将捕之，是肝气之虚也，则宜补之。

于四时，病在肝，愈于夏；夏不愈，甚于秋；秋不死，待于冬，起于春。于日，愈在丙丁；丙丁不愈，加于庚辛；庚辛不死，待于壬癸，起于甲乙。于时，平旦慧，下晡甚，夜半静。禁当风。

肝部，左手关上是也。平肝脉来，绰绰如按琴瑟之弦，如揭长竿②，曰

---

① 胆：原无，据正保本补。
② "平肝脉来"至"长竿"：《素问·平人气象论》作"平肝脉来，耎弱招招，如揭长竿末梢"。

肝平①。春以胃气为本。春，肝木王，其脉弦细而长，是平脉也。反得微涩而短者，是肺之乘肝，金之克木，大逆，十死不治。反得浮大而洪者，是心乘肝，子之扶母②，虽病当愈。反得沉濡滑者，是肾乘肝，母之归子，虽病当愈。反得大而缓者，是脾之乘肝，为土之凌木，土之畏木，虽病不死。肝脉来③，盛实而滑，如循长竿，曰平肝病④。脉来⑤，急益劲，如新张弓弦，曰肝死。真肝脉至，中外急，如循刀刃，赜赜然，如新张弓弦。色青白不泽，毛折乃死。

《养生方》云：春三月，此谓发陈，天地俱生，万物以荣。夜卧早起，广步于庭。被发缓形，以使春志生。生而勿杀，与而勿夺，赏而勿罚，此春气之应也，养生之道也。逆之则伤于肝，夏变为寒，则奉长者少。

又云：肝脏病者，愁忧不乐，悲思嗔怒，头旋眼痛，呵气出而愈。

二、心病候

心象火，王于夏。其脉如钩而洪大，其候舌，其声言，其臭焦，其味苦，其液汗，其养血，其色赤，而藏神。手少阴其经也。与小肠合，小肠为腑而主表，心为脏而主里。

心气盛，为神有余，则病胸内痛，胁支满，胁下痛，膺、背、髆腋间痛，两臂内痛，喜笑不休，是心气之实也，则宜泻之。心气不足，则胸腹大，胁下与腰背相引痛，惊悸，恍惚，少颜色，舌本强，善忧悲，是为心气之虚也，则宜补之。

于四时，病在心，愈于长夏；长夏不愈，甚于冬；冬不死，待于春，起于夏。于日，愈在戊己；戊己不愈，加于壬癸；壬癸不死，待于甲乙，起丙丁。于时，日中慧，夜半甚，平旦静。禁温衣热食。

心部，在左手寸口是也。寸口脉来⑥，累累如连珠，如循琅玕，曰平心⑦。夏以胃气为本。夏，心火王，其脉浮洪大而散，名曰平脉也。反得沉

---

① 曰肝平：原无，据《素问·平人气象论》补。
② 扶：原作"乘"，不通，据《脉经》卷三第一改。
③ 肝：《素问·平人气象论》作"病肝"。
④ 平：《素问·平人气象论》无此字。
⑤ 脉来：《素问·平人气象论》作"死肝脉来"。
⑥ 寸口脉：《素问·平人气象论》作"平心脉"，疑是。
⑦ 曰平心：《素问·平人气象论》作"曰心平"，疑是。

濡滑者，肾之乘心，水之克火，为大逆，十死不治。反得弦而长，是肝乘心，母归子，虽病当愈。反得大而缓，是脾乘心，子之扶母①，虽病当愈。反得微涩而短，是肺之乘心，金之凌火，为微邪，虽病不死。病心脉来，喘喘连属，其中微曲，曰心病。死心脉②，前曲后倨，如操带钩，曰心死。真心脉至，牢而搏，如循薏苡，累累然。其色赤黑不泽，毛折乃死。

其汤熨针石，别有正方，补养宣导，今附于后。

《养生方》云：夏三月，此谓蕃秀。天地气交，万物英实。夜卧早起，无厌于日，使志无怒，使华英成秀，使气得泄，若所爱在外。此夏气之应，养长之道也。逆之则伤心，秋为痎疟。

《养生方导引法》云：心脏病者，体有冷热。若冷，呼气入，若热，吹气出。

又云：左卧，口内气，鼻出之，除心下不便也。

三、脾病候

脾象土，王于长夏。其脉缓，其候口，其声歌，其臭香，其味甘，其液涎，其养形肉，其色黄，而藏意。足太阴其经也。与胃合，胃为腑主表，脾为脏主里。

脾气盛，为形有余，则病腹胀，溲不利，身重苦饥，足痿不收，胻善瘈，脚下痛，是为脾气之实也，则宜泻之。脾气不足，则四肢不用，后泄，食不化，呕逆，腹胀，肠鸣，是为脾气之虚也，则宜补之。

于四时，病在脾，愈在秋；秋不愈，甚于春；春不死，待于长夏③。于日，愈于庚辛；庚辛不愈，加于甲乙；甲乙不死，待于丙丁，起于戊己。于时，日昳慧，平旦甚，下晡静。脾欲缓，急食甘以缓之，用苦以泻之，甘以补之。禁温食、饱食、湿地、濡衣。

脾部，在右手关上是也④。长夏以胃气为本⑤。六月，脾土王，其脉大，

---

① 扶：原作“乘”，不通，据《脉经》卷三第二改。
② 脉：《素问·平人气象论》作“脉来”。
③ 待于长夏：《素问·脏气法时论》作“持于夏，起于长夏”。
④ 据本卷体例及《素问·平人气象论》，此句后应补“平脾脉来，和柔相离，如鸡践地，曰脾平”。
⑤ 长夏以胃气为本：原置于“反得弦而急”之前，据本卷体例改。

阿阿而缓，名曰平脉也。反得弦而急^①，是肝之乘脾，木之克土^②，为大逆，十死不治。反得微涩而短^③，是肺之乘脾，子之扶母^④，不治自愈。反得浮而洪者^⑤，是心乘脾，母之归子^⑥，当瘥不死。反得沉濡而滑者，是肾之乘脾，水之凌土，为微邪，当瘥。脾脉长长而弱，来疏去概，再至曰平，三至曰离经，四至曰夺精，五至曰死，六至曰命尽。病脾脉来，实而盛数，如鸡举足，曰脾病。死脾脉来，坚锐如乌之喙，如鸟之距，如屋之漏，如水之溜，曰脾死。真脾脉，弱而乍数乍疏。然其色青黄不泽，毛折乃死。

《养生方》云：脾脏病者，体面上游风习习，痛，身体痒，烦闷疼痛，用嘻气出。

四、肺病候

肺象金，王于秋。其脉如毛而浮，其候鼻，其声哭，其臭腥，其味辛，其液涕，其养皮毛，其藏气，其色白，其神魄。手太阴其经。与大肠合，大肠为腑主表，肺为脏主里。

肺气盛，为气有余，则病喘咳上气，肩背痛，汗出，尻、阴、股、膝、踹、胫、足皆痛^⑦，是为肺气之实也，则宜泻之。肺气不足，则少气不能报息，耳聋，嗌干，是为肺气之虚也，则宜补之。

于四时，病在肺，愈在冬，冬不愈，甚于夏，夏不死，待于长夏，起于秋。于日，愈在壬癸，壬癸不愈，加于丙丁，丙丁不死，待于戊己，起于庚辛。于时，下晡慧，夜半静，日中甚。肺欲收，急食酸以收之，用辛泻之^⑧。

肺部，在右手关前寸口是也。平肺脉，微短，涩如毛。^⑨ 秋以胃气为

① 而急：《脉经》卷三第三作"细而长"。
② 克：原作"乘"，不通，据宋本改。
③ 微：《脉经》卷三第三作"浮"。
④ 扶：原作"克"，不通，据《脉经》卷三第三改。
⑤ 浮而洪：《千金要方》卷十五第一作"浮大而洪"。
⑥ 归子：宋本、正保本作"克子"，疑误。
⑦ 踹、胫：《素问·脏气法时论》作"腨、胻"。
⑧ 用：《素问·脏气法时论》作"用酸补之"。
⑨ 平肺脉，微短，涩如毛：《素问·平人气象论》作"平肺脉来，厌厌聂聂，如落榆荚，曰肺平"。

本。秋，肺金王①，其脉浮涩而短，是曰平脉也。反得浮大而洪者，是心之乘肺，火之克金，为大逆，十死不治也。反得沉濡而滑者，是肾之乘肺，子之扶母②，病不治自愈。反得缓大而长，阿阿者，是脾之乘肺，母之归子，虽病当愈。反得弦而长者，是肝之乘肺，木之凌金，为微邪，虽病当愈。肺脉来泛泛而轻，如微风吹鸟背上毛。再至曰平，三至曰离经，四至曰夺精，五至曰死，六至曰命尽。③病肺脉来，上下如循鸡羽，曰病④。肺病，其色白，身体但寒无热，时时欲咳，其脉微迟，为可治。死肺脉来，如物之浮，如风吹毛，曰肺死。秋，胃微毛曰平，胃气少毛多曰肺病，但如毛无胃气曰死。毛有弦曰春病，弦甚曰今病。真肺脉至，大如虚，如毛羽中人肤。然其色赤白不泽，毛折乃死。

其汤熨针石，别有正方，补养宣导，今附于后。

《养生方》云：多语则气争，肺胀口燥。

又云：秋三月，此谓容平。天气以急，地气以明。早卧早起，与鸡俱兴。使志安宁，以缓秋形。收敛神气，使秋气平。无外其志，使肺气清。此秋气之应也，养收之道也。逆之则伤肺，冬为飧泄。

《养生方导引法》云：肺脏病者，体胸背痛满，四肢烦闷，用嘘气出。以两手据地，覆之，口内气，鼻出之，除胸中、肺中病也。

五、肾病候

肾象水，王于冬。其脉如石而沉，其候耳，其声呻，其臭腐，其味咸，其液唾，其养骨，其色黑，其神志。足少阴其经也。与膀胱合⑤，膀胱为腑主表，肾为脏主里。

肾气盛，为志有余，则病腹胀，飧泄，体肿⑥，喘咳，汗出，憎风，面目黑，小便黄，是为肾气之实也，则宜泻之。肾气不足，则厥，腰背冷，胸内痛，耳鸣苦聋，是为肾气之虚也，则宜补之。肾病者，腹大、体肿、喘咳

---

① 肺金：原倒作"金肺"，据文义乙正。
② 扶：原作"乘"，不通，据《脉经》卷三第四改。
③ "秋"至"曰命尽"：此段原置于"死肺脉来"之前，据本卷体例乙正。
④ 曰病：《素问·平人气象论》作"曰肺病"，疑是。
⑤ 膀胱合：原无，据正保本补。
⑥ 体：《素问·脏气法时论》作"胻"。

汗出、憎风，虚则胸中痛。

于四时，病在肾，愈在春；春不愈，甚于长夏；长夏不死，待于秋，起于冬。于日，愈于甲乙；甲乙不愈，甚于戊己；戊己不死，待于庚辛，起于壬癸。于时，夜半慧，日乘四季甚，下晡静。肾欲坚，急食苦以坚之，咸以泻之，苦以补之，无犯尘垢，无衣炙衣①。

肾部，在左手关后尺中是也。平肾脉来，喘喘累累如钩，按之而坚，曰肾平。冬以胃气为本。②冬，肾水王，其脉沉濡而滑，名曰平脉也。反得浮大而缓者，是脾之乘肾，土之克水，为大逆，十死不治。反得浮涩而短者，是肺之乘肾，母之归子，为虚邪，虽病易可治③。反得弦细长者，是肝之乘肾，子之扶母④，为实邪，虽病自愈。反得浮大而洪者，是心之乘肾，火之凌水，虽病，治之不死也。肾脉来，如引葛，按之益坚，曰肾病。肾风水，其脉大紧，身无痛，形不瘦，不能食，善惊，惊以心萎者死。⑤肾死脉来⑥，发如夺索，辟辟如弹石，曰肾死。冬胃微石曰平，胃少石多曰肾病，但石无胃曰死，石而有钩曰夏病，钩甚曰今病。藏真下于肾，肾藏骨髓之气。真肾脉至，搏而绝，如弹石辟辟然。其色黄黑不泽，毛折乃死。诸真脏见者⑦，皆死不治。

其汤熨针石，别有正方，补养宣导，今附于后。

《养生方》云：冬三月，此谓闭藏。水冰地坼，无扰乎阳。早卧晚起，必待日光。使志若伏匿，若有私意，若己有得。去寒就温，无泄皮肤，使气亟夺。此冬气之应也，养藏之道也。逆之则伤肾，春为萎厥。

《养生方导引法》云：肾脏病者，咽喉窒塞，腹满耳聋，用呬气出。

又云：两足交坐，两手捉两足解溪，挽之，极势，头仰，来去七，去肾气壅塞。

---

① 无犯尘垢，无衣炙衣：原置于"起于壬癸"之后，据本卷体例乙正。
② "平肾脉来"至"胃气为本"：原无，据《素问·平人气象论》补。
③ 可：《脉经》卷三第五无。
④ 扶：原作"乘"，不通，据《脉经》卷三第五改。
⑤ "肾脉来"至"心萎者死"：原置于"在左手关后尺中是也"之后，据本卷体例乙正。
⑥ 肾死脉：《素问·平人气象论》作"死肾脉"。
⑦ 脏：《素问·玉机真脏论》其后有"脉"字。

六、胆病候

胆象木，王于春。足少阳其经也，肝之腑也，谋虑出焉①。诸腑脏皆取决断于胆。其气盛，为有余则病，腹内冒冒不安，身躯习习，是为胆气之实也，则宜泻之。胆气不足，其气上溢而口苦，善太息，呕宿汁，心下澹澹，如人将捕之，嗌中介介，数唾，是为胆气之虚也，则宜补之。

七、小肠病候

小肠象火，王于夏。手太阳其经也，心之腑也。水液之下行，为溲便者，流于小肠。其气盛，为有余则病，小肠热，焦竭干涩，小肠䐜胀，是为小肠之气实也，则宜泻之。小肠不足，则寒气客之。肠病，惊跳不言，乍来乍去，是为小肠气之虚也，则宜补之。

八、胃病候

胃象土，王于长夏。足阳明其经也，脾之腑也，为水谷之海。诸脏腑皆受水谷之气于胃。气盛，为有余则病，腹䐜胀气满，是为胃气之实也，则宜泻之。胃气不足则饥，而不受水谷，飧泄呕逆，是为胃气之虚也②，则宜补之。胃脉实则胀，虚则泄。关脉滑，胃中有热③，脉滑为实，气满不欲食。关脉浮，积热在胃内。

九、大肠病候

大肠象金，王于秋。手阳明其经也，肺之腑也，为传导之官，变化糟粕出焉。其气盛，为有余则病，肠内切痛，如锥刀刺，无休息，腰背寒痹，挛急，是为大肠气之实，则宜泻之。大肠气不足，则寒气客之，善泄，是大肠

---

① 谋虑：《素问·灵兰秘典论》作"决断"。
② 之：原无，据本卷体例补。
③ 胃中有热：原作"胃内有寒"，据《千金要方》卷二十八第六改。

中华医典 第四辑

之气虚也，则宜补之。诊其右手寸口脉，手阳明经也。脉浮则为阳，阳实者，大肠实也。苦肠切痛，如锥刀刺，无休息时。

十、膀胱病候

膀胱象水，王于冬。足太阳其经也，肾之腑也。五谷五味之津液悉归于膀胱，气化分入血脉，以成骨髓也，而津液之余者，入胞则为小便。其气盛，为有余则病热，胞涩，小便不通，小腹偏肿痛，是为膀胱气之实也，则宜泻之。膀胱气不足，则寒气客之，胞滑，小便数而多也，面色黑，是膀胱气之虚也，则宜补之。

其汤熨针石，别有正方，补养宣导，今附于后。

《养生方导引法》云：蹲坐，欹身，努两手向前，仰掌，极势，左右转身腰三七。去膀胱内冷血风、骨节急强。

又云：互跪，调和心气，向下至足，意里想气索索然①，流布得所，始渐渐平身，舒手傍肋，如似手掌内气出气不止，面觉急闷，即起，皆至地②，来去二七。微减膝头冷、膀胱宿病、腰脊强、脐下冷闷。

十一、三焦病候

三焦者，上焦、中焦、下焦是也。上焦之气，出于胃上口，并咽以上③，贯鬲，布胸内，走掖，循太阴之分而行，上至舌，下至足阳明，常与荣卫俱行，主内而不出也。中焦之气，亦并于胃口④，出上焦之后，此受气者，泌糟粕，承津液，化为精微，上注肺脉，乃化为血。主不上不下也。下焦之气，别回肠，注于膀胱而渗入焉，主出而不内。故水谷常并居于胃，成糟粕，而俱下于大肠也。谓此三气，焦干水谷，分别清浊，故名三焦。三焦为水谷之道路，气之所终始也。

三焦气盛，为有余则胀，气满于皮肤内，轻轻然而不牢。或小便涩，或大便难，是为三焦之实也，则宜泻之。三焦之气不足，则寒气客之，病遗

---

① 里：本书卷四《虚劳膝冷候》无此字。
② 皆：本书卷四《虚劳膝冷候》作"脊"。
③ 上：原无，据《灵枢·营卫生会》补。
④ 口：原作"日"，形近而误。

尿，或泄利，或胸满，或食不消，是三焦之气虚也，则宜补之。诊其寸口脉迟，上焦有寒。尺脉迟，下焦有寒。尺脉浮者，客阳在下焦。

十二、五脏横病候

夫五脏者，肝象木，心象火，脾象土，肺象金，肾象水。其气更休更王，互虚互实，自相乘克，内生于病，此为正经自病，非外邪伤之也。若寒温失节，将适乖理，血气虚弱，为风湿、阴阳、毒气所乘，则非正经自生，是外邪所伤，故名横病也。其病之状，随邪所伤之脏，而形证见焉。

其汤熨针石，别有正方，补养宣导，今附于后。

《养生方导引法》云：从膝以下有病，当思脐下有赤光，内外连没身也。从膝以上至腰有病，当思脾黄光。从腰以上至头有病，当思心内赤光。病在皮肤寒热者，当思肝内青绿光。皆当思其光，内外连而没己身，闭气收光以照之。此消疾却邪甚验。笃信精思，行之，病无不愈。

十三、脾胀病候

脾胀病者，是脾虚为风邪所乘，正气与邪气交结，令脾气不宣调，拥聚而胀也。其病喜哕，四肢急①，体重，不能胜置也②。

---

① 四肢急：《灵枢·胀论》作"四肢烦悗"。
② 置：《灵枢·胀论》卷六作"衣"。

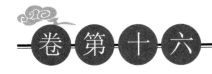

·心痛病诸候·

凡五论

一、心痛候

心痛者，风冷邪气乘于心也。其痛发，有死者，有不死者，有久成疹者。心为诸脏主而藏神，其正经不可伤，伤之而痛，为真心痛，朝发夕死，夕发朝死。心有支别之络脉，其为风冷所乘，不伤于正经者，亦令心痛，则乍间乍甚，故成疹不死。

又，心为火，与诸阳会合，而手少阴，心经也。若诸阳气虚，少阴之经气逆，谓之阳虚阴厥，亦令心痛，其痛引喉是也。

又，诸脏虚，受病，气乘于心者，亦令心痛，则心下急痛，谓之脾心痛也。

足太阴为脾之经，与胃合。足阳明为胃之经，气虚逆乘心而痛。其状腹胀，归于心而痛甚，谓之胃心痛也。肾之经，足少阴是也，与膀胱合。膀胱之经，足太阳是也。此二经俱虚而逆，逆气乘心而痛者，其状下重，不自收持，苦泄寒中，为肾心痛。

诊其心脉急者①，为心痛引背，食不下。寸口脉沉紧，苦心下有寒，时

---

① 急者：《灵枢·邪气脏腑病形》作"微急"。

痛。关上脉紧，心下苦痛。左手寸口脉沉，则为阴①，阴绝者，无心脉也，苦心下毒痛。

二、久心痛候

心为诸脏主，其正经不可伤，伤之而痛者，则朝发夕死，夕发朝死，不暇展治。其久心痛者，是心之支别络，为风邪冷热所乘痛也②，故成疹不死，发作有时，经久不瘥也。

三、心悬急懊痛候

心与小肠合为表里，俱象于火，而火为阳气也。心为诸脏主，故正经不受邪。若为邪所伤而痛，即死。若支别络为风邪所乘而痛，则经久成疹。其痛悬急懊者，是邪迫于阳，气不得宣畅，壅瘀生热，故心如悬而急，烦懊痛也。

四、心痛多唾候

心痛而多唾者，停饮乘心之络故也。停饮者，水液之所为也。心气通于舌，心与小肠合，俱象火。小肠，心之腑也，其水气下行于小肠，为溲便，则心络无有停饮也。膀胱与肾俱象水，膀胱为肾之腑，主藏津液。肾之液上为唾，肾气下通于阴，若腑脏和平，则水液下流宣利。若冷热相乘，致腑脏不调，津液水饮停积，上迫于心，令心气不宣畅，故痛而多唾也。

五、心痛不能饮食候

心痛而不能饮食者，积冷在内，客于脾而乘心络故也。心，阳气也。冷，阴气也。冷乘于心，阴阳相乘，冷热相击，故令痛也。脾主消水谷，冷气客之，则脾气冷弱，不胜于水谷也。心为火，脾为土，是母子也，俱为邪

---

① 阴：《太平圣惠方》卷四十三《心痛论》作"阴绝"。
② 热：《外台秘要》卷七《久心痛方》作"气"。

所乘，故痛，复不能饮食也。

·腹痛病诸候·

凡四论

一、腹痛候

腹痛者，由腑脏虚①，寒冷之气客于肠胃募原之间，结聚不散，正气与邪气交争相击，故痛。其有阴气搏于阴经者②，则腹痛而肠鸣，谓之寒中，是阳气不足，阴气有余者也。诊其寸口脉，沉而紧，则腹痛。尺脉紧，脐下痛。脉沉迟，腹痛。脉来触触者，少腹痛。脉阴弦，则腹痛。凡腹急痛，此里之有病，其脉当沉。若细而反浮大，故当愈矣。其人不即愈者，必当死，以其病与脉相反故也。

其汤熨针石，别有正方，补养宣导，今附于后。

《养生方导引法》云：治股、胫、手臂痛法，屈一胫、臂中所痛者，正偃卧，口鼻闭气，腹痛，以意推之，想气往至痛上，俱热即愈。

又云：偃卧，展两胫两手，仰足指，以鼻内气，自极七息。除腹中弦急切痛。

又云：偃卧，口内气，鼻出之③。除里急。饱咽气数十④，令温。中寒，干吐呕腹痛⑤，口内气七十所，大振腹，咽气数十，两手相摩，令热，以摩腹，令气下。

又云：偃卧，仰两足两手，鼻内气七息。除腹中弦切痛。

---

① 虚：《太平圣惠方》卷四十三《治腹痛诸方》作"气虚"。

② 阴气：《外台秘要》卷七《治腹痛方》作"冷气"。

③ "偃卧"至"鼻出之"：本书卷三《虚劳里急候》作"正偃卧，以口徐徐内气，以鼻出之"，义胜。

④ 饱：本书卷三《虚劳里急候》在此字后尚有"食后小"三字。

⑤ 中寒，干吐呕腹痛：本书卷三作"寒者，干呕腹痛"。

二、久腹痛候

久腹痛者，脏腑虚而有寒，客于腹内，连滞不歇，发作有时。发则肠鸣而腹绞痛，谓之寒中，是冷搏于阴经，令阳气不足，阴气有余也。寒中久痛不瘥，冷入于大肠，则变下痢。所以然者，肠鸣气虚故也。肠虚则泄，故变下痢也。

三、腹胀候

腹胀者，由阳气外虚，阴气内积故也。阳气外虚，受风冷邪气。风冷，阴气也，冷积于腑脏之间不散，与脾气相壅，虚则胀，故腹满而气微喘。诊其脉，右手寸口气口以前，手阳明经也。脉浮为阳，按之牢强，谓之为实。阳实者，病腹满，气喘嗽。左手关上脉①，足少阳经也②。阴实者，病腹胀满③，烦扰不得卧也。关脉实，即腹满响④。关上脉浮而大，风在胃内，腹胀急，心内澹澹，食欲呕逆。关脉浮，腹满不欲食，脉浮为是虚满。左手尺中神门以后脉，足少阴经。沉者为阴，阴实者，病苦小腹满⑤。左手尺中阴实者，肾实也，苦腹胀善鸣。左手关后尺中脉浮为阳，阳实者，膀胱实也，苦少腹满，引腰痛。脉来外涩者，为奔腹胀满也，病苦腹满而喘。脉反滑利而沉，皆为逆，死不治。腹胀脉浮者生，虚小者死。

其汤熨针石，别有正方，补养宣导，今附于后。

《养生方导引法》云：蹲坐，住心，卷两手，发心向下，左右手摇臂，递互欹身，尽骻势，卷头筑肚，两手冲脉至脐下，来去三七。渐去腹胀肚急闷，食不消化。

又云：腹中苦胀，有寒，以口呼出气，三十过止。

又云：若腹中满，食饮苦饱，端坐伸腰，以口内气数十，满吐之，以便为故，不便复为之。有寒气，腹中不安，亦行之。

---

① 左手：《脉经》卷二第二作"右手"。
② 少阳：《脉经》卷二第二作"太阴"。
③ 病：《脉经》卷二第二作"病苦足寒胫热"。
④ 关脉实，即腹满响：《脉经》卷二第三作"关脉牢，脾胃气塞，盛热，即腹满响响"。
⑤ 病苦小腹满：《脉经》卷二第二作"病苦膀胱胀闭，少腹与腰脊相引痛"。

中华医典　第四辑

又云：端坐，伸腰，口内气数十。除腹满、食饮过饱、寒热、腹中痛病。

又云：两手向身侧一向，偏相极势。发顶足气散下，欲似烂物解散。手掌指直舒，左右相皆然，去来三七。始正身，前后转动膊腰七。去腹肚胀，膀胱、腰脊臂冷，血脉急强，悸也。

又云：苦腹内满，饮食善饱，端坐伸腰，以口内气数十，以便为故，不便复为。

又云：脾主土，土^①暖如人肉，如^②始得发汗，去风冷邪气。若腹内有气胀，先须暖足，摩脐^③上下并气海，不限遍数，多为佳。始^④得左回右转三七^④。和气如用，腰身内^⑤一百一十三法，回转三百六十骨节，动脉摇筋，气血布泽，二十四气和润，脏腑均调。和气在^⑥用，头动转^⑦摇振，手气向上，心气向下，分明知去来。莫问^⑧平手、欹腰、转身、摩气、蹙回动^⑨，尽，心气放散，送至涌泉，一一不失气之行度，用之有益。不解用者，疑如气乱。

四、久腹胀候

久腹胀者，此由风冷邪气在腹内不散，与脏腑相搏，脾虚故胀。其胀不已，连滞停积，时瘥时发，则成久胀也。久胀不已，则食不消，而变下痢。所以然者，脾胃为表里，脾主消水谷，胃为水谷之海，脾虚，寒气积久，脾气衰弱，故食不消也。而冷移入大肠，大肠为水谷糟粕之道路，虚而受冷，故变为痢也。

---

① 土：原无，据本书卷二《风邪候》补。

② 如：本书卷二《风邪候》无此字。

③ 脐：原无，据本书卷二《风邪候》补。

④ 始：本书卷二《风邪候》作"如"。三：原作"立"，据本书卷二《风邪候》改。

⑤ 腰身内：本书卷二《风邪候》作"要用身内"，义胜。百：原作"日"，据本书卷二《风邪候》改。

⑥ 在：原无，据本书卷二《风邪候》补。

⑦ 转：原无，据本书卷二《风邪候》补。

⑧ 问：原作"阁"，形近而误，据本书卷二《风邪候》改。

⑨ 蹙回动：本书卷二《风邪候》作"屈蹙回动"。

·心腹痛病诸候·

凡七论

一、心腹痛候

心腹痛者，由腑脏虚弱，风寒客于其间故也。邪气发作，与正气相击，上冲于心则心痛，下攻于腹则腹痛，下上相攻，故心腹绞痛，气不得息。诊其脉，左手寸口人迎以前脉，手少阴经也①。沉者为阴，阴虚者，病苦心腹痛，难以言，心如寒状，心腹病痛，不得息。脉细小者生，大坚疾者死。心腹痛，脉沉细小者生，浮大而疾者死。

其汤熨针石，别有正方，补养宣导，今附于后。

《养生方导引法》云：行大道，常度日月星辰。清净，以鸡鸣，安身卧，嗽口三咽之②。调五脏，杀蛊虫，令人长生。治心腹痛。

二、久心腹痛候

久心腹痛者，由寒客于腑脏之间，与血气相搏，随气下上，攻击心腹，绞结而痛。脏气虚，邪气盛，停积成疹，发作有时，为久心腹痛也。然心腹久痛，冷气结聚，连年积岁，日月过深，变为寒疝。

三、心腹相引痛候

心腹相引痛者，足太阴之经与络俱虚，为寒冷邪气所乘故也。足太阴是脾之脉，起于足大指之端，上循属脾络胃，其支脉，复从胃别上注心。经入于胃，络注于心。此二脉俱虚，为邪所乘，正气与邪气交争，在于经，则胃

---

① 少阴：《脉经》卷二第二作"厥阴"。
② 口：原作"日"，形误，据本书卷二十五《蛊毒候》改。

脘急痛，在于络，则心下急痛。经络之气往来，邪正相击，在于其间，所以心腹相引痛也。诊其脉，太阳脉厥逆①，胻急挛，心痛引于腹也。

四、心腹胀候

心腹胀者，脏虚而邪气客之，乘于心脾故也。足太阴，脾之经也，脾虚则胀。足少阴，肾之经也。其脉起于足小指之下，循行上络膀胱。其直者，从肾上入肺；其支者，从肺出络于心。脏虚，邪气客于二经，与正气相搏，积聚在内，气并于脾，脾虚则胀，故令心腹烦满，气急而胀也。诊其脉，迟而滑者，胀满也。

其汤熨针石，别有正方，补养宣导，今附于后。

《养生方导引法》云：伸右胫，屈左膝，内压之，五息。引脾，去心腹寒热，胸臆邪胀。依经为之，引脾中热气出，去腹中寒热②，胸臆中邪气、胀满。久行，无有寒热、时节之所中伤，名为真人之方。

五、久心腹胀候

久心腹胀者，由腑脏不调，寒气乘之，入并于心脾，脾虚则胀，停积成疹，有时发动，故为久也。久胀不已，脾虚，寒气积，胃气亦冷。脾与胃为表里也，此则腑脏俱冷，令饮食不消。若寒移入大肠，则变下痢。

六、胸胁痛候

胸胁痛者，由胆与肝及肾之支脉虚，为寒气所乘故也。足少阳，胆之经也，其支脉从目兑眦贯目③，下行至胸胁里④。足厥阴，肝之经也，其支脉起足大指丛毛，上循入贯膈⑤，布胁肋。足少阴，肾之经也，其支脉从肺出，络心，注胸。此三经之支脉，并循行胸胁，邪气乘于胸胁，故伤其经

---

① 太阳脉：《太素》卷二十六《经脉厥》、《素问·厥论》均作"太阴"。

② 去腹：《外台秘要》卷七《心腹胀满及鼓胀方》作"去心腹"，疑是。

③ 兑：《外台秘要》卷七《胸胁痛及妨闷方》作"锐"。

④ 胁里：《外台秘要》卷七《胸胁痛及妨闷方》作"循胁里"。

⑤ 入：《外台秘要》卷七《胸胁痛及妨闷方》作"入腹"。

脉。邪气之与正气交击，故令胸胁相引而急痛也。

诊其寸口脉弦而滑，弦即为痛，滑即为实。痛即为急，实即为跃。弦滑相搏，即胸胁抢急痛也①。

七、辛苦烦满乂胸胁痛欲死候②

此由手少阳之络脉虚，为风邪所乘故也。手少阳之脉，起小指次指之端，上循入缺盆，布膻中，散络心包。风邪在其经，邪气迫于心络，心气不得宣畅，故烦满。乍上攻于胸，或下引于胁，故烦满而乂胸胁痛也。若经久，邪气留连，搏于脏，则成积，搏于腑，则成聚也。

---

① 抢急：《外台秘要》卷七《胸胁痛及妨闷方》作"抢息"，《太平圣惠方》卷四十三《治胸胁痛诸方》作"拘急"。

② 乂：本书底本目录同，疑"又"字之误。

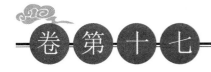

· 痢病诸候 ·

凡四十论

一、水谷痢候

水谷痢者，由体虚腠理开，血气虚，春伤于风，邪气留连在肌肉之内，后遇脾胃大肠虚弱，而邪气乘之，故为水谷痢也。脾与胃为表里，胃者，脾之腑也，为水谷之海。脾者，胃之脏也，其候身之肌肉。而脾气主消水谷，水谷消，其精化为荣卫，中养脏腑，充实肌肤。大肠，肺之腑也，为传导之官，化物出焉。水谷之精，化为血气，行于经脉，其糟粕，行于大肠也。肺与大肠为表里，而肺主气，其候身之皮毛。

春阳，气虽在表，而血气尚弱，其饮食居处，运动劳役，血气虚者，则为风邪所伤，客在肌肉之间，后因脾胃气虚，风邪又乘虚而进入于肠胃，其脾气弱，则不能克制水谷，故糟粕不结聚，而变为痢也。

又，新食竟，取风，名为胃风。其状，恶风，头多汗①，膈下塞不通，食饮不下，腹满，形瘦腹大，失衣则膜满，食则洞泄②。其洞泄者，痢无度也。若胃气竭者，痢绝则死。

诊其脉微，手足寒，难治也。脉大，手足温，易治。下白沫，脉沉则

---

① 头：《素问·风论》、《太素》卷二十八《诸风状论》均作"颈"。
② 食：《素问·风论》及《外台秘要》卷二十五《水谷痢方》作"食寒"。

生，浮则死。身不热，脉不悬绝，滑大者生，悬涩者死，以脏期之也。脉绝而手足寒者死[①]，脉还手足温者生，脉不还者死。脉时小结者生[②]，洪大数者死。悬绝而涩者死，细微而涩者生。紧大而滑者死，得代绝脉者亦死。

《养生方》云：秋三月，此谓容平。天气以急，地气以明，早卧早起，与鸡俱兴。使志安宁，以缓秋刑。收敛神气，使秋气平。无外其志，使肺气清。此秋气之应也，养收之道也。逆之则伤肺，冬为飧泄[③]。

又云：五月，勿食未成核果及桃枣，发痈疖。不尔，发寒热，变黄疸，又为泄痢。

二、久水谷痢候

夫久水谷痢者，由脾胃大肠虚弱，风邪乘之，则泄痢。虚损不复，遂连滞涉引岁月，则为久痢也。

然痢久则变呕哕。胃弱气逆不下食，故呕逆也。气逆而外冷气乘之，与胃气相折不通，故哕也。

呕又变为䘌，虫动食于五脏也。凡诸虫在人腹内，居肠胃之间。痢则肠胃虚弱，虫动侵食。若上食于脏，则心闷，齿龈紫黑，唇白，齿龈生疮。下食于肛门，则谷道伤烂而开也。亦有变为水肿。所以然者，水气入胃，肠虚则泄。大肠，金也。脾，土也。金土，母子也。脾候身之肌肉，性本克消水谷也。痢由脾弱肠虚，金土气衰，母子俱病，不复相扶，不能克水，致水气流溢，浸渍肌肉，故变肿也。

亦有不及成肿，而五脏伤败，水血并下，而五脏五色，随之而出，谓之五液俱下也。凡如此者多死，而呕、哕、肿、䘌，治之时，有瘥者。若五液俱下者，必死，五脏伤败故也。

三、赤白痢候

凡痢，皆由荣卫不足，肠胃虚弱，冷热之气乘虚入，客于肠间，虚则

---

① 者死：《外台秘要》卷二十五《水谷痢方》、《伤寒论·辨厥阴病脉证并治》作"晬时"。

② 脉时：《外台秘要》卷二十五《水谷痢方》、《脉经》卷四第七作"脉缓时"；结：原作"绝"，据《外台秘要》卷二十五《水谷痢方》、《脉经》卷四第七改。

③ 飧泄：原作"餐泄"，据《素问·四气调神大论》、《太素》卷二十八《诸风状论》改。且其后《素问·四气调神大论》有"奉长者少"，《太素》卷二十八《诸风状论》有"则奉养者少"。

中华医典 第四辑

泄，故为痢也。然其痢而赤白者，是热乘于血，血渗肠内则赤也。冷气入肠，搏于肠间①，津液凝滞则白也。冷热相交，故赤白相杂。重者状如脓涕而血杂之，轻者白脓上有赤脉薄血②，状如脂脑③，世谓之鱼脑痢也。

四、久赤白痢候

久赤白痢者，是冷热乘于血④，血渗肠间，与津液相杂而下。甚者肠虚不复，故赤白连滞，久不瘥也。

凡痢久不瘥，脾胃虚弱，则变呕哕。胃弱气逆，故呕也。气逆而外有冷折之，不通，故哕。亦变为䘌虫，食人五脏也。三尸九虫，常居人肠胃，肠胃虚则动，上食于五脏，则心懊而闷，齿断唇口并生疮。下食于肠，则肛门伤烂，而谷道开也。轻者可治，重者致死也。

五、赤痢候

此由肠胃虚弱，为风邪所伤，则挟热，热乘于血，则流渗入肠，与痢相杂下，故为赤痢。

六、久赤痢候

久赤痢者，由体虚热乘于血，血渗肠间，故痢赤。肠胃虚，不平复，其热不退，故经久不瘥。胃气逆，则变呕哕也。胃虚谷气衰，虫动侵食，则变为䘌。

七、血痢候

血痢者，热毒折于血，入大肠故也。血之随气，循环经络，通行脏腑，

---

① 于：原无，据《外台秘要》卷二十五《赤白痢方》补。
② 脓：原作"浓"，据元本改。
③ 脂脑：《外台秘要》卷二十五《赤白痢方》作"鱼脑"。
④ 是冷热乘于血：《医心方》卷十一第二十五作"是冷热不调，热乘于血"。

常无停积。毒热气乘之①，遇肠虚者，血渗入于肠，肠虚则泄，故为血痢也。身热者死，身寒者生。诊其关上脉芤，大便去血，暴下血数升也。

八、久血痢候

此由体虚受热，热折于血，血渗入肠，故成血痢。热不歇，胃虚不复，故痢血久不瘥，多变呕哕，及为湿匿。

九、脓血痢候

夫春阳气在表，人运动劳役，腠理则开。血气虚者，伤于风，至夏，又热气乘之，血性得热则流散。其遇大肠虚，血渗入焉，与肠间津液相搏，积热蕴结，血化为脓，肠虚则泄，故成脓血痢也。所以夏月多苦脓血痢，肠胃虚也。秋冬②，诊其脾脉微涩者，为内溃，多下血脓。又，脉悬绝则死，滑大则生。脉微小者生，实急者死。脉沉细虚迟者生③，数疾大而有热者死。

十、久脓血痢候

久脓血痢者，热毒乘经络，血渗肠内，则变为脓血痢。热久不歇，肠胃转虚，故痢久不断，皆变成湿䘌及呕哕也。

十一、冷痢候

冷痢者，由肠胃虚弱，受于寒气，肠虚则泄，故为冷痢也。凡痢色青、色白、色黑，并皆为冷痢；色黄、色赤，并是热也。故痢色白，食不消，谓之寒中也。诊其脉，沉则生，浮则死也。

---

① 毒热气乘之：《太平圣惠方》卷五十九《治血痢诸方》作"毒热气不能乘之"。
② 秋冬：《脉经》卷三第三、《灵枢·邪气脏腑病形》、《针灸甲乙经》卷四第二均无此二字。
③ 脉沉细虚迟：《脉经》卷四第七作"脉沉小流连"。

中华医典 第四辑

十二、久冷痢候

久冷痢者，由肠虚而寒积，故冷痢久不断也。而廪丘公说云：诸下悉寒也。凡人肠中大便，有寒则常鸭溏，有热则候坚。人见病，身体发热而下，便谓热下，非也。平常恒自将节饮食，衣被调适，其人无宿寒者，大便自调。强人适发越，薄衣冷饮食，表有热不觉里冷，而胃内潜冷，冷即下也。今始发热而下，当与理中汤，加大附子一枚，连服三四剂，重覆令微汗出，微汗出则热除，不复思冷，胃气温暖，下与发热俱瘳矣。

宿寒之家，其人常自患冷。蹑湿地，若足踏冻地，或衣被薄，皆发。风下最恶。何谓风下？当风吹腰腹，冷气彻里而暴下者，难治也。

久痢，胃虚气逆，则变呕。呕而气逆，遇冷折之，气逆不通，则变哕。亦变湿𧏾也，胃虚虫动故也。

十三、热痢候

此由肠胃虚弱，风邪挟热乘之。肠虚则泄，故为热痢也，其色黄。若热甚，黄而赤也。

十四、久热痢候

此由肠虚热积，其痢连滞，故久不瘥也。痢久，胃气虚，则变呕。呕而气逆，遇冷折之，气不通，则变哕。亦变湿𧏾也，胃虚虫动故也。

十五、冷热痢候

夫冷热痢者，由肠胃虚弱，宿有寒，而为寒热所伤，冷热相乘，其痢乍黄乍白是也。若热搏于血，血渗肠间，则变为血痢也。而冷伏肠内，搏津液，则变凝白，则成白滞，亦变赤白痢也。

其汤熨针石，别有正方，补养宣导，今附于后。

《养生方导引法》云：泄下有寒者，微引气，以息内腹，徐吹欲息。以鼻引气，气足，复前即愈。其有热者，微呼以去之。

十六、杂痢候

杂痢，谓痢色无定，或水谷，或脓血，或青，或黄，或赤，或白，变杂无常，或杂色相兼而痢也。挟热则黄赤，热甚则变脓血也。冷则白，冷甚则青黑，皆由饮食不节，冷热不调，胃气虚，故变易。

十七、休息痢候

休息痢者，胃脘有停饮，因痢积久，或冷气或热气乘之，气动于饮，则饮动而肠虚受之，故为痢也。冷热气调，其饮则静，而痢亦休也。肠胃虚弱，易为冷热，其邪气或动或静，故其痢乍发乍止，谓之休息痢也。

十八、白滞痢候

白滞痢者，肠虚而冷气客之，搏于肠间，津液凝滞成白，故为白滞痢也。

十九、痢如膏候

痢如膏者，是由腑脏虚冷，冷气入于大肠成痢，冷气积肠，又虚滑，脂凝如膏也。

二十、蛊注痢候

此由岁时寒暑不调，则有湿毒之气伤人，随经脉血气渐至于脏腑。大肠虚者，毒气乘之，毒气挟热，与血相搏，则成血痢也。毒气侵蚀于脏腑，如病蛊注之家①，痢血杂脓瘀黑，有片如杂肝②，与血杂下是也。

---

① 家：《外台秘要》卷二十五《蛊注痢方》作"状"，义胜。
② 杂：疑"鸡"字之误。《外台秘要》卷二十五《蛊注痢方》作"鸡"。

中华医典 第四辑

二十一、肠蛊痢候

肠蛊痢者，冷热之气入在肠间，先下赤，后下白，连年不愈，侵伤于脏腑，下血杂白，如病蛊之状，名为肠蛊也。

二十二、下痢便肠垢候

肠垢者，肠间津汁垢腻也。由热痢蕴积，肠间虚滑，所以因下痢而便肠垢也。

二十三、不伏水土痢候

夫四方之气，温凉不同，随方嗜欲，因以成性。若移其旧土，多不习伏。必因饮食以入肠胃，肠胃不习，便为下痢，故名不伏水土痢也，即水谷痢是也。

二十四、呕逆吐痢候

呕逆吐痢者，由肠胃虚，邪气并之，脏腑之气自相乘克也。《脉经》云：心乘肝，则吐痢。心，火也。肝，木也。火木，子母也。火乘于木，子扶母也，此为二脏偏实也。大肠，金也。胃，土也。金土，母子也。大肠虚则金气衰微，不能扶土，致令胃气虚弱，此两腑偏虚也。木性克土，火性克金，是为火木相扶，心肝俱盛；而金畏于火，土畏于木，则为肠胃皆弱。肠虚弱则泄痢，胃虚弱则呕吐，故逆而复吐痢也。诊其关上脉数，其人吐。跗阳脉微而涩，微则下痢，涩即吐逆也。

二十五、痢兼烦候

春伤于风，邪气留连，因饮食不节，肠胃虚弱，邪气乘之，则变为痢。痢则腑脏俱虚，水气相并，上乘于心，心气不宣畅，否满在内，故令痢而兼烦者也。

二十六、痢兼渴候

夫水谷之精，化为血气津液以养脏腑。脏腑虚，受风邪，邪入于肠胃，故痢。痢则津液空竭，腑脏虚燥，故痢而兼渴也。渴而引饮，则痢不止。翻益水气，脾胃已虚，不能克消水，水气流溢，浸渍肌肉，则变肿也。

二十七、下痢口中及肠内生疮候

凡痢，口里生疮，则肠间亦有疮也。所以知者，犹如伤寒热病，胃烂，身则发疮也。此由挟热痢，脏虚，热气内结，则疮生肠间。热气上冲，则疮生口里。然肠间、口里生疮，皆胃之虚热也。胃虚，谷气弱，则九虫三尸发动，则变成䘌。

二十八、痢兼肿候

痢兼肿者，是痢久脾虚，水气在于肌肉之所为也。脾与胃合，俱象土，脾候身之肌肉，胃为水谷之海，而以脾气克消水谷也。风邪在内，肠胃虚弱，则水谷变为痢也。膀胱与肾合，俱象水，膀胱为津液之腑。小肠与心合，俱象火，而津液之水行于小肠，下为小便也。土性本克水，今因痢，脾胃虚弱，土气衰微，不能克制于水，致令水得妄行，不流于小肠，而浸渍脏腑，散流皮肤，与气相搏，腠理壅闭，故痢而肿也。

二十九、痢谷道肿痛候

是由风冷客于肠胃，肠胃虚则痢。痢久肠虚，风邪客于肛门，邪气与真气相搏，故令肿痛也。

三十、痢后虚烦候

夫体虚，受风冷，风冷入于肠，故痢。痢后虚烦者，由腑脏尚虚，而气内搏之所为也。水谷之精，以养脏腑，痢则水谷减耗，致令腑脏微弱。痢断之后，气未调理，不能宣畅，则肤腠还相搏脏腑。脏腑既虚，而使气还相搏，故令虚烦。

三十一、痢后肿候

痢后肿，由脾胃尚虚，肌肉为风水相乘故也。脾胃虚弱，受于风邪，则水谷变成痢。脾与胃为表里，俱象土，胃为水谷之海，脾候肌肉，土性克水。而痢者，则脾胃虚弱，土气衰微，不能克水，令水妄行，散溢肌肉。痢虽得断，水犹未消，肌肉先受风邪，风水相搏，肤腠闭密，而成肿也。

三十二、痢后不能食候

痢后不能食，由脾胃虚弱，气逆胸间之所为也。风邪入于肠胃而痢，痢则水谷减耗，脾胃虚弱。痢断之后，脾胃尚虚，不胜于食，邪搏于气，逆上，胃弱不能食。

三十三、痢后腹痛候

痢后腹痛者，体虚受风冷，风冷入于肠胃，则痢后腹痛。是脏气犹虚，风冷余热未尽，脏腑未平复，冷气在内，与脏腑相搏，真邪相击，故令腹痛也。

三十四、痢后心下逆满候

痢后而心下逆满，此由脏虚，心下有停饮，气逆乘之所为也。风邪入肠胃，则下痢。下痢，则腑脏虚弱。痢断之后，腑脏犹未调和，邪气尚未消尽，邪乘于气，则气逆，与饮食相搏而上，故令心下逆满也。

三十五、脱肛候

脱肛者，肛门脱出也，多因久痢后，大肠虚冷所为。肛门为大肠之候，大肠虚而伤于寒，痢而用气喔，其气下冲，则肛门脱出，因谓脱肛也。

三十六、大下后哕候

夫风冷在内，入于肠胃，则成大下。下断之后，脾胃虚，气逆，遇冷折之，其气不通，则令哕也。

三十七、谷道生疮候

谷道、肛门，大肠之候也。大肠虚热，其气热结肛门，故令生疮。

三十八、谷道虫候

谷道虫者，由胃弱肠虚，而蛲虫下乘之也。谷道、肛门，大肠之候。蛲虫者，九虫之内一虫也，在于肠间。若腑脏气实，则虫不妄动。胃弱肠虚，则蛲虫乘之。轻者或痒，或虫从谷道中溢出，重者侵食肛门，疮烂。

三十九、谷道痒候

谷道痒者，由胃弱肠虚，则蛲虫下侵谷道。重者食于肛门，轻者但痒也。蛲虫状极细微，形如今之蜗虫状也。

四十、谷道赤痛候

肛门为大肠之候，其气虚，为风热所乘，热气击搏，故令谷道赤痛也。

中华医典 第四辑

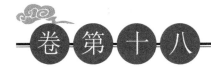

·湿䘌病诸候·

凡三论

一、湿䘌候

　　湿䘌病，由脾胃虚弱，为水湿所乘，腹内虫动，侵食成䘌也。多因下利不止，或生病后客热结腹内所为。其状，不能饮食，忽忽喜睡，绵绵微热，骨节沉重，齿无色，舌上尽白，细疮如粟。若上唇生疮，是虫食五脏，则心烦懊。若下唇生疮，是虫食下部，则肛门烂开。甚者，腑脏皆被食，齿下上龂悉生疮，齿色紫黑，利血而湿，由水气也。

　　脾与胃合，俱象土，胃为水谷之海，脾气磨而消之。水谷之精，化为血气，以养腑脏。若脾胃和，则土气强盛，水湿不能侵之。脾胃虚弱，则土气衰微。或受于冷，乍伤于热，使水谷不消化，糟粕不候实，则成下利，翻为水湿所伤。若时病之后，肠胃虚热，皆令三尸九虫因虚动作，侵食五脏，上出唇口，下至肛门。胃虚气逆，则变呕哕。虫食腑脏伤败，利出瘀血，如此者死。其因脾胃虚微，土气衰弱，为水湿所侵，虫动成䘌，故名湿䘌也。

　　又云：有天行之湿，初得不觉，行坐不发，恒少气力，或微利，或不利，病成则变呕吐，即是虫内食于脏。

　　又云：有急结湿，先因腹痛下痢，脓血相兼出，病成，翻大小便不通，头项满痛，小腹急满，起坐不安，亦是内食五脏。凡如此，虽初证未发于外，而心腹亦常烦懊，至于临困，唇口及肛门方复生疮，即死也。

二、心蛊候

心蛊者，由脏虚，诸虫在肠胃间，因虚而动，攻食心，谓之心蛊。初不觉他病，忽忽嗜睡，四肢沉重。此蛊或食心，则心烦闷懊痛，后乃侵食余处。诊其脉，沉而细，手足冷，内湿，蛊在心也。

三、疳蛊候[①]

人有嗜甘味多，而动肠胃间诸虫，致令侵食腑脏，此犹是蛊也。凡食五味之物，皆入于胃，其气随其腑脏之味而归之。脾与胃为表里，俱象土，其味甘，而甘味柔润于脾胃。脾胃润则气缓，气缓则虫动，虫动则侵食成疳蛊也。但虫因甘而动，故名之为疳也。

其初患之状，手足烦疼，腰脊无力，夜卧烦躁，昏昏喜忘，嘿嘿眼涩，夜梦颠倒，饮食无味，面失颜色，喜睡，起即头眩，体重，股胫酸疼。其上食五脏，则心内懊恼。出食咽喉及齿龈，皆生疮，出黑血，齿色紫黑。下食肠胃，下利黑血。出食肛门，生疮烂开。胃气逆，则变呕哕。急者数日便死，亦有缓者，正沉嘿[②]，肢节疼重，食饮减少，面无颜色，在内侵食，乃至数年，方上食口齿生疮，下至肛门伤烂，乃死。

又云：五疳，一是白疳，令人皮肤枯燥，面失颜色。二是赤疳，内食人五脏，令人头发焦枯。三是蛲疳，食人脊膂，游行五脏，体重浮肿。四是疳蛊，食人下部疼痒[③]，腰脊挛急。五是黑疳，食人五脏，多下黑血，数日即死。凡五疳，白者轻，赤者次，蛲疳又次之，疳蛊又次之[④]，黑者最重。皆从肠里上食咽喉齿龈，并生疮，下至谷道伤烂，下利脓血，呕逆，手足心热，腰痛，嗜睡。秋冬可，春夏极。

又云：面青颊赤，眼无精光，唇口燥，腹胀有块，日日瘦损者，是疳。食人五脏，至死不觉。

---

① 候：原作"疾"，据本书底本目录及上下文体例改。
② 正沉嘿：《医心方》卷七第十四作"止沉沉嘿嘿"。
③ 食：《医心方》卷七第十四作"令"。
④ 疳：原作"甘"，据上文改。

中华医典 第四辑

又云：五痔缓者，则变成五蒸。五蒸者，一曰骨蒸，二曰脉蒸，三曰皮蒸，四曰肉蒸，五曰血蒸。其根源初发，形候虽异，至于蒸成，为病大体略同。皆令人腰疼心满，虚乏无力，日渐羸瘦，或寒热无常，或手足烦热，或逆冷，或利，或涩，或汗也。五蒸别自有论，与虚劳诸病相从也。

·九虫病诸候·

凡五论

一、九虫候

九虫者，一曰伏虫，长四分[1]；二曰蛔虫，长一尺；三曰白虫，长一寸；四曰肉虫，状如烂杏；五曰肺虫，状如蚕；六曰胃虫，状如虾蟆；七曰弱虫，状如瓜瓣；八曰赤虫，状如生肉；九曰蛲虫，至细微，形如菜虫。

伏虫，群虫之主也。蛔虫，贯心则杀人。白虫相生，子孙转大[2]，长至四五尺[3]，亦能杀人。肉虫，令人烦满。肺虫，令人咳嗽。胃虫，令人呕逆吐，喜哕[4]。弱虫，又名膈虫，令人多唾。赤虫，令人肠鸣。蛲虫，居胴肠，多则为痔，极则为癞，因人疮处，以生诸痈、疽、癣、瘘、痫、疥、龋虫，无所不为。

人亦不必尽有，有亦不必尽多，或偏无者[5]。此诸虫依肠胃之间，若腑脏气实，则不为害，若虚则能侵蚀，随其虫之动，而能变成诸患也。

二、三虫候

三虫者，长虫、赤虫、蛲虫也。为三虫，犹是九虫之数也。长虫，蛔虫

---

① 分：《外台秘要》卷二十六《九虫方》作"寸"。
② 子孙转大：《千金要方》卷十八第七作"子孙转多，其母转大"。
③ 尺：《千金要方》卷十八第七作"丈"。
④ 令人呕逆吐，喜哕：《外台秘要》卷二十六《九虫方》作"令人呕吐，胃逆喜哕"。
⑤ 或偏无者：此句前《外台秘要》卷二十六《九虫方》还有"或偏有"三字，可参。

也，长一尺，动则吐清水，出则心痛，贯心则死。赤虫，状如生肉，动则肠鸣。蛲虫，至细微，形如菜虫也，居胴肠间，多则为痔，极则为癞，因人疮处，以生诸痈、疽、癣、瘘、痀、疥、龋虫，无所不为。

此既是九虫内之三者，而今别立名，当以其三种偏发动成病，故谓之三虫也。

其汤熨针石，别有正方，补养宣导，今附于后。

《养生方导引法》云：以两手著头相叉，长气①，即吐之。坐地，缓舒两脚，以两手外抱膝中，疾低头，入两膝间，两手交叉头上，十三通②，愈三虫也③。

又云：叩齿二七过，辄咽气二七④，如三百通乃止⑤。为之二十日，邪气悉去；六十日，小病愈；百日，大病除，三虫伏尸皆去，面体光泽也。

三、蛔虫候

蛔虫者，是九虫内之一虫也。长一尺，亦有长五六寸。或因腑脏虚弱而动，或因食甘肥而动。其发动，则腹中痛，发作肿聚，去来上下，痛有休息，亦攻心痛。口喜吐涎及吐清水，贯伤心者则死。诊其脉，腹中痛，其脉法当沉弱弦，今反脉洪而大，则是蛔虫也。

四、寸白虫候

寸白者，九虫内之一虫也。长一寸而色白，形小褊，因腑脏虚弱而能发动。或云饮白酒，以桑枝贯牛肉炙食⑥，并生栗所成⑦。

又云：食生鱼后，即饮乳酪，亦令生之。其发动，则损人精气，腰脚疼弱。

---

① 长气：《外台秘要》卷二十六《三虫方》作"长引气"，义胜。
② 十三通：《外台秘要》卷二十六《三虫方》作"十二通"。
③ 虫：原作"尸"，与文义不符，据《外台秘要》卷二十六《三虫方》改。
④ 二七：本书卷二《鬼邪候》、卷二十三《伏尸候》作"二七过"。
⑤ 如：本书卷二十三《伏尸候》作"如此"。
⑥ 以：此字之前，本书卷五十《寸白虫候》有"一云"二字。
⑦ 并生栗：本书卷五十《寸白虫候》作"并食生栗"，《外台秘要》卷二十六《寸白虫方》作"并食生鱼"。

又云：此虫生长一尺，则令人死。

五、蛲虫候

蛲虫，犹是九虫内之一虫也。形甚小，如今之蜗虫状。亦因腑脏虚弱而致发动，甚者则能成痔、瘘、疥、癣、癞、痈、疽、䘌诸疮。

蛲虫，是人体虚极重者，故为蛲虫，因动作①，无所不为也。

---

① 故为蛲虫，因动作：《外台秘要》卷二十六《蛲虫方》作"故蛲虫因之动作"，义胜。

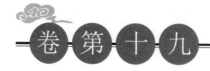

· 积聚病诸候 ·

凡六论

一、积聚候

积聚者，由阴阳不和，腑脏虚弱，受于风邪，搏于腑脏之气所为也。腑者，阳也。脏者，阴也。阳浮而动，阴沉而伏。积者阴气，五脏所生，始发不离其部①，故上下有所穷已。聚者阳气，六腑所成，故无根本，上下无所留止，其痛无行常处。诸脏受邪，初未能为积聚，留滞不去，乃成积聚。

肝之积，名曰肥气，在左胁下，如覆杯，有头足。久不愈，令人发痎疟，连岁月不已。以夏戊己得之。何以言之？肺病传肝，肝当传脾，脾夏适王，王者不受邪，肝复欲还肺，肺不肯受，故留结为积，故知肥气以季夏得之也②。

心之积，名曰伏梁，起脐上，如臂，上至心下③。以秋庚辛得之。何以言之？肾病传心，心当传肺，肺秋适王，王者不受邪，心欲复还肾，肾不肯受，故留结为积，故知伏梁以秋得之也④。

---

① 始发：本卷《积聚心腹痛候》《积聚心腹胀满候》《积聚宿食候》均作"其痛"，本书卷二十《寒疝积聚候》亦作"始发"。

② 季夏：《外台秘要》卷十二《积聚方》作"季夏戊己日"。

③ 如臂，上至心下：《难经·五十六难》作"大如臂，上至心下。久不愈，令人病烦心"。

④ 秋：《外台秘要》卷十二《积聚方》作"秋庚辛日"。

脾之积，名曰否气，在胃脘，覆大如盘。久不愈，令人四肢不收，发黄疸，饮食不为肌肤。以冬壬癸得之。何以言之？肝病传脾，脾当传肾，肾冬适王，王者不受邪，脾欲复还肝，肝不肯受，故留结为积，故知否气以冬得之也①。

肺之积，名曰息贲，在右胁下，覆大如杯。久不愈，令人洒淅寒热，喘嗽，发肺痈。以春甲乙得之。何以言之？心病传肺，肺当传肝，肝以春适王，王者不受邪，肺欲复还心，心不肯受，故留结为积，故知息贲以春得之也②。

肾之积，名曰贲豚，发于少腹，上至心下，若豚贲走之状，上下无时。久不愈，令人喘逆，骨萎少气。以夏丙丁得之。何以言之？脾病传肾，肾当传心，心夏适王，王者不受邪，肾欲复还脾，脾不肯受，故留结为积，故知贲豚以夏得之也③。此五者为五积也。

诊其脉，驶而紧，积聚。脉浮而牢，积聚。脉横者，胁下有积聚。脉来小沉实者，胃中有积聚，不下食，食即吐出。脉来细沉附骨者④，积也。脉出在左，积在左。脉出在右，积在右。脉两出，积在中央。以部处之。

诊得肺积脉，浮而毛，按之辟易。胁下气逆，背相引痛，少气，善忘，目瞑，皮肤寒，秋愈夏剧。主皮中时痛，如虱缘状，其甚如针刺之状，时痒，色白也。

诊得心积脉，沉而芤，时上下无常处。病悸⑤，腹中热，面赤，咽干，烦⑥，掌中热，甚即唾血。主身瘈疭，主血厥，夏瘥冬剧，色赤也。

诊得脾积脉，浮大而长。饥则减，饱则见䐜，起与谷争，累累如桃李，起见于外。腹满，呕，泄，肠鸣，四肢重，足胫肿，厥，不能卧。是主肌肉损，色黄也。

诊得肝积脉，弦而细。两胁下痛，邪走心下，足胫寒，胁下引小腹⑦，男子积疝也，女子病淋也。身无膏泽，喜转筋，爪甲枯黑，春瘥秋剧，色青也。

---

① 冬：《外台秘要》卷十二《积聚方》作"冬壬癸日"。
② 春：《外台秘要》卷十二《积聚方》作"春甲乙日"。
③ 夏：《外台秘要》卷十二《积聚方》作"夏丙丁日"。
④ 沉：《外台秘要》卷十二《积聚方》作"夹"。
⑤ 病悸：《脉经》卷八第十二作"病胸满悸"。
⑥ 烦：《脉经》卷八第十二作"心烦"。
⑦ 下：元本、汪本作"痛"。

诊得肾积脉，沉而急。若脊与腰相引痛①，饥则见，饱则减。病腰痛，小腹里急，口干，咽肿伤烂，目茫茫，骨中寒，主髓厥，喜忘，色黑也。

诊得心腹积聚，其脉牢强急者生，脉虚弱急者死。

又，积聚之脉，实强者生，沉者死。

其汤熨针石，别有正方，补养宣导，今附于后。

《养生方导引法》云：以左足践右足上，除心下积。

又云：病心下积聚，端坐伸腰，向日仰头，徐以口内气②，因而咽之，三十过而止，开目。

又云：左胁侧卧，申臂直脚，以口内气，鼻吐之，周而复始。除积聚、心下否鞕③。

又云：以左手按右胁，举右手极形。除积及老血。

又云：闭口微息，正坐向王气，张鼻取气，逼置脐下，小口微出十二通气。以除结聚。低头不息十二通，以消饮食，令身轻强。行之冬月，令人不寒。

又云：端坐伸腰，直上，展两臂，仰两手掌，以鼻内气闭之，自极七息，名曰蜀王乔。除胁下积聚。

又云：向晨，去枕正偃卧，伸臂胫，瞑目，闭口不息④，极张腹、两足，再息。项间，吸腹，仰两足，倍拳，欲自微息定，复为⑤。春三、夏五、秋七、冬九。荡涤五脏，津润六腑，所病皆愈。腹有病积聚者，张吸其腹，热乃止，癥瘕散破，即愈矣。

二、积聚痼结候

积聚痼结者，是五脏六腑之气已积聚于内，重因饮食不节，寒温不调，邪气重沓，牢痼盘结者也。若久即成症。

---

① 痛：原无，据《脉经》卷八第十二补。
② 口：《王子乔导引法》作"鼻"。
③ 否鞕：《外台秘要》卷十二《积聚方》作"不便"。
④ 口：原作"日"，形近而误。
⑤ 复为：本卷《癥瘕候》作"复为之"。

三、积聚心腹痛候

积者阴气，五脏所生，其痛不离其部，故上下有所穷已。聚者阳气，六腑所成，故无根本，上下无所留止，其痛无有常处。此皆由寒气搏于脏腑，与阴阳气相击下上，故心腹痛也。诊其寸口之脉，沉而横，胁下有积，腹中有横，积聚痛。又，寸口脉细沉滑者，有积聚在胁下，左右皆满，与背相引痛。

又云：寸口脉紧而牢者，胁下腹中有横积结，痛而泄利。脉微细者生，浮者死。

四、积聚心腹胀满候

积者阴气，五脏所生，其痛不离其部，故上下有所穷已。聚者阳气，六腑所成，故无根本，上下无所留止，其痛无有常处也。积聚成病，蕴结在内，则气行不宣通，气搏于腑脏，故心腹胀满。心腹胀满，则烦而闷，尤短气也。

五、积聚宿食候

积者阴气，五脏所生，其痛不离其部，故上下有所穷已。聚者阳气，六腑所成，故无根本，上下无所留止，其痛无有常处也。积聚而宿食不消者，由脏腑为寒气所乘，脾胃虚冷，故不消化，留为宿食也。

诊其脉来实，心腹积聚，饮食不消，胃中冷也。

六、伏梁候

伏梁者，此犹五脏之积一名也。心之积，名曰伏梁，起于脐上，大如臂。诊得心积脉，沉而芤，时上下无常处。病腹中热①，面赤而咽干②，心

---

① 病：本卷《积聚候》作"病悸"，《脉经》卷八第十二作"病胸满悸"。
② 面赤：原无，据本卷《积聚候》补。

烦，掌中热，甚即唾血，身瘘痋。夏瘥冬剧，唾脓血者死。又，其脉牢强急者生，虚弱急者死。

·癥瘕病诸候·

凡十八论

一、癥候

癥者，由寒温失节，致腑脏之气虚弱，而食饮不消，聚结在内，染渐生长块段，盘牢不移动者，是癥也。言其形状，可征验也。若积引岁月，人即柴瘦，腹转大，遂致死。诊其脉弦而伏，其癥不转动者，必死。

二、癥瘕候

癥瘕者，皆由寒温不调，饮食不化，与脏气相搏结所生也。其病不动者，直名为癥。若病虽有结瘕，而可推移者，名为癥瘕①。瘕者，假也，谓虚假可动也。

候其人发语声嘶，中满浊，而后语乏气拖舌，语而不出。此人食结在腹，病寒，口里常水出②，四体洒洒常如发疟③，饮食不能常，自闷闷而痛，此食癥病也。

诊其脉，沉而中散者，寒食癥也。脉弦紧而细，癥也。若在心下，则寸口脉弦紧。在胃脘，则关上弦紧。在脐，则尺中弦紧。脉癥法，左手脉横，癥在左；右手脉横，癥在右。脉头大在上，头小在下。脉来逆而牢者④，为病癥也。肾脉小急，肝脉小急，心脉若鼓⑤，皆为瘕。寸口脉结者，癥瘕。

---

① 癥瘕：据文义，"癥"字疑衍，《太平圣惠方》卷四十九《治癥瘕诸方》亦作"瘕"。
② 口：原作"日"，形近而误，据《太平圣惠方》卷四十九《治癥瘕诸方》改。
③ 洒洒：原作"洒洒"，形误，据《太平圣惠方》卷四十九《治癥瘕诸方》改。
④ 逆：《太平圣惠方》卷四十九《治癥瘕诸方》作"迟"。
⑤ 心脉若鼓：《素问·大奇论》作"心脉小急，不鼓"。

中华医典　第四辑

脉弦而伏，腹中有癥，不可转动，必死，不治也。

其汤熨针石，别有正方，补养宣导，今附于后。

《养生方》云：饮食大走，肠胃伤，久成癥瘕，时时结痛。

《养生方导引法》云：向晨，去枕正偃卧，伸臂胫，瞑目，闭口无息，极张腹、两足，再息。顷间，吸腹，仰两足，倍拳，欲自微息定，复为之。春三、夏五、秋七、冬九。荡涤五脏，津润六腑，所病皆愈。积聚者[①]，张吸其腹，热乃止。癥瘕散破，即愈矣。

三、暴癥候

暴癥者，由腑脏虚弱，食生冷之物，脏既虚弱，不能消之，结聚成块，卒然而起，其生无渐，名曰暴癥也。本由脏弱，其癥暴生，至于成病，死人则速。

四、鳖癥候

鳖癥者，谓腹内癥结，如鳖之形状。有食鳖，触冷不消生癥者，有食诸杂物，得冷不消，变化而作者。此皆脾胃气弱而遇冷，不能克消故也。癥瘕结成，推之不动移是也。

五、虱癥候

人有多虱而性好啮之，所啮既多，腑脏虚弱，不能消之，不幸变化生癥，而患者亦少，俗云虱癥。人见虱必啮之，不能禁止。虱生长在腹内，时有从下部出，亦能毙人。

六、米癥候

人有好哑米，转久弥嗜哑之。若不得米，则胸中清水出，得米水便止，米不消化，遂生癥结。其人常思米，不能饮食，久则毙。

---

① 积聚者：本卷《积聚候》作"腹有病积聚者"。

七、食癥候

有人卒大能食，乖其常分，因饥值生葱，便大食之，乃生一肉块①，绕畔有口，其病则难愈，故谓食癥。特由不幸，致此妖异成癥②，非饮食生冷过度之病也。

八、腹内有人声候

夫有人腹内忽有人声，或学人语而相答，此乃不幸，致生灾变，非关经络腑脏冷热虚实所为也。

九、发癥候

有人因食饮内误有头发，随食而入成癥，胸喉间如有虫上下来去者是也。

十、蛟龙病候

蛟龙病者，云三月八月，蛟龙子生在芹菜上，人食芹菜，不幸随食入人腹，变成蛟龙。其病之状，发则如癫。

十一、瘕病候

瘕病者，由寒温不适，饮食不消，与脏气相搏，积在腹内，结块瘕痛，随气移动是也。言其虚假不牢，故谓之为瘕也。

十二、鳖瘕候

鳖瘕者，谓腹中瘕结，如鳖状是也。有食鳖，触冷不消而生者，亦有食

---

① 生：《外台秘要》卷十二《食癥及食鱼肉成癥方》、《医心方》卷十第十五作"吐"。
② 妖异：《医心方》卷十第十五作"夭暴"。

中华医典 第四辑

诸杂肉，得冷变化而作者。皆由脾胃气虚弱，而遇冷，则不能克消所致。瘕言假也，谓其有形假而推移也①。昔曾有人共奴俱患鳖瘕，奴在前死，遂破其腹，得一白鳖，仍故活。有人乘白马来看此鳖，白马遂尿②，随落鳖上③，即缩头及脚，寻以马尿灌之，即化为水。其主曰：吾将瘥矣。即服之，果如其言，得瘥。

《养生方》云：六月勿食泽中水，令人成鳖瘕也。

十三、鱼瘕候

有人胃气虚弱者，食生鱼，因为冷气所搏，不能消之，结成鱼瘕，揣之有形，状如鱼是也。亦有饮陂湖之水，误有小鱼入人腹，不幸便即生长，亦有形，状如鱼也④。

《养生方》云：鱼赤目，作鲙食之，生瘕。

十四、蛇瘕候

人有食蛇不消，因腹内生蛇瘕也。亦有蛇之精液，误入饮食内，亦令病之。其状，常若饥，而食则不下，喉噎塞，食至胸内即吐出。其病在腹，摸揣亦有蛇状，谓蛇瘕也。

十五、肉瘕候

人有病，常思肉，得肉食讫，又思之，名为肉瘕也。

十六、酒瘕候

人有性嗜酒，饮酒既多，而食谷常少，积久渐瘦。其病遂常思酒，不得酒即吐，多睡，不复能食。云是胃中有虫使之然，名为酒瘕也。

---

① 形假：《医心方》卷十第九作"形状"。
② 遂：《外台秘要》卷十二《鳖瘕方》作"忽"。
③ 随：《外台秘要》卷十二《鳖瘕方》作"堕"。
④ 状如鱼也：《太平圣惠方》卷四十八《治鱼瘕诸方》作"状如鱼，故以名也"。

十七、谷瘕候

人有能食而不大便，初有不觉为患，久乃腹内成块结，推之可动，故名为谷瘕也。

十八、腹内有毛候

人有因饮食内误有毛，随食入腹，则令渐渐羸瘦。但此病不说别有证状，当以举因食毛以知之。

中华医典 第四辑

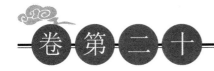

·疝病诸候·

凡十一论

一、诸疝候

诸疝者，阴气积于内，复为寒气所加，使荣卫不调，血气虚弱，故风冷入其腹内，而成疝也。疝者，痛也。或少腹痛，不得大小便；或手足厥冷，绕脐痛，自汗出；或冷气逆上抢心腹，令心痛；或里急而腹痛。此诸候非一，故云诸疝也。脉弦紧者，疝也。

二、寒疝候

寒疝者，阴气积于内，则卫气不行；卫气不行，则寒气盛也。故令恶寒不欲食，手足厥冷，绕脐痛，自汗出，遇寒即发，故云寒疝也。其脉弦紧者是也。

其汤熨针石，别有正方，补养宣导，今附于后。

《养生方导引法》云：蹲踞，以两手举足，蹲极横。治气冲肿痛，寒疝入上下，致肾气。

蹲踞，以两手捉趾令离地，低跟极横挽，自然一通，愈荣卫中痛。

三、寒疝心痛候

夫寒疝心痛，阴气积结所生也。阴气不散，则寒气盛，寒气盛则痛，上下无常处，冷气上冲于心，故令心痛也。

四、寒疝腹痛候

此由阴气积于内，寒气结搏而不散，腑脏虚弱，故风邪冷气与正气相击，则腹痛里急，故云寒疝腹痛也。

五、寒疝心腹痛候

此由腑脏虚弱，风邪客于其间，与真气相击，故痛。其痛随气上下，或上冲于心，或在于腹，皆由寒气所作，所以谓之寒疝心腹痛也。

六、寒疝积聚候

积聚者，由寒气在内所生也。血气虚弱，风邪搏于腑脏，寒多则气涩，气涩则生积聚也。积者阴气，五脏所生，始发不离其部，故上下有所穷已。聚者阳气，六腑所生也，故无根本，上下无所留止。但诸脏腑受邪，初未能为积聚，邪气留滞不去，乃成积聚。其为病也，或左右胁下如覆杯，或脐上下如臂，或胃脘间覆大如盘，羸瘦少气，或洒淅寒热，四肢不收，饮食不为肌肤，或累累如桃李，或腹满呕泄，寒即痛，故云寒疝积聚也。其脉驶而紧，积聚；浮而牢，积聚。牢强急者生，虚弱急者死。

七、七疝候

七疝者，厥疝、癥疝、寒疝、气疝、盘疝、胕疝、狼疝，此名七疝也。厥逆心痛，足寒，诸饮食吐不下，名曰厥疝也。腹中气乍满，心下尽痛，气积如臂，名曰癥疝也。寒饮食即胁下腹中尽痛，名曰寒疝也。腹中乍满乍减而痛，名曰气疝也。腹中痛，在脐旁，名曰盘疝也。腹中脐下有积聚[①]，名曰胕疝也。小腹与阴相引而痛，大便难，名曰狼疝也。凡七疝，皆由血气虚弱，饮食寒温不调之所生。

八、五疝候

一曰石疝，二曰血疝，三曰阴疝，四曰妒疝，五曰气疝，是为五疝也。而范汪所录华佗太一决疑双丸方，云治八否、五疝、积聚、伏热、留饮、往来寒热，而不的显五疝之状。寻此，皆由腑脏虚弱，饮食不节，血气不和，寒温不调之所生也。

九、心疝候

疝者，痛也。由阴气积于内，寒气不散，上冲于心，故使心痛，谓之心疝也。其痛也，或如锥刀所刺，或阴阴而痛，或四肢逆冷，或唇口变青，皆其候也。

十、饥疝候

阴气在内，寒气客于足阳明、手少阴之络，令食竟必饥，心为之痛，故谓之饥疝。

十一、疝瘕候

疝者，痛也；瘕者，假也。其病虽有结瘕，而虚假可推移，故谓之疝瘕也。由寒邪与脏腑相搏所成。其病，腹内急痛，腰背相引痛，亦引小腹痛。脉沉细而滑者，曰疝瘕；紧急而滑者，曰疝瘕。方云：干脯曝之不燥者，食之成疝瘕。

其汤熨针石，别有正方，补养宣导，今附于后。

《养生方导引法》云：挽两足指，五息止，引腹中气。去疝瘕，利

---

① 腹中：《太平圣惠方》卷四十八《治七疝诸方》作"腹中痛在"。

孔窍。

又云：坐，舒两脚，以两手捉大拇指，使足上头下，极挽，五息止，引腹中气遍行身体。去疝瘕病，利诸孔窍，往来易行。久行精爽，聪明修长。

·痰饮病诸候·

凡十六论

一、痰饮候

痰饮者，由气脉闭塞，津液不通，水饮气停在胸府，结而成痰。又，其人素盛，今瘦，水走肠间，漉漉有声①，谓之痰饮。其病也，胸胁胀满，水谷不消，结在腹内两肋，水入肠胃，动作有声，体重多唾，短气好眠，胸背痛，甚则上气咳逆，倚息短气，不能卧，其形如肿是也。脉偏弦为痰②，浮而滑为饮。

其汤熨针石，别有正方，补养宣导，今附于后。

《养生方导引法》云：左右侧卧，不息十二通，治痰饮不消。右有饮病，右侧卧；左有饮病，左侧卧。又有不消，气排之，左右各十有二息。治痰饮也。

二、痰饮食不消候

此由痰水结聚在胸府、膀胱之间，久而不散，流行于脾胃。脾恶湿，得水则胀，胀则不能消食也。或令腹里虚满，或水谷不消化，或时呕逆，皆其候也。

---

① 漉漉有声：《金匮要略》卷中第十二作"沥沥有声"。
② 痰：《外台秘要》卷八《痰饮论》作"饮"，疑误。

中华医典　第四辑

三、热痰候

热痰者，谓饮水浆结积所生也。言阴阳否隔，上焦生热，热气与痰水相搏，聚而不散，故令身体虚热，逆害饮食，头面噏噏而热，故云热痰也。

四、冷痰候

冷痰者，言胃气虚弱，不能宣行水谷，故使痰水结聚，停于胸膈之间，时令人吞酸气逆，四肢变青，不能食饮也。

五、痰结实候

此由痰水积聚在于胸府，遇冷热之气相搏，结实不消，故令人心腹否满，气息不安，头眩目暗，常欲呕逆，故言痰结实。

六、鬲痰风厥头痛候

鬲痰者，谓痰水在于胸鬲之上，又犯大寒，使阳气不行，令痰水结聚不散，而阴气逆上，上与风痰相结，上冲于头，即令头痛。或数岁不已，久连脑痛，故云鬲痰风厥头痛。若手足寒冷，至节即死。

七、诸痰候

诸痰者，此由血脉壅塞，饮水积聚而不消散，故成痰也。或冷，或热，或结实，或食不消，或胸腹否满，或短气好眠，诸候非一，故云诸痰。

八、流饮候

流饮者，由饮水多，水流走于肠胃之间，漉漉有声，谓之流饮。遇血气否涩，经络不行，水不宣通，停聚，溢于膀胱之间，即令人短气。将息遇冷，亦能虚胀。久不瘥，结聚而成癖也。

九、流饮宿食候

流饮宿食者，由饮水过多，水气流行在脾胃之间，脾得湿气，则不能消食，令人噫，则有宿食之气，腹胀满，亦壮热，或吞酸，皆其候也。

十、留饮候

留饮者，由饮酒后饮水多，水气停留于胸膈之间而不宣散，乃令人胁下痛，短气而渴，皆其候也。

十一、留饮宿食候

留饮宿食者，由饮酒后饮水多，水气停留于脾胃之间，脾得湿气，则不能消食，令人噫，气酸臭，腹胀满，吞酸，所以谓之留饮宿食也。

十二、癖饮候

此由饮水多，水气停聚两胁之间，遇寒气相搏，则结聚而成块，谓之癖饮。在胁下，弦亘起，按之则作水声。

十三、诸饮候

诸饮者，皆由荣卫气否涩，三焦不调，而因饮水多，停积而成痰饮。其为病也，或两胁胀满，或心胸烦闷，或眼暗口干，或呕逆短气，诸候非一，故云诸饮。

其汤熨针石，别有正方，补养宣导，今附于后。

《养生方导引法》云：行左之右之，侧卧，闭目，气不息十二通，治诸饮不消。右有饮病，左不息，排下消之。

又云：鸯行气，低头倚壁，不息十二通，以意排之，痰饮宿食从下部出，愈①。鹜行气者，身直颈曲，排气下行而一通②，愈宿食。久行自然能出，不须孔塞也。

十四、支饮候

支饮，谓饮水过多，停积于胸膈之间，支乘于心，故云支饮。其病，令人咳逆喘息③，身体如肿之状，谓之支饮也。

十五、溢饮候

溢饮，谓因大渴而暴饮水，水气溢于肠胃之外，在于皮肤之间，故言溢饮。令人身体疼重而多汗，是其候也。

十六、悬饮候

悬饮，谓饮水过多，留注胁下，令胁间悬痛，咳唾引胁痛，故云悬饮。

·癖病诸候·

凡十一论

一、癖候

夫五脏调和，则荣卫气理，荣卫气理，则津液通流，虽复多饮水浆，不能为病。若摄养乖方，三焦否隔。三焦否隔，则肠胃不能宣行，因饮水浆过多，便令停滞不散，更遇寒气，积聚而成癖。癖者，谓僻侧在于两胁之间，有时而痛是也。

---

① 愈：本书卷二十一《宿食不消候》作"自愈"。
② 排气下行而一通：本书卷二十一《宿食不消候》作"排气下行十二通"，义胜。
③ 咳逆喘息：《金匮要略》卷中第十二作"咳逆倚息，短气，不得卧"。

其汤熨针石，别有正方，补养宣导，今附于后。

《养生方》云：卧觉，勿饮水更眠，令人作水癖。

又云：饮水忽急咽，久成水癖。

又云：举两膝，夹两颊边，两手据地，蹲坐，故久行之，愈伏梁。伏梁者，宿食不消成癖，腹中如杯如盘。宿痛者，宿水宿气，癖数生痛。久行，肠化为筋，骨变为实。

二、久癖候

久癖，谓因饮水过多，水气壅滞，遇寒热气相搏，便成癖。在于两肋下，经久不瘥，乃结聚成形，段而起①，按之乃水鸣，积有岁年，故云久癖。

三、癖结候

此由饮水聚停不散，复因饮食相搏，致使结积在于胁下，时有弦亘起，或胀痛，或喘息短气，故云癖结。脉紧实者，癖结也。

四、癖食不消候

此由饮水结聚在于膀胱，遇冷热气相搏，因而作癖。癖者，冷气也。冷气久乘于脾，脾得湿冷，则不能消谷，故令食不消。使人羸瘦不能食，时泄利，腹内痛，气力乏弱，颜色黎黑是也。关脉细微而绝者，腹内有癖，不能食也。

五、寒癖候

寒癖之为病，是水饮停积，胁下弦强是也。因遇寒即痛，所以谓之寒癖。脉弦而大者，寒癖也。

---

① 段而起：本卷《癖饮候》作"弦亘起"。"段"，元本作"叚"。

六、饮癖候

饮癖者，由饮水过多，在于胁下不散，又遇冷气相触而痛，即呼为饮癖也。其状，胁下弦急，时有水声。

七、痰癖候

痰癖者，由饮水未散，在于胸府之间，因遇寒热之气相搏，沉滞而成痰也。痰又停聚，流移于胁肋之间，有时而痛，即谓之痰癖。

八、悬癖候

悬癖者，谓癖气在胁肋之间，弦亘而起，咳唾，则引胁下悬痛，所以谓之悬癖。

九、酒癖候

夫酒癖者，因大饮酒后，渴而引饮无度，酒与饮俱不散，停滞在于胁肋下，结聚成癖，时时而痛，因即呼为酒癖。其状胁下气急而痛①。

十、酒癖宿食不消候

此由饮酒多，食鱼脍之类，腹内否满，因而成渴，渴又饮水，水气与食结聚，兼遇寒气相加，所以成癖。癖气停积，乘于脾胃，胃得癖气，不能消化，故令宿食不消。腹内胀满，噫气酸臭，吞酸气急，所以谓之酒癖宿食不消也。

---

① 气：《外台秘要》卷八《酒癖饮方》作"弦"。

十一、饮酒人瘀癖菹痰候

夫饮酒人大渴，渴而饮水，水与酒停聚胸鬲之上，蕴积不散，而成癖也。则令呕吐宿水，色如菹汁、小豆汁之类，酸苦者，故谓之酒癖菹痰也。

·否噎病诸候·

凡八论

一、八否候

夫八否者，荣卫不和，阴阳隔绝，而风邪外入，与卫气相搏，血气壅塞不通，而成否也。否者，塞也，言腑脏否塞，不宣通也。由忧恚气积，或坠堕内损所致。其病，腹内气结胀满，时时壮热是也。其名有八，故云八否。而方家不的显其证状，范汪所录华佗太一决疑双丸方，云治八否、五疝、积聚、伏热、留饮、往来寒热，亦不说八否之名也。

二、诸否候

诸否者，荣卫不和，阴阳隔绝，腑脏否塞而不宣通，故谓之否。但方有八否、五否或六否，以其名状非一，故云诸否。其病之候，但腹内气结胀满，闭塞不通，有时壮热，与前八否之势不殊，故云诸否。

其汤熨针石，别有正方，补养宣导，今附于后。

《养生方导引法》云：正坐，努腰胸，仰举头，将两手指相对，向前捺席，使急。身如共头胸向下，欲至席还起，上下来去二七。去胸肋否、脏冷、臑疼闷、腰脊闷也。

中华医典　第四辑

三、噎候

夫阴阳不和，则三焦隔绝，三焦隔绝，则津液不利，故令气塞不调理也，是以成噎，此由忧恚所致。忧恚则气结，气结则不宣流，使噎。噎者，噎塞不通也。

四、五噎候

夫五噎，谓一曰气噎，二曰忧噎，三曰食噎，四曰劳噎，五曰思噎。虽有五名，皆由阴阳不和，三焦隔绝，津液不行，忧恚嗔怒所生，谓之五噎。噎者，噎塞不通也。

五、气噎候

此由阴阳不和，脏气不理，寒气填于胸鬲，故气噎塞不通，而谓之气噎。令人喘悸，胸背痛也。

六、食噎候

此由脏气冷而不理，津液涩少而不能传行饮食，故饮食入，则噎塞不通，故谓之食噎。胸内痛，不得喘息，食不下，是故噎也。

七、久寒积冷候

此患由血气衰少，腑脏虚弱，故令风冷之气独盛于内，其冷气久积不散，所以谓之久寒积冷也。其病，令人羸瘦，不能饮食，久久不瘥，更触犯寒气，乃变成积聚，吐利而呕逆也。

八、腹内结强候

此由荣卫虚弱，三焦不调，则令虚冷在内，蓄积而不散也。又，饮食气与冷气相搏，结强而成块，有上有下，或沉或浮，亦有根亦无根，或左或右也，故谓之腹内结强。久而不瘥，积于年岁，转转长大，乃变成癥瘕病也。

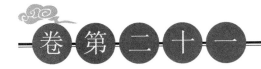

·脾胃病诸候①·

凡五门

一、脾胃气虚弱不能饮食候

脾者，脏也。胃者，腑也。脾胃二气，相为表里。胃为水谷之海，主受盛饮食者也。脾气磨而消之，则能食。今脾胃二气俱虚弱，故不能饮食也。尺脉浮滑，不能饮食②，速疾者③，食不消，脾不磨也。

二、脾胃气不和不能饮食候

脾者，脏也。胃者，腑也。脾胃二气，相为表里。胃受谷而脾磨之，二气平调，则谷化而能食。若虚实不等，水谷不消，故令腹内虚胀，或泄，不能饮食，所以谓之脾胃气不和不能饮食也。

其汤熨针石，别有正方，补养宣导，今附于后。

《养生方导引法》云：欹身，两手一向偏侧，急努身舒头，共手竞扒相牵，渐渐一时尽势。气共力皆和，来去左右亦然，各三七。项前后两角缓舒

---

① 脾胃病诸候：原作"脾胃诸病"，据本书底本目录及体例改。

② 不能饮食：《外台秘要》卷八《脾胃弱不能食方》无此四字。

③ 速疾者：《脉经》卷四第二作"而疾者"。

手，如是似向外扒，放纵身心，摇三七，递互亦然。去太仓不和、臂腰虚闷也。

三、胃反候

荣卫俱虚，其血气不足，停水积饮在胃脘则脏冷，脏冷则脾不磨，脾不磨则宿谷不化，其气逆而成胃反也。则朝食暮吐，暮食朝吐，心下牢，大如杯，往往寒热，甚者食已即吐。其脉紧而弦，紧则为寒，弦则为虚，虚寒相搏，故食已即吐，名为胃反。

四、五脏及身体热候

荣卫不调，阴阳否隔，若阳气虚，阴气盛，则生寒冷之病。今阴气虚，阳气实，故身体五脏皆生热，其状噏噏而热，唇口干，小便赤也。

五、肺萎候

肺主气，为五脏上盖。气主皮毛，故易伤于风邪。风邪伤于腑脏，而血气虚弱，又因劳役大汗之后，或经大下而亡津液，津液竭绝，肺气壅塞，不能宣通诸脏之气，因成肺萎也。其病，咳唾而呕逆涎沫，小便数是也。咳唾咽燥，欲饮者，必愈。欲咳而不能咳，唾干沫，而小便不利者，难治。诊其寸口脉数，肺萎也，甚则脉浮弱。

· 呕哕病诸候① ·

凡六论

一、干呕候

干呕者，胃气逆故也。但呕而欲吐，吐而无所出，故谓之干呕。

二、呕哕候

呕哕之病者，由脾胃有邪，谷气不治所为也。胃受邪气则呕。脾受邪气，脾胀气逆，遇冷折之，气不通，则哕也。

三、哕候

脾胃俱虚，受于风邪，故令新谷入胃不能传化，故谷之气与新谷相干，胃气则逆。胃逆，则脾胀气逆，因遇冷折之，则哕也。右手关上脉沉而虚者，善哕也。

四、呕吐候

呕吐者，皆由脾胃虚弱，受于风邪所为也。若风邪在胃，则呕。鬲间有停饮，胃内有久寒，则呕而吐。其状，长太息，心里澹澹然，或烦满而大便难，或溏泄，并其候也。

其汤熨针石，别有正方，补养宣导，今附于后。

《养生方》云：八月勿食姜，一云被霜瓜，向冬发寒热及温病，食欲吐，或心中停饮不消，或为反胃。

---

① 呕哕病诸候：原作"呕哕诸病"，据本书底本目录及体例改。

《养生方导引法》云：正坐，两手向后捉腕，反向拓席①，尽势，使腹弦弦，上下七，左右换手亦然。除腹肚冷风、宿气积②、胃口冷、食饮进退、吐逆不下。

又云：偃卧，展胫③两手，左右跷两足踵④，以鼻内气，自极七息。除腰中病、食苦⑤。

又云：坐，直舒两脚，以两手挽两足，自极十二通。愈肠胃不能受食，吐逆。以两手直叉两脚底，两脚痛舒。以头枕膝上，自极十二通。愈肠胃不能受食，吐逆。

五、噫醋候

噫醋者，由上焦有停痰，脾胃有宿冷，故不能消谷，谷不消，则胀满而气逆，所以好噫而吞酸，气息醋臭。

六、恶心候

恶心者，由心下有停水积饮所为也。心主火，脾主土，土性克水，今脾虚则土气衰弱，不能克消水饮，水饮之气不散，上乘于心，复遇冷气所加之，故令火气不宣，则心里澹澹然欲吐，名为恶心也。

---

① 向：原无，据本书卷二《风冷候》及《外台秘要》卷六《呕逆吐方》补。
② 积：《外台秘要》卷六《呕逆吐方》作"或"，连下句。
③ 展胫：《外台秘要》卷六《呕逆吐方》作"展两胫"。
④ 右：原无，据《外台秘要》卷六《呕逆吐方》补。
⑤ 除腰中病、食苦：《外台秘要》卷六《呕逆吐方》作"除腹中病，食苦呕"，疑是。

·宿食不消病诸候·

凡四论

一、宿食不消候

宿食不消，由脏气虚弱，寒气在于脾胃之间，故使谷不化也。宿谷未消，新谷又入，脾气既弱，故不能磨之，则经宿而不消也。令人腹胀气急，噫气醋臭，时复憎寒壮热是也，或头痛如疟之状。寸口脉浮大，按之反涩，尺脉亦微而涩者，则宿食不消也。

其汤熨针石，别有正方，补养宣导，今附于后。

《养生方导引法》云：凡食讫，觉腹内过饱，肠内先有宿气，常须食前后，两手撩膝，左右欹身，肚腹向前，努腰就肚，左三七，右二七，转身按腰脊，极势。去大仓腹内宿气不化①，脾痹肠瘦，脏腑不和。得令腹胀满，日日消除。

又云：闭口微息，正坐，向王气，张鼻取气，逼置脐下，小口微出十二通气，以除结聚。低头不息十二通，以消饮食，令身轻强。行之，冬月不寒。

又云：端坐伸腰，举右手，仰掌，以左手承左胁。以鼻内气，自极七息。所除胃寒、食不变则愈。

又云：鹜行气，低头倚壁，不息十二通，以意排之②，痰饮宿食从下部出，自愈。鹜行气者，身直颈曲，排气下行十二通，愈宿食。

又云：雁行气，低臂推膝踞，以绳自缚拘左，低头，不息十二通。消食轻身，益精神，恶气不入，去万邪。一本云：正坐，仰天，呼吸天精，解酒食饮饱。出气吐之数十，须臾立饥且醒。夏月行之，令人清凉。

---

① 大：疑"太"字之误。
② 之：原无，据本书卷二十《诸饮候》补。

二、食伤饱候

夫食过于饱，则脾不能磨消，令气急烦闷，睡卧不安。寸口脉盛而紧者，伤于食。脉缓大而实者，伤于食也。

其汤熨针石，别有正方，补养宣导，今附于后。

《养生方导引法》云：若腹中满，食饮若饱，端坐伸腰，以口内气数十，满吐之，以便为故，不便复为之。有寒气，腹中不安，亦得之[1]。

又云：端坐伸腰，口内气数十。除腹中满、食饮过饱、寒热、腹中痛病。

三、谷劳候

脾胃虚弱，不能传消谷食，使腑脏气否塞。其状，令人食已则卧，肢体烦重，而嗜眠是也。

四、卒食病似伤寒候

此由脾胃有伏热，因食不消，所以发热，状似伤寒，但言身不疼痛为异也。

---

[1] 得：本书卷十六《腹胀候》作"行"。

中华医典 第四辑

·水肿病诸候·

凡二十二论

一、水肿候

肾者主水，脾胃俱主土，土性克水。脾与胃合，相为表里。胃为水谷之海，今胃虚，不能传化水气，使水气渗溢经络，浸渍腑脏。脾得水湿之气，加之则病。脾病，则不能制水，故水气独归于肾。三焦不泻，经脉闭塞，故水气溢于皮肤，而令肿也。其状，目裹上微肿，如新卧起之状，颈脉动，时咳，股间冷，以手按肿处，随手而起，如物裹水之状，口苦舌干，不得正偃，偃则咳清水，不得卧，卧则惊，惊则咳甚，小便黄涩是也。

水病有五不可治：第一，唇黑伤肝；第二，缺盆平伤心；第三，脐出伤脾①；第四，足下平满伤肾；第五，背平伤肺。凡此五伤，必不可治。

脉沉者水也。脉洪大者可治，微细者死。

其汤熨针石，别有正方，补养宣导，今附于后。

《养生方》云：十一月，勿食经夏自死肉脯，内动于肾，喜成水病。

《养生方导引法》云：虾蟆行气，正坐，动摇两臂，不息十二通。以治五劳、水肿之病。

又云：人卧，勿以脚悬踏高处，不久遂致成肾水也。

二、水通身肿候

水病者，由肾脾俱虚故也。肾虚不能宣通水气，脾虚又不能制水，故水气盈溢，渗液皮肤，流遍四肢，所以通身肿也。令人上气体重，小便黄涩，肿处按之随手而起是也。

---

① 脐出：《外台秘要》卷二十《水肿方》作"脐凸"。

三、风水候

风水病者，由脾肾气虚弱所为也。肾劳则虚，虚则汗出，汗出逢风，风气内入，还客于肾，脾虚又不能制于水，故水散溢皮肤，又与风湿相搏，故云风水也。令人身浮肿，如裹水之状，颈脉动，时咳，按肿上，凹而不起也，骨节疼痛，而恶风是也。脉浮大者，名曰风水也。

四、十水候

十水者，青水、赤水、黄水、白水、黑水、悬水①、风水、石水、暴水②、气水也。青水者，先从面目，肿遍一身，其根在肝。赤水者，先从心肿③，其根在心。黄水者，先从腹肿，其根在脾。白水者，先从脚肿，上气而咳④，其根在肺。黑水者，先从脚趺肿，其根在肾。悬水者，先从面肿至足，其根在胆。风水者，先从四肢起，腹满大，目尽肿⑤，其根在胃。石水者，先从四肢，小腹肿独大⑥，其根在膀胱。暴水者，先腹满⑦，其根在小肠。气水者，乍盛乍虚⑧，乍来乍去，其根在大肠。皆由荣卫否涩，三焦不调，腑脏虚弱所生。虽名证不同，并令身体虚肿，喘息上气，小便黄涩也。

五、大腹水肿候

夫水肿病者，皆由荣卫否涩⑨，肾脾虚弱所为。而大腹水肿者，或因大病之后，或积虚劳损，或新热食竟，入于水，自渍及浴，令水气不散⑩，流

---

① 悬水：《中藏经》卷中第四十三作"玄水"。
② 暴水：《中藏经》卷中第四十三及《医心方》卷十第二十均作"里水"。
③ 心：《中藏经》卷中第四十三作"胸"。
④ 上气而咳：《中藏经》卷中第四十三作"上气喘嗽"。
⑤ 目：《中藏经》卷中第四十三、《千金翼方》卷十九第三均作"身"，疑是。
⑥ 先从四肢，小腹肿独大：《中藏经》卷中第四十三作"起脐下，而腹独大"。
⑦ 先腹满：《中藏经》卷中第四十三作"先从小腹胀而不肿，渐渐而肿也"，其本注云"一作小腹胀而暴肿也"。
⑧ 虚：《中藏经》卷中第四十三作"衰"。
⑨ 皆由：《医心方》卷十第十八无"由"字。
⑩ "入于水"至"令"：《医心方》卷十第十八作"入水自渍，及浴冷"。

溢肠外①，三焦闭塞，小便不通，水气结聚于内，乃腹大而肿。故四肢小，阴下湿，手足逆冷，腰痛，上气，咳嗽，烦疼，故云大腹水肿。

六、身面卒洪肿候

身面卒洪肿者，亦水病之候，肾脾虚弱所为。肾主水，肾虚，故水妄行。脾主土②，脾虚不能克制水，故水流溢，散于皮肤，令身体卒然洪肿，股间寒，足胻壅是也。

七、石水候

肾主水，肾虚则水气妄行，不依经络，停聚结在脐间，小腹肿大，坚如石，故云石水。其候，引胁下胀痛，而不喘是也。脉沉者，名曰石水。尺脉微大，亦为石水。肿起脐下，至小腹垂垂然，上至胃脘，则死不治。

八、皮水候

肺主于皮毛，肾主于水。肾虚则水妄行，流溢于皮肤，故令身体面目悉肿，按之没指，而无汗也。腹如故而不满，亦不渴，四肢重，而不恶风是也。脉浮者，名曰皮水也。

九、水肿咳逆上气候

肾主水，肺主气。肾虚不能制水，故水妄行，浸溢皮肤，而身体肿满。流散不已，上乘于肺，肺得水而浮，浮则上气而咳嗽也。

十、水肿从脚起候

肾者，阴气，主于水，而又主腰脚。肾虚，则腰脚血气不足，水之流

---

① 肠：《医心方》卷十第十八作"腹"。
② "肾脾虚弱"至"脾主土"：此段《医心方》卷十第二十三无。

溢，先从虚而入，故腰脚先肿也。

十一、水分候

水分者，言肾气虚弱，不能制水，令水气分散，流布四肢，故云水分。但四肢皮肤虚肿，聂聂而动者，名水分也。

十二、毛水候

夫水之病，皆由肾虚所为，肾虚则水流散经络，始溢皮毛。今此毛水者，乃肺家停积之水，流溢于外。肺主皮毛，故余经未伤，皮毛先肿，因名毛水。

十三、疸水候

水病，无不由脾肾虚所为。脾肾虚，则水妄行，盈溢皮肤，而令身体肿满。此疸水者，言脾胃有热，热气流于膀胱，使小便涩而身面尽黄，腹满如水状，因名疸水也。

十四、燥水候

燥水，谓水气溢于皮肤，因令肿满，以指画肉上，则隐隐成文字者，名曰燥水也。

十五、湿水候

湿水者，谓水气溢于皮肤，因令肿满，以指画肉上，随画随散，不成文字者，名曰湿水也。

十六、犯土肿候

犯土之病，由居住之处穿凿地土，犯之土气而致病也。令人身之肌肉、

中华医典 第四辑

头面、遍体尽肿满气急，故谓之犯土也。

十七、不伏水土候

不伏水土者，言人越在他境，乍离封邑，气候既殊，水土亦别，因而生病，故云不伏水土。病之状，身体虚肿，或下利而不能食，烦满气上是也。

十八、二十四水候

夫水之病，皆生于腑脏。方家所出，立名不同，亦有二十四水，或十八水，或十二水，或五水，不的显名证。寻其病根，皆由荣卫不调，经脉否涩，脾胃虚弱，使水气流溢，盈散皮肤，故令遍体肿满，喘息上气，目裹浮肿，颈脉急动，不得眠卧，股间冷，小便不通，是其候也。

十九、水癥候

水癥者，由经络否涩，水气停聚在于腹内，大小肠不利所为也。其病，腹内有结块坚强，在两胁间，膨膨胀满，遍身肿，所以谓之水癥。

二十、水瘕候

水瘕者，由经络否涩，水气停聚在于心下，肾经又虚，不能宣利溲便，致令水气结聚，而成形段①，在于心腹之间，抑按作水声，但欲饮而不用食，遍身虚肿是也。

二十一、水蛊候

此由水毒气结聚于内，令腹渐大，动摇有声，常欲饮水，皮肤粗黑，如似肿状，名水蛊也。

---

① 段:《外台秘要》卷二十《水瘕方》作"瘕"。

二十二、水癖候

　　水癖，由饮水浆不消，水气结聚而成癖，在于两胁之侧，转动便痛，不耐风寒，不欲食而短气是也。癖者，谓僻侧在于胁间，故受名也。

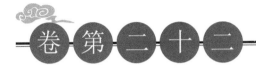

·霍乱病诸候·

凡二十四论

一、霍乱候

霍乱者，由人温凉不调，阴阳清浊二气有相干乱之时。其乱在于肠胃之间者，因遇饮食而变发，则心腹绞痛。其有先心痛者，则先吐。先腹痛者，则先利。心腹并痛者，则吐利俱发。挟风而实者，身发热，头痛体疼，而复吐利。虚者，但吐利，心腹刺痛而已。亦有饮酒食肉，腥脍生冷过度，因居处不节，或露卧湿地，或当风取凉，而风冷之气归于三焦，传于脾胃，脾胃得冷则不磨，不磨则水谷不消化，亦令清浊二气相干，脾胃虚弱，便为吐利[1]，水谷不消，则心腹胀满[2]，皆成霍乱。

霍乱有三名：一名胃反，言其胃气虚逆，反吐饮食也；二名霍乱，言其病挥霍之间，便致缭乱也；三名走哺，言其哺食变逆者也。

诊其脉来代者，霍乱。又脉代而绝者，亦霍乱也。霍乱，脉大可治，微细不可治。霍乱吐下，脉微迟，气息劣，口不欲言者，不可治。

《养生方》云：七月食蜜[3]，令人暴下，发霍乱。

---

① 便为吐利：《外台秘要》卷六《霍乱病源论》作"便生吐痢"。

② 则心：《外台秘要》卷六《霍乱病源论》作"则令心"。

③ 七月食蜜：《千金要方》卷二十六第五作"七月勿食生蜜"。

二、霍乱心腹痛候

冷热不调，饮食不节，使人阴阳清浊之气相干，而变乱于肠胃之间，则成霍乱。霍乱而心腹痛者，是风邪之气客于脏腑之间，冷气与真气相击，或上攻心，或下攻腹，故心腹痛也。

三、霍乱呕吐候

冷热不调，饮食不节，使人阴阳清浊之气相干，而变乱于肠胃之间，则成霍乱。霍乱而呕吐者，是冷气客于腑脏之间，或上攻于心，则心痛；或下攻于腹，则腹痛。若先心痛者，则先吐；先腹痛者，则先利。而此呕吐，是冷入于胃，胃气变乱，冷邪既盛，谷气不和，胃气逆上，故呕吐也。

四、霍乱心腹胀满候

冷热不调，饮食不节，使人阴阳清浊之气相干，而变乱于肠胃之间，则成霍乱。霍乱而心腹胀满者，是寒气与脏气相搏，真邪相攻，不得吐利，故令心腹胀满。其有吐利过多，脏虚，邪犹未尽，邪搏于气，气不宣发，亦令心腹胀满。

五、霍乱下利候

冷热不调，饮食不节，使人阴阳清浊之气相干，而变乱于肠胃之间，则成霍乱。霍乱而下利，是冷气先入于肠胃，肠胃之气得冷，则交击而痛，故霍乱若先腹痛者，则先利也。

六、霍乱下利不止候

冷热不调，饮食不节，使人阴阳清浊之气相干，而变乱于肠胃之间，则成霍乱。霍乱而下利不止者，因肠胃俱冷，而挟宿虚，谷气不消，肠滑，故洞下不止也。利不止，虚冷气极，冷入于筋，则变转筋。其胃虚，冷气乘之，亦变呕哕。

七、霍乱欲死候

冷热不调，饮食不节，使人阴阳清浊之气相干，而变乱于肠胃之间，则成霍乱。霍乱欲死者，由饮食不消，冷气内搏，或未得吐利，或虽得吐利①，冷气未歇，致真邪相干，阴阳交争，气厥不理，则烦闷逆满，困乏，故欲死也。

八、霍乱呕哕候

冷热不调，饮食不节，使人阴阳清浊之气相干，而变乱于肠胃之间，则成霍乱。霍乱而呕哕者，由吐利后，胃虚而逆则呕。气逆，遇冷折之，气不通则哕。

九、霍乱烦渴候

冷热不调，饮食不节，使人阴阳清浊之气相干，而变乱于肠胃之间，则成霍乱。霍乱而烦渴者，由大吐逆，上焦虚，气不调理，气乘于心则烦闷。大利则津液竭，津液竭则脏燥，脏燥则渴。烦渴不止则引饮，引饮则利，亦不止也。

十、霍乱心烦候

冷热不调，饮食不节，使人阴阳清浊之气相干，而变乱于肠胃之间，则成霍乱。霍乱而心烦者，由大吐大利，腑脏气暴极。夫吐者，胃气逆也。利者，肠虚也。若大吐大利，虚逆则甚，三焦不理，五脏未和，冷搏于气，逆上乘心，故心烦。亦有未经吐利心烦者，是冷气入于肠胃，水谷得冷则不消，蕴瘀不宣，气亦逆上，故亦心烦。

---

① 虽得吐利：《医心方》卷十一第十三作"虽吐利"。

十一、霍乱干呕候

冷热不调，饮食不节，使人阴阳清浊之气相干，而变乱于肠胃之间，则成霍乱。霍乱干呕者，由吐下之后，脾胃虚极[①]，三焦不理，气否结于心下，气时逆上，故干呕。干呕者，谓欲呕而无所出也。若更遇冷，冷折于胃气，胃气不通，则变成哕。

十二、霍乱心腹筑悸候

冷热不调，饮食不节，使人阴阳清浊之气相干，而变乱于肠胃之间，则成霍乱。霍乱而心腹筑悸者，由吐下之后，三焦五脏不和，而水气上乘于心故也。肾主水，其气通于阴。吐下[②]，三焦五脏不和，故脾气亦虚[③]，不能制水，水不下宣，与气俱上乘心。其状，起脐下，上从腹至心，气筑筑然而悸动不定也。

十三、霍乱呕而烦候

冷热不调，饮食不节，使人阴阳清浊之气相干，而变乱于肠胃之间，则成霍乱。霍乱呕而烦者，由吐下后胃虚而气逆，故呕也。气逆乘心，故烦。所以呕而烦也。

十四、干霍乱候

冷热不调，饮食不节，使人阴阳清浊之气相干，而变乱于肠胃之间，则成霍乱。霍乱者，多吐利也。干霍乱者，是冷气搏于肠胃，致饮食不消，但腹满烦乱，绞痛，短气。其肠胃先挟实，故不吐利，名为干霍乱也。

---

① 虚极：《医心方》卷十一第八作"虚冷"。
② 吐下：《外台秘要》卷六《霍乱脐上筑方》作"若吐下，则"。
③ 脾：疑"肾"字之误，元本、宋本作"肾"。

十五、霍乱四逆候

冷热不调，饮食不节，使人阴阳清浊之气相干，而变乱于肠胃之间，则成霍乱。霍乱而大吐下后，其肠胃俱虚，乃至汗出，其脉欲绝，手足皆冷，名为四逆。四逆者，谓阴阳卒厥绝也。

十六、霍乱转筋候

冷热不调，饮食不节，使人阴阳清浊之气相干，而变乱于肠胃之间，则成霍乱。霍乱而转筋者，由冷气入于筋故也。足之三阴三阳之筋，起于人足指，手之三阴三阳之筋，起于手指，并循络于身。夫霍乱大吐下之后，阴阳俱虚，其血气虚极，则手足逆冷，而荣卫不理，冷搏于筋，则筋为之转。冷入于足之三阴三阳，则脚筋转；入于手之三阴三阳，则手筋转。随冷所入之筋，筋则转。转者，皆由邪冷之气击动其筋而移转也。

十七、中恶霍乱候

冷热不调，饮食不节，使人阴阳清浊之气相干，而变乱于肠胃之间，则成霍乱。而云中恶者，谓鬼气卒中于人也。其状卒然心腹绞痛，而客邪内击，与饮食、寒冷相搏，致阴阳之气亦相干乱，肠胃虚，则变吐利烦毒，为中恶霍乱也。

十八、霍乱诸病候

霍乱之病，由冷热不调，饮食不节，阴阳错乱，清浊之气相干，在肠胃之间。发则心腹绞痛吐利。腑脏虚弱，或烦，或渴，或呕哕，或手足冷，或本挟宿疹，今因虚而发也。

十九、霍乱后诸病候

冷热不调，饮食不节，使人阴阳清浊之气相干，而变乱于肠胃之间，则成霍乱。而霍乱之后，荣卫未和调，腑脏尚虚冷，或吐利不止，呕逆未定，或宿疹乘虚而发，更生诸病也。

二十、霍乱后烦躁卧不安候

冷热不调，饮食不节，使人阴阳清浊之气相干，而变乱于肠胃之间，则成霍乱。霍乱之后而烦躁卧不安者，由吐下之后，腑脏虚极，阴阳未理，血虚气乱，故血气之行未复常度，内乘于腑脏，故烦躁而不得安卧也。

二十一、霍乱后不除候

冷热不调，饮食不节，使人阴阳清浊之气相干，而变乱于肠胃之间，则成霍乱。霍乱之后而不除者，由吐胸膈宿食不尽，或不得吐而但利，其冷气不散，因而著食入胃，胃气未和，故犹胀痛烦满，谓之不除也。

二十二、转筋候

转筋者，由荣卫气虚，风冷气搏于筋故也。手足之三阴三阳之筋，皆起于手足指，而并络于身。若血气不足，阴阳虚者，风冷邪气中于筋，随邪所中之筋，筋则转。转者，谓其转动也。经云：足太阳下，血气皆少，则喜转筋，喜踵下痛者[①]，是血气少，则易虚[②]，虚而风冷乘之故也。诊其左手关上，肝脉也。沉为阴，阴实者，肝实也，苦肉动转筋。左手尺中名神门以候肾[③]，足少阴经也。浮为阳，阳虚者，病苦转筋。

其汤熨针石，别有正方，补养宣导，今附于后。

《养生方导引法》云：偃卧，展两胫两手，外踵者相向[④]，以鼻内气，自极七息。除两膝寒、胫骨疼、转筋。

又云：覆卧，傍视，立两踵，伸腰，鼻内气。去转筋。

---

① 喜：《外台秘要》卷六《霍乱转筋方》作"若"。
② 易虚：《外台秘要》卷六《霍乱转筋方》作"阳虚"。
③ 以候肾：《外台秘要》卷六《霍乱转筋方》作"以后脉"。
④ 外踵者相向：本书卷一《风不仁候》作"足外踵，指相向"，义胜。

中华医典 第四辑

又云：张胫两足指，号五息①，令人不转筋。极自用力张脚，痛挽两指②，号言宽大。去筋节急挛躄痛。久行，身开张。

又云：覆卧，傍视，立两踵，伸腰，以鼻内气，自极七息已。除脚中弦痛、转筋、脚酸疼。一本云治脚弱。

二十三、筋急候

凡筋中于风热则弛纵，中于风冷则挛急。十二经筋，皆起于手足指，循络于身也。体虚弱，若中风寒，随邪所中之筋，则挛急不可屈伸。

其汤熨针石，别有正方，补养宣导，今附于后。

《养生方导引法》云：两手抱足，头不动，足向口面，不受气③，众节气散，来往三七。欲得捉足，左右侧身，各各急挽，腰不动。去四肢腰上下髓内冷、血脉冷、筋急。

又云：一足向前互跪，押端极势，一手向前，长努拓势，一足向后屈，一手搦解溪，急挽尽势。膝头楼席④，使急，面头渐举，气融散流上下⑤，左右换易四七。去腰、伏兔、腋下闷疼、髓筋急。

又云：长舒一足，屈一足，两手抱膝三里，努膝向前，身却挽一肘取势⑥，气内散消，如似骨解，递互换足，各别三七。渐渐去髀脊冷风、冷血、筋急。

又云：张胫两足指，号五息止，令人不转筋。极自用力张脚，痛挽两足指，号言宽大。去筋节急挛躄痛。久行，身开张。

又云：双手反向拓腰，仰头向后努急，手拓处不动，展两肘头相向，极势三七。去两臂髆筋急、冷血、咽骨掘弱。

又云：一手拓前极势长努，一手向后长舒尽势，身似天形，左右迭互换手亦二七，腰脊不动。去身内八节骨内冷血、筋髓虚、项髆急。

又云：一足踏地，一手向前长舒，一足向后极势，长舒一手一足，一时

---

① 五息：本卷《筋急候》作"五息止"。
② 挽两指：本卷《筋急候》作"挽两足指"，义胜。
③ 不受气：本书卷三十四《诸痔候》作"受气"。
④ 楼：疑"搂"字之误，宋本作"搂"。
⑤ 上下：宋本作"向下"，连上句。
⑥ 身却挽一肘：本书卷二《风冷候》作"身却挽，一时"。

尽意，急振二七。左右亦然。去髓疼筋急、百脉不和。

又云：两手掌倒拓两髆井前，极势，上下傍两掖，急努振摇，来去三七，竟。手不移处，努两肘向上急势，上下振摇二七，欲得卷两手七，自相将三七①。去项髆筋脉急劳。一手屈卷向后左②，一手捉肘头向内挽之，上下一时尽势。屈手散放，舒指三，左转手③，皆极势四七。调肘髆骨筋急。张两手④，拓向上极势，上下来往三七。手不动，将两肘向极势七⑤。不动手肘臂，侧身极势，左右回三七。去胫骨冷气风急⑥。

二十四、结筋候

凡筋中于风热则弛纵，中于风冷则挛急。十二经之筋，皆起于手足指，而络于身也。体虚者，风冷之气中之，冷气停积，故结聚，谓之结筋也。

---

① 自：本书卷二《风冷候》作"因"。
② 一手屈卷向后左：本书卷二《风冷候》作"一手屈拳向左"，无"后"字。
③ 左：本书卷二《风冷候》作"方"。
④ 张：本书卷二《风冷候》作"强"，连上句。
⑤ 向：本书卷二《风冷候》作"向上"。
⑥ 胫：本书卷二《风冷候》作"颈"。

中华医典　第四辑

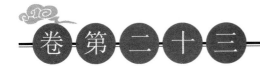

·中恶病诸候·

凡十四论

一、中恶候

中恶者，是人精神衰弱，为鬼神之气卒中之也①。夫人阴阳顺理，荣卫调平，神守则强，邪不干正。若将摄失宜，精神衰弱，便中鬼毒之气。其状，卒然心腹刺痛，闷乱欲死。凡卒中恶，腹大而满者，诊其脉，紧大而浮者死②，紧细而微者生。

又，中恶吐血数升，脉沉数细者死，浮焱如疾者生。中恶者差后，余势停滞，发作则变成注。

二、中恶死候

中鬼邪之气，卒然心腹绞痛闷绝，此是客邪暴盛，阴阳为之离绝，上下不通，故气暴厥绝如死。良久，其真气复，生也③。而有乘年之衰，逢月之空，失时之和，谓之三虚。三虚而腑脏衰弱，精神微羸，中之，则真气竭

① 神：《外台秘要》卷二十八《中恶方》作"邪"。
② 紧大而浮者死：其上《脉经》卷四第七有"大而缓者生"。
③ 生也：《外台秘要》卷二十八《中恶方》作"则生也"。

绝，则死。其得瘥者，若余势停滞，发作则变成注。

三、尸厥候

尸厥者，阴气逆也①。此由阳脉卒下坠，阴脉卒上升，阴阳离居，荣卫不通，真气厥乱，客邪乘之，其状如死，犹微有息而不恒，脉尚动而形无知也。听其耳内，循循有如啸之声，而股间暖是也。耳内虽无啸声，而脉动者，故当以尸厥治之。

诊其寸口脉，沉大而滑。沉即为实，滑即为气，实气相搏，身温而汗，此为入腑，虽卒厥不知人，气复则自愈也。若唇正青②，身冷，此为入脏，亦卒厥不知人，即死。候其左手关上脉，阴阳俱虚者，足厥阴、足少阳俱虚也，病苦恍惚，尸厥不知人③，妄有所见。

四、卒死候

卒死者，由三虚而遇贼风所为也。三虚，谓乘年之衰，一也；逢月之空，二也；失时之和，三也。人有此三虚，而为贼风所伤，使阴气偏竭于内，阳气阻隔于外，二气壅闭，故暴绝如死。若腑脏气未竭者，良久乃苏。然亦有挟鬼神之气而卒死者，皆有顷邪退，乃活也。

凡中恶及卒忤，卒然气绝，其后得苏。若其邪气不尽者，停滞心腹，或心腹痛，或身体沉重，不能饮食，而成宿疹，皆变成注。

五、卒忤候

卒忤者，亦名客忤，谓邪客之气卒犯忤人精神也。此是鬼厉之毒气，中恶之类。人有魂魄衰弱者，则为鬼气所犯忤，喜于道间门外得之。其状，心腹绞痛胀满，气冲心胸，或即闷绝，不复识人，肉色变异。腑脏虚竭者，不即治，乃至于死。然其毒气有轻重，轻者微治而瘥，重者侵克腑脏，虽当时救疗，余气停滞，久后犹发，乃变成注。

---

① 阴：《太平圣惠方》卷五十六《治尸厥诸方》作"阴阳"。
② 正青：《太平圣惠方》卷五十六《治尸厥诸方》作"面青"。
③ 尸厥：《外台秘要》卷二十八《尸厥方》无此二字。

中华医典 第四辑

六、卒忤死候

犯卒忤，客邪鬼气，卒急伤人，入于腑脏，使阴阳离绝，气血暴不通流，奄然厥绝，如死状也。良久，阴阳之气和，乃苏。若腑脏虚弱者，即死。亦有虽瘥而毒气不尽①，时发，则心腹刺痛，连滞变成注。

七、鬼击候

鬼击者，谓鬼厉之气击著于人也。得之无渐，卒著，如人以刀矛刺状，胸胁腹内绞急切痛，不可抑按，或吐血，或鼻中出血，或下血。一名为鬼排，言鬼排触于人也。人有气血虚弱，精魂衰微，忽与鬼神遇相触突，致为其所排击，轻者困而获免，重者多死。

八、卒魇候②

卒魇者，屈也，谓梦里为鬼邪之所魇屈。人卧不悟，皆是魂魄外游，为他邪所执录，欲还未得，致成魇也。忌火照，火照则神魂遂不复入，乃至于死。而人有于灯光前魇者，是本由明出，是以不忌火也。

其汤熨针石，别有正方，补养宣导，今附于后。

《养生方导引法》云：拘魂门，制魄户，名曰握固法。屈大母指，著四小指内抱之，积习不止，眠时亦不复开。令人不魇魅。

又云：入魇，勿然明唤之③，魇死不疑。暗唤之唯好④。得远唤，亦不得近而急唤，亦喜失魂魄。

九、魇不寤候

人眠睡，则魂魄外游，为鬼邪所魇屈。其精神弱者，魇则久不得寤，乃

---

① 瘥：《外台秘要》卷二十八《卒死方》作"苏"。
② 卒魇候：本书底本目录作"卒魇死候"。
③ 勿然：《外台秘要》卷二十八《卒魇方》作"忽然"，义胜。
④ 唯：《外台秘要》卷二十八《卒魇方》置之于"好"之后，连下句。

至气暴绝。所以须傍人助唤，并以方术治之乃苏。

十、自缢死候

人有不得意志者，多生忿恨，往往自缢，以绳物系颈，自悬挂致死，呼为自缢。若觉早，虽已死，徐徐捧下，其阴阳经络虽暴壅闭，而脏腑真气故有未尽，所以犹可救疗，故有得活者。若见其悬挂，便忽遽截断其绳，旧云则不可救。此言气已壅闭，绳忽暴断，其气虽通，而奔迸运闷，故则气不能还，即不得复生。

又云：自缢死，旦至暮，虽已冷，必可治；暮至旦，则难治。此谓其昼则阳盛，其气易通；夜则阴盛，其气难通。

又云：夏则夜短，又热，则易活。

又云：气虽已断，而心微温者，一日已上，犹可活也①。

十一、溺死候

人为水所没溺，水从孔窍入，灌注腑脏，其气壅闭，故死。若早拯救得出，即泄沥其水，令气血得通，便得活。

又云：经半日及一日，犹可活。气若已绝，心上暖②，亦可活。

十二、中热暍候

夏月炎热，人冒涉途路，热毒入内，与五脏相并，客邪炽盛，或郁瘀不宣，致阴气卒绝，阳气暴壅，经络不通，故奄然闷绝，谓之暍。然此乃外邪所击，真脏未坏，若便遇治救，气宣则苏。夫热暍不可得冷，得冷便死③，此谓外卒以冷触其热，蕴积于内④，不得宣发故也。

---

① 可活也：《医心方》卷十四第十作"可治"。又本条后《医心方》卷十四第十还录有一段文字："又方：用屩衣覆其口鼻，两人吹其两耳，即生。"按：《外台秘要》卷二十八《自缢死方》此条系于《备急》方下，并言"《肘后》、《千金》、文仲、《集验》、《小品》同"，可知此条当系《医心方》错简。

② 上暖：《外台秘要》卷二十八《溺死方》作"下暖"。

③ 便死：《太平圣惠方》卷五十六《治热暍诸方》作"即困"。

④ 蕴积于内：《太平圣惠方》卷五十六《治热暍诸方》作"热毒蕴积于内"。

中华医典　第四辑

十三、冒热困乏候

人盛暑之时触冒大热，热毒气入脏腑，则令人烦闷郁冒，至于困乏也。

十四、冻死候

人有在于途路，逢凄风苦雨，繁霜大雪，衣服沾濡，冷气入脏，致令阴气闭于内，阳气绝于外，荣卫结涩，不复流通，故致噤绝而死。若早得救疗，血温气通则生。

又云：冻死一日犹可治，过此则不可。

·尸病诸候·

凡十二论

一、诸尸候

人身内自有三尸诸虫，与人俱生，而此虫忌血恶，能与鬼灵相通，常接引外邪，为人患害。其发作之状，或沉沉默默，不的知所苦，而无处不恶，或腹痛胀急，或磥块踊起，或牵引腰脊，或精神杂错，变状多端。其病，大体略同而有小异，但以一方治之者，故名诸尸也。

二、飞尸候

飞尸者，发无由渐，忽然而至，若飞走之急疾，故谓之飞尸。其状，心腹刺痛，气息喘急胀满，上冲心胸者是也。

三、遁尸候

遁尸者，言其停遁在人肌肉血脉之间，若卒有犯触，即发动。亦令人心腹胀满刺痛，气息喘急，傍攻两胁，上冲心胸，瘥后复发，停遁不消，故谓之遁尸也。

四、沉尸候

沉尸者，发时亦心腹绞痛，胀满喘急，冲刺心胸，攻击胁肋。虽歇之后，犹沉痼在人腑脏，令人四体无处不恶，故谓之沉尸。

五、风尸候

风尸者，在人四肢，循环经络，其状淫跃去来，沉沉默默，不知痛处，若冲风则发是也。

六、尸注候

尸注病者，则是五尸内之尸注，而挟外鬼邪之气①，流注身体，令人寒热淋沥，沉沉默默，不的知所苦，而无处不恶。或腹痛胀满，喘急不得气息，上冲心胸，傍攻两胁，或礧块踊起，或挛引腰脊，或举身沉重，精神杂错，恒觉惛谬。每节气改变，辄致大恶，积月累年，渐就顿滞，以至于死。死后复易傍人，乃至灭门。以其尸病注易傍人，故为尸注。

七、伏尸候

伏尸者，谓其病隐伏在人五脏内，积年不除。未发之时，身体平调，都如无患；若发动，则心腹刺痛，胀满喘急。

其汤熨针石，别有正方，补养宣导，今附于后。

---

① 鬼邪之气：《太平圣惠方》卷五十六《治尸痋诸方》作"鬼邪毒之气"。

中华医典 第四辑

《养生方导引法》云：叩齿二七过，辄咽气二七过。如此三百通乃止。为之二十日，邪气悉去；六十日，小病愈；百日，大病除，伏尸皆去，面体光泽。

八、阴尸候

阴尸者，由体虚受于外邪，搏于阴气，阴气壅积。初著之状，起于皮肤内，卒有物状，似虾蟆；经宿，与身内尸虫相搏，如杯大，动摇掣痛，不可堪忍。此多因天雨得之，过数日不治即死。

九、冷尸候

冷尸者，由是身内尸虫与外邪相接引为病。发动，亦心腹胀满刺痛，气急，但因触冷即发，故谓之冷尸。

十、寒尸候

寒尸者，由身内尸虫与外邪相引接所成。发动，亦令人心腹胀满刺痛。但以其至冬月感于寒气则发，故谓之寒尸。

十一、丧尸候

人有年命衰弱，至于丧死之处，而心意忽有所畏恶，其身内尸虫，性既忌恶，便更接引外邪，共为疹病。其发，亦心腹刺痛，胀满气急。但逢丧处，其病则发，故谓之丧尸。

十二、尸气候

人有触值死尸，或临尸，其尸气入腹内，与尸虫相接成病。其发，亦心腹刺痛，胀满气急。但闻尸气则发，故谓之尸气。

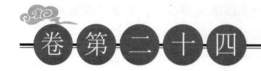

·注病诸候·

凡三十四论

一、诸注候

凡注之言住也，谓邪气居住人身内，故名为注。此由阴阳失守，经络空虚，风寒暑湿劳倦之所致也①。其伤寒，不时发汗，或发汗不得真汗，三阳传于诸阴，入于五脏，不时除瘥，留滞。或宿食冷热不调②，邪气流注，或乍感生死之气③，卒犯鬼物之精，皆能成此病。其变状多端，乃至三十六种、九十九种，而方不皆显其名也。

又有九种注：一曰风注。皮肉掣振，或游易不定④，一年之后，头发堕落，颈项掣痛，骨立解鸣⑤，两目疼，鼻中酸切，牙齿虫蚀。

又云：其病人欲得解头却巾，头痛，此名温风。病人体热头痛，骨节两强⑥，此名汗风。或游肿在眼⑦，或在手脚，此名柔风。结或唊食眠卧汗出，

① 劳倦：《太平圣惠方》卷五十六《治诸疰诸方》、《医心方》卷十四第十一作"饮食劳倦"。
② 或宿食：《太平圣惠方》卷五十六《治诸疰诸方》作"宿食或"，"宿食"连上句。
③ 或乍感生死之气：《医心方》卷十四第十一作"或卒死之气"，疑有脱文。
④ 或游易不定：《普济方》卷二百三十八《风疰》作"痛无常处"，本节《风注候》作"游易往来，痛无常处"。
⑤ 立：《普济方》卷二百三十八《风疰》、《圣济总录》卷一百《诸注统论》均作"拉"。
⑥ 两强：《普济方》卷二百三十八《风疰》作"厥强"。
⑦ 眼：《圣济总录》卷一百《诸注统论》作"腹"。

此名水风。或脑转肉裂，目中系痛，不欲闻人语声，此名大风。或不觉绝倒，口有白沫，此名绝风。或被发狂走，打破人物，此名颠风。或叫呼骂詈，独语谈笑，此名狂风。或口噤，面㖞戾，四肢不随，此名寄风。或体上生疮，眉毛堕落，此名纠风。或顽痹如虮虱，或疮，或痒，或痛，此名虮风。或举身战动，或鼻塞，此名罩风。

又云：人死三年之外，魂神因作风尘，著人成病，则名风注。

二曰寒注。心腹懊痛呕沫，二年之后，大便便血，吐逆青沫，心懊痛坚，腹满，腰脊疼强痛。

三曰气注。走入神机，妄言，百日之后，体皮肿起，乍来乍去；一年之后，体满失颜色；三年之后，变吐作虫，难治。

四曰生注。心胁痛，转移无常，三日之后，体中痛，移易牵掣，冲绞心胁；一年之后，颜目赤，精泽青黑；二年之后，咳逆下痢，变作虫，难治。

五曰凉注。心下乍热乍寒，一年之后，四肢重，喜卧噫酢，体常浮肿，往来不时，皮肉黑，羸瘦，生癖，目黄，爪甲及口唇青。

六曰酒注。体气动，热气从胸中上下，无处不痛，一年之后，四肢重，喜卧，喜哕噫酸，体面浮肿，往来不时。

七曰食注。心下坚痛，懊恹彻背，一年之后，令人羸瘦虚肿。先从脚起，体肉变黑，脐内时绞痛。

八曰水注。手脚起肿，百日之后，体肉变黄，发落，目失明；一年之后难治；三年身体肿，水转盛，体生虫，死不可治。

九曰尸注。体痛，牵掣非常，七日之后，体肉变白驳，咽喉内吞如有物，两胁里坚，时痛。

凡欲知是注非注，取纸覆痛处，烧头发令热，以簸纸上，若是注，发黏著纸，此注气引之也。若非注，发即不著纸。

诊其注病，脉浮大可治，细而数难治。

《养生方》云：诸湿食不见影，食之成卒注。

二、风注候

注之言住也，言其连滞停住也。风注之状，皮肤游易往来，痛无常处是也。由体虚受风邪，邪气客于荣卫，随气行游，故谓风注。

其汤熨针石，别有正方，补养宣导，今附于后。

《养生方导引法》云：两手交拓两髀头面，两肘头仰上极势，身平头仰，同时取势，肘头上下三七摇之。去髀肘风注，咽项急，血脉不通。

三、鬼注候

注之言住也，言其连滞停住也。人有先无他病，忽被鬼排击，当时或心腹刺痛，或闷绝倒地，如中恶之类，其得差之后，余气不歇，停住积久，有时发动，连滞停住，乃至于死。死后注易傍人，故谓之鬼注。

四、五注候

注者住也，言其连滞停住，死又注易傍人也。注病之状，或乍寒乍热，或皮肤淫跃，或心腹胀刺痛，或肢节沉重，变状多端。而方云三十六种、九十九种，及此等五注病，皆不显出其名，大体与诸注皆同。

五、转注候

转注，言死又注易傍人。转注之状，与诸注略同，以其在于身内移转无常，故谓之转注。

六、生注候

注者住也，言其病连滞停住，死又注易傍人也。人有阴阳不调和，血气虚弱，与患注人同共居处，或看侍扶接，而注气流移，染易得注，与病者相似，故名生注。

七、死注候

人有病注死者，人至其家，染病与死者相似，遂至于死，复易傍人，故谓之死注。

八、邪注候

注者住也，言其病连滞停住，死又注易傍人也。凡云邪者，不正之气也。谓人之腑脏血气为正气，其风寒暑湿，魅魃魍魉，皆谓为邪也。邪注者，由人体虚弱，为邪气所伤，贯注经络，留滞腑脏，令人神志不定，或悲或恐，故谓之邪注。

九、气注候

注者住也，言其病连滞停住，死又注易傍人也。风邪搏于肺气所为也。肺主气，气通行表里，邪乘虚弱，故相搏之，随气游走冲击，痛无定所，故名为气注。

十、寒注候

人虚，为寒邪所伤，又搏于阴，阴气久不泄，从外流内结积。其病之状，心腹痛而呕沫，爪青，休作有时，至冬便剧，故名为寒注也。

十一、寒热注候

注者住也，言其病连滞停住，死又注易傍人也。阴阳俱虚，腑脏不和，为风邪搏于血气。血者阴也，气者阳也，邪搏于阴则寒，搏于阳则热，致使阴阳不调，互相乘加，故发寒热，去来连年，有时暂瘥而复发，故谓之寒热注。

十二、冷注候

注者住也，言其病连滞停住，死又注易傍人也。阴阳偏虚，为冷邪所伤，留连腑脏，停滞经络，内外贯注，得冷则发，腹内时时痛，骨节疼疼，故谓之冷注。

其汤熨针石，别有正方，补养宣导，今附于后。

《养生方导引法》云：一手长舒，合掌①，一手捉颏②，挽之向外，一时极势二七。左右亦然。手不动，两向侧势，急挽之二七。去颈骨急强、头风脑旋、喉痹、髆内冷注、偏风。

十三、蛊注候

注者住也，言其病连滞停住，死又注易傍人也。蛊是聚蛇虫之类，以器皿盛之，令其自相啖食，余有一个存者，为蛊也，而能变化。人有造作敬事之者③，以毒害于佗，多于饮食内而行用之。人中之者，心闷腹痛，其食五脏尽则死。有缓有急，急者仓卒，十数日之间便死。缓者延引岁月，游走腹内，常气力羸惫，骨节沉重，发则心腹烦懊而痛，令人所食之物，亦变化为蛊，渐侵食腑脏尽而死，则病流注，染著傍人，故谓之蛊注。

十四、毒注候

注者住也，言其病连滞停住，死又注易傍人也。毒者，是鬼毒之气，因饮食入人腹内，或上至喉间，状如有物，吞吐不出，或游走身体，痛如锥刀所刺。连滞停久，故谓之毒注。

十五、恶注候

注者住也，言其病连滞停住，死又注易傍人也。恶注者，恶毒之气，人体虚者受之，毒气入于经络，遂流移心腹。其状，往来击痛，痛不一处，故名为恶注。

十六、注忤候

注者住也，言其病连滞停住，死又注易傍人也。忤者，犯也。人有卒然

---

① 合掌：本书卷二《风头眩候》作"令掌仰"。
② 颏：本书卷二《风头眩候》作"颐"。
③ 造作敬事：《普济方》卷二百三十八《蛊疰》作"造作蓄聚"，《太平圣惠方》卷五十六《治蛊疰诸方》作"造作蓄事"。

中华医典 第四辑

心腹击痛，乃至顿闷，谓之客忤，是触犯鬼邪之毒气。当时疗治虽歇，余毒不尽，留住身体，随血气而行，发则四肢肌肉淫奕，或五内刺痛，时休时作，其变动无常，是因犯忤得之成注，故名为注忤。

十七、遁注候

注者住也，言其病连滞停住，死又注易傍人也。由人体虚，受邪毒之气，停遁经络脏腑之间，发则四肢沉重，而腹内刺痛，发作无时，病亦无定，以其停遁不差，故谓之遁注。

《养生方》云：背汗倚壁，成遁注。

又，鸡肉合獭肉食之，令人病成遁注。

十八、走注候

注者住也，言其病连滞停住，死又注易傍人也。人体虚，受邪气，邪气随血而行，或淫奕皮肤，去来击痛，游走无有常所，故名为走注。

《养生方》云：食米甘甜粥，变成走注。又两胁也。

十九、温注候

注者住也，言其病连滞停住，死又注易傍人也。人有染温热之病，瘥后余毒不除，停滞皮肤之间，流入脏腑之内，令人血气虚弱，不甚变食，或起或卧，沉滞不瘥，时时发热，名为温注。

二十、丧注候

注者住也，言其病连滞停住，死又注易傍人也。人有临尸丧，体虚者，则受其气，停经络腑脏。若触见丧柩，便即动，则心腹刺痛，乃至变吐，故谓之丧注。

二十一、哭注候

注者住也，言其病连滞停住，死又注易傍人也。人有因哭泣悲伤，情性感动，腑脏致虚，凶邪之气因入腹内，使人四肢沉重，其后若自哭及闻哭声，怅然不能自禁持，悲感不已，故谓之哭注。

二十二、殃注候

注者住也，言其病连滞停住，死又注易傍人也。人有染疫疠之气致死，其余殃不息，流注子孙亲族，得病证状与死者相似，故名为殃注。

二十三、食注候

注者住也，言其病连滞停住，死又注易傍人也。人有因吉凶坐席饮啖，而有外邪恶毒之气，随食饮入五脏，沉滞在内，流注于外，使人肢体沉重，心腹绞痛，乍瘥乍发。以其因食得之，故谓之食注。

二十四、水注候

注者住也，言其病连滞停住，死又注易傍人也。人肾虚受邪，不能通传水液故也。肾与膀胱合，俱主水，膀胱为津液之腑，肾气下通于阴，若肾气平和，则能通传水液，若虚则不能通传。脾与胃合，俱主土。胃为水谷之海，脾候身之肌肉，土性本克水。今肾不能通传，则水气盛溢，致令脾胃翻弱，不能克水，故水气流散四肢，内溃五脏，令人身体虚肿，腹内鼓胀，淹滞积久，乍瘥乍甚，故谓之水注。

二十五、骨注候

注者住也，言其病连滞停住，死又注易傍人也。凡人血气虚，为风邪所伤，初始客在皮肤，后重遇气血劳损，骨髓空虚，遂流注停滞，令人气血减耗，肌肉消尽，骨髓间时噏噏而热，或凄凄而汗，柴瘦骨立，故谓之骨注。

中华医典 第四辑

二十六、血注候

注者住也，言其病连滞停住，死又注易傍人也。人血气虚，为邪所乘故也。心主血脉，心为五脏之主，血虚受邪，心气亦不足。其状，邪气与血并心，心守虚，恍惚不定。邪并于血，则经脉之内淫奕沉重，往来休作有时，连注不差，故谓之血注。

二十七、湿痹注候

注者住也，言其病连滞停住，死又注易傍人也。凡有人风寒湿三气合至，而为痹也。湿痹者，是湿气多也，名为湿痹。湿痹之状，四肢或缓或急，骨节疼痛。邪气往来，连注不差，休作无度，故为湿痹注。

二十八、劳注候

注者住也，言其病连滞停住，死又注易傍人也。人大劳虚，而血气空竭，为风邪所乘，致不平复，小运动，便四肢体节沉重，虚嗡啜乏，汗出，连滞不差，小劳则极，故谓之劳注。

二十九、微注候

注者住也，言其病连滞停住，死又注易傍人也。人血气虚损，为微风所乘，搏人血气，在于皮肤络脉之间，随气游走，与气相击而痛，去来无有常处，但邪势浮薄，去来几微，而连滞不瘥，故谓之微注。

三十、泄注候

注者住也，言其病连滞停住，死又注易傍人也。人腑脏虚弱，真气外泄，致风邪内侵，邪搏于气，乘心之经络，则心痛如虫啮，气上搏喉间，如有物之状，吞吐不去，发作有时，连注不瘥，故谓之泄注。

三十一、石注候

注者住也，言其病连滞停住，死又注易傍人也。人血气虚，为风冷邪气客在皮肤，折于血气，或痛或肿，其牢强如石，故谓之石注。

三十二、产注候

注者住也，言其病连滞停住，死又注易傍人也。人产后，经络空虚，血气伤竭，为风邪所搏，致不平复，虚乏羸极，血气减少，形体柴瘦，沉痼不已。因产后得之，故谓之产注。

三十三、土注候

注者住也，言其病连滞停住，死又注易傍人也。夫五行，金木水火土，六甲之辰，并有禁忌。人禀阴阳而生，含血气而长，人之五脏，配合五行。土，内主于脾气，为五行五脏之主，其所禁忌，尤难触犯。人有居住穿凿地土，不择便利，触犯禁害，土气与人血气相感，便致疾病。其状，土气流注皮肤，连入腑脏，骨节沉重，遍身虚肿，其肿自破，故谓之土注。

三十四、饮注候

注者住也，言其病连滞停住，死又注易傍人也。人饮水浆多，水气不消，停积为饮，而重因体虚，受风冷，风冷搏于饮，则成结实，风饮俱乘于腑脏，使阴阳不宣，寒热来往，沉滞积月累时，故名为饮注。

中华医典 第四辑

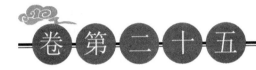

· 蛊毒病诸候上 ·

凡九论

一、蛊毒候

凡蛊毒有数种，皆是变惑之气。人有故造作之，多取虫蛇之类，以器皿盛贮，任其自相啖食，唯有一物独在者，即谓之为蛊。便能变惑，随逐酒食，为人患祸。患祸于佗，则蛊主吉利。所以不羁之徒而畜事之。又有飞蛊，去来无由，渐状如鬼气者，得之卒重。凡中蛊病，多趋于死。以其毒害势甚，故云蛊毒。著蛊毒，面色青黄者，是蛇蛊，其脉洪壮。病发之时，腹内热闷，胸胁支满，舌本胀强，不喜言语，身体恒痛。又心腹似如虫行，颜色赤，唇口干燥。经年不治，肝鬲烂而死。其面色赤黄者，是蜥蜴蛊①，其脉浮滑而短。病发之时，腰背微满，手脚唇口，悉皆习习，而喉脉急，舌上生疮。二百日不治，啖人心肝尽烂②，下脓血，羸瘦，颜色枯黑而死。

其面色青白③，又云其脉沉濡。病发时咽喉塞，不欲闻人语，腹内鸣唤，或下或上，天阴雨转剧，皮内如虫行，手脚烦热，嗜醋食，咳唾脓血，

---

① 蜥蜴：原倒作"蜴晰"，据《圣济总录》卷一百四十七《蛊毒》乙正。
② 烂：原作"乱"，据《外台秘要》卷二十八《中蛊毒方》改。
③ 其面色青白：《太平圣惠方》卷五十六《治五蛊诸方》在此四字前有"虾蟆蛊者"四字。

颜色乍白乍青，腹内胀满，状如虾蟆。若成虫①，吐出成科斗形，是虾蟆蛊。经年不治，啖人脾胃尽，唇口裂而死。其脉缓而散者，病发之时，身体乍冷乍热，手脚烦疼，无时节吐逆，小便赤黄，腹内闷，胸痛，颜色多青，毒或吐出，似蜣蜋有足翅，是蜣蜋蛊。经年不治，啖人血脉，枯尽而死。

欲知是蛊与非，当令病人唾水内，沉者是蛊，浮者非蛊。又云，旦起取井花水，未食前，当令病人唾水内。唾如柱脚，直下沉者，是蛊毒；沉散不至下者，草毒。又云，含大豆，若是蛊，豆胀皮脱；若非蛊，豆不烂脱。又云，以鹄皮置病人卧下，勿令病人知，若病剧者，是蛊也。又云，取新生鸡子煮熟，去皮，留黄白，令完全，日晚口含，以齿微微隐之，勿令破，作两炊时，夜吐一瓦上，著霜露内，旦看大青，是蛊毒也。昔有人食新变鲤鱼中毒，病心腹痛，心下坚，发热烦冤，欲得水洗沃，身体摇动，如鱼得水状。有人诊云是蛊，其家云野间相承无此毒，不作蛊治，遂死。

其汤熨针石，别有正方，补养宣导，今附于后。

《养生方导引法》云：两手著头相叉②。坐地，缓舒两脚，以两手从外抱膝中，痛低头③，入两膝间，两手交叉头十二通，愈蛊毒及三尸毒、腰中大气。

又云：常度日月星辰④，清净，以鸡鸣，安身卧，嗽口三咽之。调五脏，杀蛊虫，令人长生，治心腹痛。

又云：治百病、邪蛊，当正偃卧，闭目闭气，内视丹田，以鼻徐徐内气，令腹极满，徐徐以口吐之，勿令有声，令入多出少，以微为故。存视五脏，各如其形色。又存胃中，令鲜明洁白如素。为之倦极，汗出乃止，以粉粉身，摩捋形体。汗不出而倦者，亦可止。明日复为之。

又，当存作大雷电，隆晃，走入腹中，为之不止，病自除。

二、蛊吐血候

蛊是合聚虫蛇之类，以器皿盛之，任其相啖食，余一存者，名为蛊。能

---

① 成：原作"或"，形误。汪本、《外台秘要》卷二十八《中蛊毒方》、《太平圣惠方》卷五十六《治五蛊诸方》俱作"成"。

② 两手著头相叉：本书卷十八《三虫候》于此句后有"长气，即吐之"。

③ 痛：据本书卷十八《三虫候》疑为"疾"之误。

④ 常度：其上本书卷十六《心腹痛候》有"行大道"。

害人，食人腑脏。其状，心切痛，如被物啮，或坚，面目青黄，病变无常。是先伤于鬲上，则吐血也。不即治之，食脏腑尽则死。

三、蛊下血候

蛊是合聚虫蛇之类，以器皿盛之，任其自相食啖，余留一存者为蛊，能变化为毒害人。有事之以毒害①，多因饮食内行之。人中之者，心腹懊痛，烦毒不可忍，食人五脏，下血瘀黑，如烂鸡肝。

四、氐羌毒候

氐羌毒者，犹是蛊毒之类。于氐羌界域得之，故名焉。然其发病之状，犹如中蛊毒，心腹刺痛，食人五脏，吐血利血，故是蛊之类也。

五、猫鬼候

猫鬼者，云是老狸野物之精，变为鬼蜮，而依附于人。人畜事之，犹如事蛊，以毒害人。其病状，心腹刺痛，食人腑脏，吐血利血而死。

六、野道候

野道者，是无主之蛊也。人有畜事蛊，以毒害人。为恶既积，乃至死灭绝，其蛊则无所依止，浮游田野道路之间，有犯害人者。其病发，犹是蛊之状，但以其于田野道路得之，故以谓之野道。

七、射工候

江南有射工毒虫，一名短狐，一名蜮，常在山涧水内。此虫口内有横骨②，状如角弓，其虫形正黑，状如大蜚，生啮发，而有雌雄，雄者口边两

---

① 有事之以毒害：《太平圣惠方》卷五十六《治蛊毒下血诸方》作"有蓄事者，以毒害人"。
② 口：原作"日"，形误。

角①，角端有挜②，能屈伸。冬月并在土内蛰，其上气蒸怵怵③，冬月有雪，落其上不凝。夏月在水内，人行水上，及以水洗浴，或因大雨潦时，仍逐水，便流入人家，或遇道上牛马等迹内即停住，其含沙射人影，便病。

初得时，或如伤寒，或似中恶，或口不能语，或身体苦强，或恶寒热，四肢拘急，头痛，骨悄屈伸，张口欠㰦，或清朝小苏，晡夕则剧。剧者不过三日，则齿间有血出，不即治，杀人。又云：初始证候，先寒热恶冷，欠㰦，筋急，头痛目疼，状如伤寒，亦如中尸，便不能语，朝旦小苏，晡夕辄剧，寒热闷乱是也。始得三四日可治，急者七日皆死，缓者二七日，远不过三七日皆死。

其毒中人，初未有疮，但恶风瘾癗寒热，或如针刺。及其成疮，初如豆粒黑子，或如火烧，或如蠼螋尿疮，皆肉内有穿空如大针孔也。其射中人头面尤急，腰以上去人心近者多死，中人腰以下者小宽，不治亦死。虽不死，皆百日内乃可保瘥。

又云：疮有数种，其一种，中人疮正黑如黡子状，或周遍悉赤，衣被犯之，如有芒刺痛。其一种，作疮久即穿陷，或镇寒热④。其一种，如火炙人肉，煠起作疮，此最急，数日杀人。其一种，突起如石疖状。俱能杀人，自有迟速耳。大都此病多令人寒热欠伸，张口闭眼。

此虫冬月蛰在土内，人有识之者，取带之溪边行亦佳。若得此病毒，仍以为屑，渐服之。夏月在水中者，则不可用。

八、沙虱候

山内水间有沙虱，其虫甚细，不可见。人入水浴及汲水澡浴，此虫著身，及阴雨日行草间亦著人，便钻入皮里。其诊法，初得时，皮上正赤，如小豆黍粟，以手摩赤上，痛如刺。过三日之后，令百节疼强痛，寒热，赤上发疮。此虫渐入至骨，则杀人。

人在山涧洗浴竟，巾拭燺燺如芒毛针刺，熟看见处，以竹簪挑拂去之。已深者，用针挑取虫子，正如疥虫，著爪上，映光易见行动也。挑不得，灸

---

① 雄：原无，据《医心方》卷十八第五十补。
② 挜：据本候文义，应为"桠"之误。
③ 怵怵：《外台秘要》卷四十《身工毒方》作"休休"。
④ 镇：《外台秘要》卷四十《身工毒方》作"晡间"。

中华医典 第四辑

上三七壮，则虫死病除。若止两三，不能为害，多处不可尽挑灸。挑灸其上，而犹觉昏昏，是其已入深，便应须依土俗作方术拂出之，并作诸药汤浴，皆得一二升，出都尽乃止。此七日内宜瘥，不尔，则续有飞虫来入，攻啖心脏便死。飞虫白色，如韭叶大，长四五寸，初著腹胁，肿痛如刺，即破鸡擒之，尽出食鸡，或得三四数过，与取尽乃止，兼取麝香、犀角护其内，作此治可瘥。勿谓小小，不速治则杀人。彼土呼此病为呼蜇，言此虫能招呼沙虱入人体内。人行有得沙虱，还至即以火自炙燎令遍，则此虫自堕地也。

九、水毒候

自三吴已东及南诸山郡山县有山谷溪源处，有水毒病，春秋辄得。一名中水，一名中溪，一名中洒，一名水中病，亦名溪温。令人中溪[①]，以其病与射工诊候相似，通呼溪病。其实有异，有疮是射工，无疮是溪病。

初得恶寒，头微痛，目匡疼，心内烦懊，四肢振焮，腰背骨节皆强，两膝疼，或嗌嗌热，但欲睡，且醒暮剧，手足指逆冷至肘膝。二三日则腹生虫，食下部，肛内有疮，不痒不痛，令人不觉，视之乃知。不即治，六七日下部便脓溃。虫上食五脏，热盛烦毒，注下不禁，八九日死。一云十余日死。

水毒有阴阳，觉之急视下部。若有疮正赤如截肉者，为阳毒，最急。若疮如鳢鱼齿者，为阴毒，犹小缓。皆杀人，不过二十日。又云：水毒有雌雄，脉洪大而数者为阳，是雄溪，易治，宜先发汗及浴。脉沉细迟者为阴，是雌溪，难治。

欲知审是中水者，手足指冷即是，若不冷非也。其冷或一寸，或至腕，或至肘膝。冷至二寸为微，至肘膝为剧。

又云：作数斗汤，以蒜四五升捣碎投汤内，消息视之，莫令大热，绞去滓，适寒温以自浴，若身体发赤斑文者是也。

又云：若有发疮处，但如黑点，绕边赤，状似鸡眼。在高处难治，下处易治。余诊同，无复异，但觉寒热头痛，腰背急强，手脚冷，欠㰦欲眠，朝瘥暮剧，便判是溪病，不假蒜汤乃视下部疮也。此证有至困时亦不皆洞利及齿间血出，惟热势猛者，则心腹烦乱，不食而狂语，或有下血物如烂肝，十

① 令：《医心方》卷十八第五十二作"今"，疑是。

余日至二十日则死。

又云：溪病不歇，仍飞蛊来入，或皮肤腹胁间突起，如烧痛如刺，登破生鸡擒上，辄得白虫，状似蛆，长四五六七寸，或三四六八枚无定。此即应是所云虫啖食五脏及下部之事。又云：中溪及射工法急救，令七日内瘥，不尔，则有飞蛊来入人身内，攻啖五脏便死。彼土辟却之法，略与射工相似。

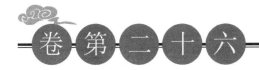

·蛊毒病诸候下·

凡二十七论

十、解诸毒候

凡药有大毒，不可入口鼻耳目，即杀人者，一曰钩吻，生朱崖；二曰鸩，又名鸩日，状如黑雄鸡，生山中；三曰阴命，赤色，著木悬其子，生山海；四曰海姜，状如龙，赤色，生海中；五曰鸩羽，状如雀，黑项赤喙，食蝮蛇，生海内。但被此诸毒药，发动之状，皆似劳黄，头项强直，背痛而欲寒，四肢酸洒，毛悴色枯，肌肉缠急，神情不乐。又欲似瘴病，或振寒如疟，或壮热似时行，或吐或利，多苦头痛①。又言人齿色黑，舌色赤多黑少，并著药之候也。

岭南俚人，别有不强药，有蓝药，有焦铜药、金药、菌药，此五种药中人者，亦能杀人。但此毒初著，人不能知，欲知是毒非毒者，初得便以灰磨洗好熟银令净，复以水杨枝洗口齿，含此银一宿卧，明旦吐出看之，银黑者是不强药，银青黑者是蓝药，银紫斑者是焦铜药。此三种，但以不强药最急毒。若热酒食里著者，六七日便觉异；若冷酒食里著，经半月始可知耳。若含银，银色不异，而病候与著药之状不殊，心疑是毒，欲得即知者，可食鲤

---

① 苦：原作"舌"，据元本改。

鱼脍①，食竟，此毒即发。亦空腹取银口含之，可两食顷，出著露下，明旦看银色，若变黑，即是药毒。又言取鸡子煮去壳，令病人齿啮鸡子白处，亦著露下，若齿啮痕处黑，即是也。又言觉四大不调，即须空腹食炙鸡、炙豚、鸭等肉，触犯令药发，即治之便瘥。若久不治，毒侵肠胃，难复攻治。若定知著药，而四大未羸者，取大戟长三寸许食之，必大吐利，若色青者，是焦铜药；色赤者，是金药；吐菌子者，是菌药。此外，杂药利亦无定色，但小异常利耳。

又有两种毒药，并名当孤草。其一种著人时，脉浮大而洪，病发时啬啬恶寒，头微痛，干呕，背迫急，口噤不觉嚼舌，大小便秘涩，眼匡唇口指甲颜色皆青是也②。又一种当孤草毒者，其病发时，口噤而干，舌不得言，咽喉如锥刀刺，胸中甚热，髀腨满，不至百日，身体唇口手脚指甲青而死。

又著乌头毒者，其病发时，咽喉强而眼睛疼，鼻中艾臭，手脚沉重，常呕吐，腹中热闷，唇口习习，颜色乍青乍赤，经百日死。凡人若色黑、大骨及肥者，皆胃厚，则胜毒；若瘦者，则胃薄，不胜毒也。

十一、解诸药毒候

凡药物云有毒及有大毒者，皆能变乱于人为害，亦能杀人。但毒有大小，自可随所犯而救解之。但著毒重者，亦令人发病时咽喉强直，而两眼睛疼，鼻干，手脚沉重，常呕吐，腹里热闷，唇口习习，颜色乍青乍赤，经百日便死。其轻者，乃身体习习而痹，心胸涌涌然而吐，或利无度是也。但从酒得者难治，言酒性行诸血脉，流遍周体，故难治。因食得者易愈，言食与药俱入胃，胃能容杂毒，又逐大便泄毒气，毒气未流入血脉，故易治。若但觉有前诸候，便以解毒药法救之。

十二、食鯸鲐鱼中毒候

此鱼肝及腹内子有大毒，不可食，食之往往致死。

---

① 脍：原作"鲙"，形误。
② 眼匡：元本作"颜色"，误。

十三、食蟹中毒候

此蟹食水莨，水莨有大毒，故蟹亦有毒。中其毒则闷乱欲死。若经霜已后，遇毒即不能害人；未被霜蟹，煮食之则多有中毒，令人闷乱，精神不安。

十四、食诸菜蕈菌中毒候

凡园圃所种之菜，本无毒，但蕈、菌等物，皆是草木变化所生，出于树者为蕈，生于地者为菌，并是郁蒸湿气变化所生，故或有毒者。人食遇此毒，多致死，甚疾速。其不死者，犹能令烦闷吐利，良久始醒。

十五、食诸虫中毒候

野菜芹荇之类，多有毒虫水蛭附之，人误食之，便中其毒，亦能闷乱，烦躁不安。

十六、饮酒大醉连日不解候[①]

饮酒过多，酒毒渍于肠胃，流溢经络，使血脉充满，令人烦毒愦乱，呕吐无度，乃至累日不醒。往往有腹背穿穴者，是酒热毒气所为。故须摇动其身，以消散也。

十七、饮酒中毒候

凡酒性有毒，人若饮之，有不能消，便令人烦毒闷乱。
其汤熨针石，别有正方，补养宣导，今附于后。
《养生方》云：正坐仰天，呼出酒食醉饱之气。出气之后，立饥且醒。

---

① 酒：原作"食"，据本候文义及本书底本目录改。

十八、饮酒腹满不消候

夫酒性宣通而不停聚，故醉而复醒，随血脉流散故也。今人有荣卫否涩①，痰水停积者，因复饮酒，不至大醉大吐，故酒与痰相搏，不能消散，故令腹满不消。

十九、恶酒候

酒者，水谷之精也，其气慓悍而有大毒，入于胃则胃胀气逆②，上逆于胸，内薰于肝胆，故令肝浮胆横，而狂悖变怒，失于常性，故云恶酒也。

二十、饮酒后诸病候

酒性有毒，而复大热，饮之过多，故毒热气渗溢经络，浸渍腑脏，而生诸病也。或烦毒壮热而似伤寒，或洒淅恶寒有同温疟，或吐利不安，或呕逆烦闷，随脏气虚实而生病焉。病候非一，故云诸病。

二十一、服药失度候

凡合和汤药，自有限剂。至于圭、铢、分、两，不可乖违。若增加失宜，便生他疾。其为病也，令人吐下不已，呕逆而闷乱，手足厥冷，腹痛转筋。久不以药解之，亦能致死，速治即无害。

二十二、诸饮食中毒候

凡人往往因饮食忽然困闷，少时致甚，乃至死者，名为饮食中毒，言人假以毒物投食里而杀人。但其病颊内或悬痈内，初如酸枣大，渐渐长大，是中毒也。急治则差，久不治，毒入腹则死。但诊其脉，浮之无阳，微细而不

---

① 今：原作"令"，据元本改。
② 胃胀：原作"酒胀"，据《灵枢·论勇》改。

可知者，中毒也。

二十三、食诸肉中毒候

凡可食之肉，无甚有毒。自死者，多因疫气所毙，其肉则有毒。若食此毒肉，便令人困闷，吐利无度，是中毒。

二十四、食牛肉中毒候

凡食牛肉有毒者，由毒蛇在草，牛食因误唼蛇则死，亦有蛇吐毒著草，牛食其草亦死，此牛肉则有大毒。又因疫病而死者，亦有毒。食此牛肉，则令人心闷，身体痹，甚者乃吐逆下利，腹痛不可堪，因而致死者非一也。

二十五、食马肉中毒候

凡骏马肉及马鞍下肉，皆有毒，不可食之，食之则死。其有凡马肉则无毒，因疫病死者，肉亦有毒。此毒中人，多洞下而烦乱。

二十六、食六畜肉中毒候

六畜者，谓牛、马、猪、羊、鸡、狗也。凡此等肉本无毒，不害人。其自死及著疫死者，皆有毒。中此毒者，亦令人心烦闷而吐利无度。

二十七、食六畜百兽肝中毒候

凡禽兽六畜自死者，肝皆有毒，不可食，往往伤人。其疫死者弥甚。被其毒者，多洞利呕吐而烦闷不安。

二十八、食郁肉中毒候

郁肉毒者，谓诸生肉及熟肉内器中密闭头，其气壅积不泄，则为郁肉，有毒。不幸而食之，乃杀人。其轻者，亦吐利烦乱不安。有脯，炙之不动，得水而动，食之亦杀人。①

二十九、食狗肉中毒候

凡狗肉性甚躁热，其疫死及狂死者，皆有毒，食之难消，故令人烦毒闷乱。

三十、食猪肉中毒候

凡猪肉本无毒，其野田间放，或食杂毒物而遇死者，此肉则有毒。人食之，则毒气攻脏，故令人吐利，困闷不安。

三十一、食射罔肉中毒候

射猎人多用射罔药涂箭头，以射虫鹿，伤皮则死，以其有毒故也。人获此肉，除箭处毒肉不尽，食之则被毒致死。其不死者，所误食肉处去毒箭远，毒气不深，其毒则轻，虽不死，犹能令人困闷吐利，身体痹不安。罔药者，以生乌头捣汁，日作之是也。

三十二、食鸭肉成病候

鸭肉本无毒，不能损人。偶食触冷不消，因结聚成腹内之病。

三十三、食漏脯中毒候

凡诸肉脯，若为久故茅草屋漏所湿，则有大毒，食之三日，乃成暴症，不可治，亦有即杀人者。凡脯，炙之不动，得水则动，亦杀人。

---

① "有脯炙之不动"至"食之亦杀人"：此十五字，疑为衍文。

中华医典　第四辑

三十四、食鱼脍中毒候①

凡人食鱼脍者，皆是使生冷之物，食之甚利口，人多嗜之，食伤多则难消化，令人心腹否满，烦乱不安。

三十五、食诸鱼中毒候

凡食诸鱼有中毒者，皆由鱼在水中，食毒虫恶草则有毒，人食之，不能消化，即令闷乱不安也。

三十六、食鲈鱼肝中毒候

此鱼肝有毒，人食之，中其毒者，即面皮剥落，虽尔，不至于死。

---

① 脍：原作"鲙"，形误。下文同。

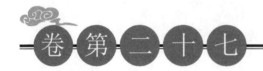

·血病诸候·

凡九论

一、吐血候

夫吐血者，皆由大虚损及饮酒、劳损所致也。但肺者，五脏上盖也，心肝又俱主于血。上焦有邪，则伤诸脏，脏伤血下入于胃，胃得血则闷满气逆，气逆故吐血也。但吐血有三种：一曰内衄，二曰肺疽，三曰伤胃。内衄者，出血如鼻衄，但不从鼻孔出，是近心肺间津出，还流入胃内，或如豆汁，或如衄血，凝停胃里，因即满闷便吐，或去数升乃至一斗是也①。肺疽者，言饮酒之后，毒满便吐，吐已后有一合二合，或半升一升是也。伤胃者，是饮食大饱之后，胃内冷不能消化，则便烦闷，强呕吐之，所食之物与气共上冲蹙，因伤损胃口，便吐血，色鲜正赤是也。凡吐血之后，体恒俺俺然，心里烦躁，闷乱纷纷，颠倒不安。寸口脉微而弱，血气俱虚，则吐血；关上脉微而芤，亦吐血。脉细沉者生；喘咳上气，脉数浮大者死。久不瘥，面色黄黑，无复血气，时寒时热，难治也。

《养生方》云：思虑伤心，心伤则吐衄，发则发焦也。

---

① 斗：原作"斛"，据《千金翼方》卷十八第四改。

中华医典 第四辑

二、吐血后虚热胸中否口燥候

吐血之后，脏腑虚竭，荣卫不理，阴阳隔绝，阳虚于上，故身体虚热，胸中否而口燥。

三、呕血候

夫心者，主血；肝者，藏血。愁忧思虑则伤心，恚怒气逆，上而不下则伤肝。肝心二脏伤，故血流散不止，气逆则呕而出血。

四、唾血候

唾血者，由伤损肺所为①。肺者，为五脏上盖，易为伤损，若为热气所加，则唾血。唾上如红缕者，此伤肺也；胁下痛，唾鲜血者，此伤肝。关上脉微芤，则唾血。脉沉弱者生，牢实者死。

其汤熨针石，别有正方，补养宣导，今附于后。

《养生方导引法》云：伸两脚，两手指著足五指上。愈腰折不能低②。若唾血、久疼，为之愈。长伸两脚，以两手捉足五指七遍。愈腰折不能低仰。若唾血、久疼、血病，久行，身则可卷转也。

五、舌上出血候

心主血脉而候于舌，若心脏有热，则舌上出血如涌泉。

六、大便下血候

此由五脏伤损所为。脏气既伤，则风邪易入，热气在内，亦大便下血，鲜而腹痛。冷气在内，亦大便血下，其色如小豆汁，出时疼而不甚痛。前便

① 所为：原无，据《医心方》卷五第四十八补。
② 愈腰折不能低：本书卷五《腰痛不得俯仰候》在此句后有"著"字。

后下血者，血来远；前下血后便者，血来近。远近者，言病在上焦、下焦也。令人面无血色，时寒时热。脉浮弱，按之绝者，下血。

七、小便血候

心主于血，与小肠合。若心家有热，结于小肠，故小便血也。下部脉急而弦者，风邪入于少阴，则尿血。尺脉微而芤，亦尿血。

《养生方》云：人食甜酪，勿食大酢，必变为尿血。

八、九窍四肢出血候

凡荣卫大虚，腑脏伤损，血脉空竭，因而恚怒失节，惊恣过度，暴气逆溢，致令腠理开张，血脉流散也，故九窍出血。喘咳而上气逆，其脉数有热，不得卧者死。

九、汗血候

肝藏血，心之液为汗。言肝心俱伤于邪，故血从肤腠而出也。

·毛发病诸候①·

凡十三论

一、须发秃落候②

足少阳，胆之经也，其荣在须；足少阴，肾之经也，其华在发。冲任之

---

① 毛发病：原作"发毛病"，据本书底本目录改。
② 须：《医心方》卷四第六作"鬓"。

脉，为十二经之海，谓之血海，其别经上唇口①。若血盛则荣于须发②，故须发美；若血气衰弱，经脉虚竭，不能荣润，故须发秃落。

其汤熨针石，别有正方，补养宣导，今附于后。

《养生方》云：热食汗出，勿伤风，令发堕落。

《养生方》云：欲理发，向王地，既栉发之始，而微咒曰：泥丸玄华，保精长存。左为隐月，右为日根。六合清炼，百神受恩。咒毕，咽唾三过。能常行之，发不落而生。

又云：当数易栉，栉之取多，不得使痛。亦可令侍者栉。取多，血液不滞，发根常牢。

二、令生髭候

手阳明为大肠之经，其支络缺盆，上颈贯颊，入下齿间。髭者，是血气之所生也。若手阳明之经血盛，则髭美而长，血气衰少则不生。

三、白发候

足少阴，肾之经也，肾主骨髓，其华在发。若血气盛，则肾气强，肾气强，则骨髓充满，故发润而黑；若血气虚，则肾气弱，肾气弱，则骨髓枯竭，故发变白也。

其汤熨针石，别有正方，补养宣导，今附于后。

《养生方导引法》云：解发，东向坐，握固，不息一通。举手左右导引③，手掩两耳。治头风，令发不白。以手复将头五④，通脉也。

又云：清旦初起，左右手交互，从头上挽两耳，举；又引须发，即流通⑤。

又云：坐地，直两脚，以两手指脚胫，以头至地。调脊诸椎，利发根，令长美。坐舒两脚，相去一尺，以抣脚两胫，以顶至地十二通。调身脊无患

---

② 须发：原作"头发"，据《太平圣惠方》卷四十一《治须发秃落诸方》及上下文例改。
③ 手左右：原作"左右手"，据本书卷二《头面风候》、《彭祖导引法》改。
④ 将：原作"持"，据本书卷二《头面风候》改。
⑤ 即：《千金翼方》卷十二第一作"则面气"。

害，致精气润泽。发根长美者，令青黑柔濡滑泽，发恒不白。

又云：伏，解发东向，握固，不息一通，举手左右导引，掩两耳。令发黑不白。伏者，双膝著地，额直至地，解发，破髻，舒头，长敷在地。向东者，向长生之术。握固，两手如婴儿握，不令气出。不息，不使息出，极闷已，三嘘而长细引。一通者，一为之，令此身囊之中满其气。引之者，引此旧身内恶邪伏气，随引而出，故名导引。举左右手各一通，掩两耳，塞鼻孔三通，除白发患也。

又云：蹲踞，以两手举足五趾，低头自极，则五脏气遍至。治耳不闻、目不明。久为之，则令发白复黑。

又云：正月十日沐发，发白更黑。

又云：千过梳头，头不白。

又云：正月一日，取五香煮作汤，沐头不白。

又云：十日沐浴，头不白。

又云：十四日沐浴，令齿牢发黑。

又云：常向本命，栉发之始，叩齿九通，阴咒曰：太常散灵①，五老反真②。泥丸玄华，保精长存。左回拘月③，右引日根。六合清炼，百疾愈因④。咽唾三过⑤。常数行之，使人齿不痛，发牢不白。一云头脑不痛⑥。

又云：思心气上下四布，正赤，通天地，自身大且长。令人气力增益，发白更黑，齿落再生。

四、令长发候

发是足少阴之经血所荣也。血气盛，则发长美；若血虚少，则发不长，须以药治之令长。

---

① 常：本书卷二十九《齿痛候》作"帝"。
② 反：本书卷二十九《齿痛候》作"返"。
③ 左回拘月：《修真旨要》作"左拘隐月"。
④ 百疾愈因：本卷《须发秃落候》及《修真旨要》俱作"百神受恩"。
⑤ 咽唾三过：本卷《须发秃落候》此句前有"咒毕"二字。
⑥ 一云：本书卷二十九《齿痛候》无此二字。

五、令发润泽候

足少阴之经血，外养于发。血气盛，发则光润；若虚，则血不能养发，故发无润泽也。则须以药，令其润泽。

六、发黄候

足少阴之经血，外养于发。血气盛，发则润黑；虚竭者，不能荣发，故令发变黄。

七、须黄候

足少阳之经血，外荣于须。血气盛，须则美而长；若虚少不足，不能荣润于外，故令须黄。

八、令生眉毛候

足太阳之经，其脉起于目内眦，上额交巅。血气盛，则眉美有毫，血少则眉恶。眉为风邪所伤，则眉脱。皆是血气伤损，不能荣养，故须以药生之。

九、火烧处发不生候

夫发之生，血气所润养也。火烧之处，疮痕致密，则气血下沉，不能荣宣腠理，故发不生。

十、令毛发不生候

足少阴之血气，其华在发。足太阳之血气盛，则眉美；足少阳之血气盛，则须美；足阳明之血气盛，则发美；手阳明之血气盛，则髭美。诸经血气盛，则眉、髭、须、发美泽。若虚少枯竭，则变黄、白、悴、秃。若风邪乘其经络，血气改变，则异毛恶发妄生也，则须以药傅，令不生也。

十一、白秃候

凡人皆有九虫在腹内，值血气虚则能侵食。而蛲虫发动，最能生疮，乃成疽、癣、瘑、疥之属，无所不为。言白秃者，皆由此虫所作，谓在头生疮有虫，白痂甚痒，其上发并秃落不生，故谓之白秃。

十二、赤秃候

此由头疮，虫食发秃落，无白痂，有汁，皮赤而痒，故谓之赤秃。

十三、鬼舐头候

人有风邪在于头，有偏虚处，则发秃落，肌肉枯死。或如钱大，或如指大，发不生，亦不痒，故谓之鬼舐头。

·面体病诸候·

凡五论

一、蛇身候

蛇身者，谓人皮肤上如蛇皮而有鳞甲，世谓之蛇身也。此由血气否涩，不通润于皮肤故也。

二、面疱候

面疱者，谓面上有风热气生疱，头如米大，亦如谷大，白色者是。
《养生方》云：醉不可露卧，令人面发疮疱。

又云：饮酒热未解，以冷水洗面，令人面发疮，轻者皶疱。

三、面皯䵟候

人面皮上，或有如乌麻，或如雀卵上之色是也。此由风邪客于皮肤，痰饮渍于腑脏，故生皯䵟。

《养生方》云：饱食而坐，不行步，有所作务，不但无益，乃使人得积聚不消之病，及手足痹，面目梨皯。

四、酒皶候

此由饮酒，热势冲面，而遇风冷之气相搏所生，故令鼻面生皶，赤疱匝匝然也。

五、嗣面候

嗣面者，云面皮上有滓如米粒者也。此由肤腠受于风邪，搏于津液，津液之气，因虚作之也。亦言因傅胡粉而皮肤虚者，粉气入腠理化生之也。

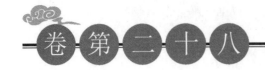

·目病诸候·

凡三十八论

一、目赤痛候

凡人肝气通于目。言肝气有热，热冲于目，故令赤痛。

二、目胎赤候

胎赤者，是人初生洗目不净，令秽汁浸渍于眦，使睑赤烂，至大不瘥，故云胎赤。

三、目风赤候

目者，肝之窍，风热在内乘肝，其气外冲于目，故见风泪出，目睑眦赤。

四、目赤烂眦候

此由冒触风日，风热之气伤于目，而眦睑皆赤烂，见风弥甚，世亦云风眼。

五、目数十年赤候

风热伤于目眦，则眦赤烂。其风热不去，故眦常赤烂，积年不瘥。

六、目风肿候

目为肝之外候，肝虚不足，为冷热之气所干，故气上冲于目，外复遇风冷所击，冷热相搏而令睑内结肿，或如杏核大，或如酸枣之状。肿而因风所发，故谓之风肿。

七、目风泪出候

目为肝之外候，若被风邪伤肝，肝气不足，故令目泪出。

其汤熨针石，别有正方，补养宣导，今附于后。

《养生方导引法》云：踞坐①，伸右脚，两手抱左膝头，伸腰，以鼻内气，自极七息，展右足著外②。除难屈伸拜起，去胫中痛痹、风目耳聋。

又云：踞，伸左脚，两手抱右膝，伸腰，以鼻内气，自极七息，展左足著外。除难屈伸拜起，去胫中疼。一本云，除风目暗、耳聋。

又云：以鼻内气，左手持鼻，除目暗泣出。鼻内气，口闭，自极七息。除两胁下积血气。

又云：端坐，伸腰，徐徐以鼻内气③，以右手持鼻④，除目暗。若泪出，闭目吐气，鼻中息肉耳聋亦然。除伤寒头痛洗洗，皆当以汗出为度。

八、目泪出不止候

夫五脏六腑皆有津液，通于目者为泪。若脏气不足，则不能收制其液，故目自然泪出。亦不因风而出不止，本无赤痛。

---

① 坐：原无，据本书卷一《风四肢拘挛不得屈伸候》补。
② 展右足著外：原无，据本书卷一《风四肢拘挛不得屈伸候》补。
③ 徐徐：原作"徐"，据本书卷二十九《鼻息肉候》补。
④ 持：本书卷二十九《鼻息肉候》作"捻"。

九、目肤翳候

阴阳之气皆上注于目。若风邪痰气乘于腑脏，腑脏之气，虚实不调，故气冲于目，久不散，变生肤翳。肤翳者，明眼睛上有物如蝇翅者即是。

十、目肤翳覆瞳子候

此言肝脏不足，为风热之气所干，故于目睛上生翳，翳久不散，渐渐长，侵覆瞳子。

十一、目息肉淫肤候

息肉淫肤者，此由邪热在脏，气冲于目，热气切于血脉，蕴积不散，结而生息肉，在于白睛肤睑之间，即谓之息肉淫肤也。

十二、目暗不明候

夫目者，五脏六腑阴阳精气皆上注于目。若为血气充实，则视瞻分明；血气虚竭，则风邪所侵，令目暗不明。

其汤熨针石，别有正方，补养宣导，今附于后。

《养生方》云：恣乐伤魂，魄通于目，损于肝，则目暗。

《养生方导引法》云：蹲踞，以两手举足五趾，低头自极①，则五脏气遍至②。治耳不闻人语声，目不明。久为之，则令发白复黑。

又云：仰两足指③，五息止。引腰背痹，偏枯，令人耳闻声。久行，眼耳诸根，无有挂碍。

又云：伸左胫，屈右膝内压之，五息止。引肺气④，去风虚，令人目明。依经为之，引肺中气，去风虚病，令人目明，夜中见色，与昼无异。

———————

① 低：原无，据本书卷二十七《白发候》补。
② 至：原作"主"，据本书卷二十七《白发候》改。
③ 仰：原无，据本书卷一《风偏枯候》补。
④ 气：原无，据《彭祖导引法》补。

中华医典　第四辑

又云：鸡鸣以两手相摩令热，以熨目，三行，以指抑目，左右有神光。令目明，不病痛。

又云：东向坐，不息再通，以两手中指口唾之二七，相摩拭目。令人目明。以甘泉漱之，洗目，去其翳垢，令目清明。上以内气洗身中，令内睛洁，此以外洗，去其尘障。

又云：卧，引为三，以手爪项边脉五通，令人目明。卧正偃，头下却亢引三通，以两手指爪项边大脉为五通。除目暗患。久行，令人眼夜能见色。为久不已，通见十方，无有剂限。

十三、目青盲候

青盲者，谓眼本无异，瞳子黑白分明，直不见物耳。但五脏六腑之精气，皆上注于目，若脏虚，有风邪痰饮乘之，有热则赤痛，无热但内生障，是腑脏血气不荣于睛，故外状不异，只不见物而已。是之谓青盲。

《养生方》云：勿塞故井及水渎，令人耳聋目盲。

又云：正月八日沐浴，除目盲。

十四、目青盲有翳候

白黑二睛无有损伤，瞳子分明，但不见物，名为青盲，更加以风热乘之，气不外泄，蕴积于睛间，而生翳似蝇翅者，覆瞳子上，故谓青盲翳也。

十五、目茫茫候

夫目是五脏六腑之精华，宗脉之所聚，肝之外候也。腑脏虚损，为风邪痰热所乘，气传于肝，上冲于目，故令视瞻不分明，谓之茫茫也。凡目病，若肝气不足，兼胸隔风痰劳热，则目不能远视，视物则茫茫漠漠也。若心气虚，亦令目茫茫，或恶见火光，视见蜚蝇黄黑也。诊其左手尺中脉，沉为阴，阴实者目视茫茫。其脉浮大而缓者，此为逆，必死。

其汤熨针石，别有正方，补养宣导，今附于后。

《养生方导引法》云：鸡鸣欲起，先屈左手啖盐指，以指相摩，咒曰：西王母女，名曰益愈，赐我目，受之于口。即精摩形。常鸡鸣二七著唾，除目茫茫，致其精光，彻视万里，遍见四方。咽二七唾之，以热指摩目二七，令人目不瞑。

十六、雀目候

人有昼而睛明，至瞑则不见物，世谓之雀目。言其如鸟雀，瞑便无所见也。

十七、目珠管候

目是五脏六腑之精华，宗脉之所聚，肝之外候也。肝藏血，若腑脏气血调和，则目精彩明净；若风热，痰饮渍于脏腑，使肝脏血气蕴积，冲发于眼，津液变生结聚，状如珠管。

十八、目珠子脱出候

目是脏腑阴阳之精华，宗脉之所聚，上液之道，肝之外候。凡人风热，痰饮渍于脏腑，阴阳不和，肝气蕴积生热，热冲于目，使目睛疼痛，热气冲击其珠子，故令脱出。

十九、目不能远视候

夫目不能远视者，由目为肝之外候，腑脏之精华，若劳伤腑脏，肝气不足，兼受风邪，使精华之气衰弱，故不能远视。

二十、目涩候

目，肝之外候也，腑脏之精华，宗脉之所聚，上液之道。若悲哀内动腑脏，则液道开而泣下，其液竭者，则目涩。又风邪内乘其腑脏，外传于液道，亦令泣下而数欠，泣竭则目涩。若腑脏劳热，热气乘于肝，而冲发于目，则目热而涩也，甚则赤痛。

中华医典 第四辑

二十一、目眩候

目者，五脏六腑之精华，宗脉之所聚也。筋骨血气之精，与脉并为目系，系上属于脑，若腑脏虚，风邪乘虚随目系入于脑，则令脑转而目系急，则目眴而眩也。

二十二、目视一物为两候

目是五脏六腑之精华，凡人腑脏不足，精虚而邪气乘之，则精散，故视一物为两也。

二十三、目偏视候

目是五脏六腑之精华，人腑脏虚而风邪入于目，而瞳子被风所射，晴不正则偏视。此患亦有从小而得之者，亦有长大方病之者，皆由目之精气虚，而受风邪所射故也。

二十四、目飞血候

目，肝之外候也。肝藏血，足厥阴也，其脉起足大指之丛毛，入连于目系。其经脉之血气虚，而为风热所乘，故血脉生于白睛之上，谓之飞血。

二十五、目黑候

目黑者，肝虚故也。目是脏腑之精华，肝之外候，而肝藏血。腑脏虚损，血气不足，故肝虚不能荣于目，致精彩不分明，故目黑。

二十六、目晕候

五脏六腑之精华皆上注于目，目为肝之外候。肝藏血，血气不足，则肝虚，致受风邪，风邪搏于精气，故精气聚生于白睛之上，绕于黑睛之际，精彩昏浊，黑白不明审，谓之目晕。

二十七、睊目候

睊目者，是风气客于睑眦之间，与血气津液相搏，使目眦痒而泪出，目眦恒湿，故谓之睊目。

二十八、目眵瞸候

目是腑脏之精华，肝之外候。夫目，上液之道，腑脏有热，气熏于肝，冲发于目眦睑，使液道热涩，滞结成眵瞸也。

二十九、睢目候

目是腑脏血气之精华，肝之外候，然则五脏六腑之血气皆上荣于目也。若血气虚，则肤腠开而受风，风客于睑肤之间，所以其皮缓纵，垂覆于目，则不能开，世呼为睢目，亦名侵风。

三十、目眇候

目者，腑脏之精华，宗脉之所聚，肝之外候也。风邪停饮，在于脏腑，侵于肝气，上冲于眼，则生障翳、珠管、息肉。其经络有偏虚者，翳障则偏覆一瞳子，故偏不见物，谓之眇目。

三十一、目蜡候

蜡目者，是蝇蛆目眦成疮，故谓之蜡目。

三十二、目肥候

肥目者，白睛上生点注，或如浮萍，或如榆荚，有如胡粉色者，有作青黑色者，似羹上脂，致令目暗，世呼为肥目。五脏六腑之精华皆上注于目，为肝之外候，宗脉所聚，上液之道。此由腑脏气虚，精液为邪所搏，变化而生也。

三十三、目疱疮候

目，肝之候也。五脏六腑之精华上荣于目，腑脏有热，气乘于肝，冲发于目，热气结聚，故睛上生疱疮也。

三十四、目脓漏候

目是肝之外候，上液之道。风热客于睑眦之间，热搏于血液，令眦内结聚，津液乘之不止，故成脓汁不尽，谓之脓漏。

三十五、目封塞候

目，肝之外候也。肝气通于目，风邪毒气客于睑肤之间，结聚成肿，肿而睑合不开，故谓之封塞。然外为风毒结肿，内则蕴积生热，若肿不即消，热势留滞，则变生肤翳、息肉、白障也。

三十六、目内有丁候

目，肝之外候也。脏腑热盛，热乘于肝，气冲于目，热气结聚，而目内变生状如丁也。

三十七、针眼候

人有眼内眦头忽结成疱，三五日间便生脓汁，世呼为偷针。此由热气客在眦间，热搏于津液所成。但其热势轻者，故止小小结聚，汁溃热歇乃瘥。

三十八、割目后除痛止血候

夫目生淫肤息肉，其根皆从目眦染渐而起。五脏六腑之精华上注于目。

目，宗脉之所聚，肝之外候也。肝藏血。十二经脉，有起内眦、兑眦者，风热气乘其脏腑，脏腑生热，热气熏肝，冲发于目，热搏血结，故生淫肤息肉。割之而伤经脉者，则令痛不止，血出不住，即须方药除疗之。

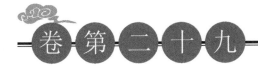

·鼻病诸候·

凡十一论

一、鼻衄候

经云：脾移热于肝，则为惊衄。脾，土也；肝，木也。木本克土，今脾热，为土气翻盛，逆往乘木，是木之虚，不能制土，故受脾之移热也。肝之神为魂，而藏血，虚热则魂神不定，故惊也。凡血与气，内荣腑脏，外循经络，相随而行于身，周而复始。血性得寒则凝涩，热则流散；而气，肺之所主也[1]，肺开窍于鼻，热乘于血[2]，则气亦热也。血气俱热，血随气发出于鼻，为鼻衄。

诊其寸口微芤者，衄血。寸脉微，苦寒，为是衄血。

寸脉微弱，尺脉涩，发热[3]，弱为无血[4]，必厥，其人微呕。夫厥，当眩不眩，而反头痛，痛为实，下虚上实，必衄也。

肝脉大，喜为衄。脉阴阳错而浮，必衄血。脉细而数，数反在上，法当吐而不吐，其面颧上小赤，眼中白肤上自有细赤脉如发，其趣至黑瞳子上

---

① 主：原作"生"，据本卷《鼻衄不止候》改。
② 血：《医心方》卷五第三十六作"肺"，疑是。
③ 发热：《脉经》卷八第十三在此前有"弱则"二字。
④ 弱：《脉经》卷八第十三作"涩"，疑是。

者，当衄。病人面无血色寒热，脉沉弦者，衄也。

衄发从春至夏，为太阳衄；从秋至冬，为阳明衄。连日不止者，其脉轻轻在肌，尺中自浮，目精晕黄，衄必未止；若目精了慧，知衄今止。

脉滑小弱者生，实大者死。诊衄人，其脉小滑者生，大躁者死不治也。鼻衄，脉沉细者生，浮大而牢者死。

《养生方》云：思虑则伤心，心伤则吐、衄血。

二、鼻衄不止候

肝藏血，肺主气，开窍于鼻。血之与气，相随而行，内荣腑脏，外循经络。腑脏有热，热乘血气，血性得热即流溢妄行，发于鼻者为鼻衄。脏虚血盛，故衄不止。

三、鼻大衄候

鼻衄，由血气虚热故也[①]。肝藏血，肺主气，而开窍于鼻。血之与气，相随而行，循于经络，荣于腑脏。若劳伤过度，腑脏生热，热乘血气，血性得热则流散妄行。从鼻出者，谓之衄。其云鼻大衄者，是因鼻衄而口、耳、鼻皆出血，故云鼻大衄也。

四、鼻久衄候

鼻衄，由热乘血气也。肝藏血，肺主气，开窍于鼻。劳损脏腑，血气生热，血得热则流散妄行，随气发于鼻者，名为鼻衄。脏虚不复，劳热停积，故衄经久不瘥。

五、鼻齆候

肺主气，其经手太阴之脉也，其气通鼻。若肺脏调和，则鼻气通利，而知香臭。若风冷伤于脏腑，而邪气乘于太阴之经，其气蕴积于鼻者，则津液

---

① 血：原无，据《太平圣惠方》卷三十七《治鼻大衄诸方》补。

中华医典　第四辑

壅塞，鼻气不宣调，故不知香臭，而为齆也。

其汤熨针石，别有正方，补养宣导，今附于后。

《养生方导引法》云：东向坐，不息三通，手捻鼻两孔，治鼻中患。交脚踑坐，治鼻中患，通脚痛疮①，去其涕唾，令鼻道通，得闻香臭。久行不已，彻闻十方。

六、鼻生疮候

鼻是肺之候，肺气通于鼻。其脏有热，气冲于鼻，故生疮也。

其汤熨针石，别有正方，补养宣导，今附于后。

《养生方导引法》云：踞坐，合两膝，张两足，不息五通。治鼻疮。

七、鼻息肉候

肺气通于鼻。肺脏为风冷所乘，则鼻气不和，津液壅塞，而为鼻齆。冷搏于血气，停结鼻内，故变生息肉。

其汤熨针石，别有正方，补养宣导，今附于后。

《养生方导引法》云：端坐，伸腰，徐徐以鼻内气，以右手捻鼻，除目暗。泪苦出②，徐徐闭目吐气③。鼻中息肉，耳聋④；亦能除伤寒头痛洗洗，皆当以汗出为度。

又云：东向坐，不息三通，以手捻鼻两孔。治鼻中息肉。

八、鼻窒塞气息不通候

肺气通于鼻。其脏为风冷所伤，故鼻气不宣利，壅塞成齆。冷气结聚，搏于血气，则生息肉。冷气盛者，则息肉生长，气息窒塞不通也。

---

① 脚：据前后文义，疑为"鼻"之误。
② 泪苦出：本书卷二十八《目风泪出候》作"若泪出"，疑是。
③ 徐徐：本书卷二十八《目风泪出候》无此二字。
④ 耳聋：本书卷二十八《目风泪出候》其后有"亦然"二字。

九、鼻涕候

夫津液涕唾，得热即干燥，得冷则流溢，不能自收。肺气通于鼻，其脏有冷，冷随气入乘于鼻，故使津涕不能自收。

十、鼻痛候

肺气通于鼻。风邪随气入于鼻内，搏于血气，邪正相击，气道不宣，故鼻痛。

十一、食诸物误落鼻内候

颃颡之间，通于鼻道。气入，有食物未及下喉，或因言语，或因嚏咳而气则逆，故食物因气逆者误落鼻内。

·耳病诸候·

凡九论

一、耳聋候

肾为足少阴之经而藏精，气通于耳。耳，宗脉之所聚也。若精气调和，则肾脏强盛，耳闻五音。若劳伤血气，兼受风邪，损于肾脏而精脱，精脱者，则耳聋。然五脏六腑十二经脉，有络于耳者，其阴阳经气有相并时，并则有脏气逆，名之为厥，厥气相搏，入于耳之脉，则令聋。其肾病精脱耳聋者，其候颊颧，色黑。手少阳之脉动，而气厥逆，而耳聋者，其候耳内辉辉焞焞也。手太阳厥而聋者，其候聋而耳内气满。

其汤熨针石，别有正方，补养宣导，今附于后。

《养生方》云：勿塞故井及水渎，令人耳聋目盲。

中华医典　第四辑

《养生方导引法》云：坐地，交叉两脚，以两手从曲脚中入，低头，叉项上①。治久寒不能自温、耳不闻声。

又云：脚著项上，不息十二通。必愈大寒不觉暖热、久顽冷患、耳聋目眩。久行即成法，法身五六，不能变。

二、耳风聋候

足少阴，肾之经，宗脉之所聚，其气通于耳。其经脉虚，风邪乘之，风入于耳之脉，使经气否塞不宣，故为风聋。风随气脉，行于头脑，则聋而时头痛，故谓之风聋。

三、劳重聋候

足少阴，肾之经，宗脉之所聚，其气通于耳。劳伤于肾，宗脉虚损，血气不足，故为劳聋。劳聋为病，因劳则甚。有时将适得所，血气平和，其声则轻。

四、久聋候

足少阴，肾之经，宗脉之所聚，其气通于耳。劳伤于肾，宗脉虚损，血气不足，为风邪所乘，故成耳聋。劳伤甚者，血气虚极②，风邪停滞，故为久聋。

五、耳鸣候

肾气通于耳，足少阴，肾之经，宗脉之所聚。劳动经血，而血气不足，宗脉则虚，风邪乘虚，随脉入耳，与气相击，故为耳鸣。

诊其右手脉寸口名曰气口以前脉，浮则为阳，手阳明大肠脉也；沉则为阴，手太阴肺脉也。阴阳俱虚者，此为血气虚损，宗脉不足，病苦耳鸣嘈

---

① 叉项上：本书卷三《虚劳寒冷候》作"叉手项上"。
② 血气虚极：原作"血虚气极"，据《外台秘要》卷二十二《久聋方》改。

嘈，眼时妄见光，此是肺与大肠俱虚也。

左手尺中名曰神门，其脉浮为阳，足太阳膀胱脉也。虚者，膀胱虚也。肾与膀胱合，病苦耳鸣，忽然不闻，时恶风。膀胱虚则三焦实也。膀胱为津液之腑，若三焦实，则克消津液，克消津液，故膀胱虚也。耳鸣不止，则变成聋。

六、聤耳候

耳者，宗脉之所聚，肾气之所通。足少阴，肾之经也。劳伤血气，热乘虚而入于其经，邪随血气至耳，热气聚则生脓汁，故谓之聤耳。

七、耳疼痛候

凡患耳中策策痛者，皆是风入于肾之经也。不治，流入肾，则卒然变脊强背直成痉也。若因痛而肿，生痈疖，脓溃邪气歇，则不成痉。所以然者，足少阴为肾之经，宗脉之所聚，其气通于耳。上焦有风邪，入于头脑，流至耳内，与气相击，故耳中痛。耳为肾候，其气相通，肾候腰脊，主骨髓，故邪流入肾，脊强背直。

八、耳耵聍候①

耳耵聍者，耳里津液结聚所成。人耳皆有之，轻者不能为患；若加以风热乘之，则结坚成丸核塞耳，亦令耳暴聋。

九、耳疮候

足少阴为肾之经，其气通于耳。其经虚，风热乘之，随脉入于耳，与血气相搏，故耳生疮。

---

① 耵：原作"聤"，据《灵枢·厥病》及《太平圣惠方》卷三十六《治耳耵聍诸方》改。耵聍，又称耳垢、耳屎。

中华医典 第四辑

·牙齿病诸候·

凡二十一论

一、牙齿痛候

牙齿痛者，是牙齿相引痛。牙齿是骨之所终，髓之所养，手阳明之支脉入于齿。若髓气不足，阳明脉虚，不能荣于牙齿，为风冷所伤，故疼痛也。又有虫食于牙齿，则齿根有孔，虫居其间，又传受余齿，亦皆疼痛。此则针灸不瘥，傅药虫死，乃痛止。

二、牙痛候

牙齿皆是骨之所终，髓气所养，而手阳明支脉入于齿。脉虚髓气不足，风冷伤之，故疼痛也。又虫食于齿，则根有孔，虫于其间，又传受余齿，亦痛掣难忍。若虫痛，非针灸可瘥，傅药虫死，乃痛止。

三、齿痛候

手阳明之支脉入于齿，齿是骨之所终，髓之所养。若风冷客于经络，伤于骨髓，冷气入齿根，则齿痛。若虫食齿而痛者，齿根有孔，虫在其间，此则针灸不瘥，傅药虫死，痛乃止。

其汤熨针石，别有正方，补养宣导，今附于后。

《养生方》云：常向本命日，栉发之始，叩齿九通，阴咒曰：太帝散灵，五老返真。泥丸玄华，保精长存。左回拘月①，右引日根。六合清练，百疾愈因。咽唾三过。常数行之，使齿不痛，发牢不白，头脑不痛。

又云：东向坐，不息四通，琢齿二七。治齿痛病。大张口，琢齿二七，

---

① 左回拘月：《修真旨要》作"左拘隐月"。

一通二七。又解，四通中间，其二七大势，以意消息，瘥病而已，不复疼痛。解病，鲜白不梨，亦不疏离。久行不已，能破金刚。

又云：东向坐，不息四通，上下琢齿三十六下。治齿痛。

四、风齿候

手阳明之支脉入于齿。头面有风，阳明之脉虚，风乘虚随脉流入于齿者，则令齿有风，微肿而根浮也。

其汤熨针石，别有正方，补养宣导，今附于后。

《养生方导引法》云：凡人觉脊背皆崛强，不问时节，缩咽髆内，仰面努髆井向上，头左右两向按之，左右三七，一住，待血行气动定①，然始更用。初缓后急，不得先急后缓。若无病人，常欲得旦起、午时、日没三辰，如用，辰别三七②。除寒热病、脊腰颈项痛、风痹、口内生疮、牙齿风、头眩，终尽除也。

五、齿断肿候

手阳明之支脉入于齿。头面有风，风气流入于阳明之脉，与断间血气相搏，故成肿。

《养生方》云：水银不得近牙齿，发断肿③，善落齿。

六、齿间血出候

手阳明之支脉入于齿。头面有风，而阳明脉虚，风挟热乘虚入齿断，搏于血，故血出也。

七、牙齿虫候

牙齿虫是虫食牙，又食于齿，亦令牙齿疼痛。皆牙齿根有孔，虫居其

---

① 待血行气动定：本书卷三十《口舌疮候》作"待血气行动定"。
② 三七：本书卷三十《口舌疮候》作"二七"。
③ 断：原无，据《医心方》卷五第六十四补。

中华医典 第四辑

内，食牙齿尽，又度食余牙齿。

八、牙虫候

牙虫是虫食于牙，牙根有孔，虫在其间，亦令牙疼痛。食一牙尽，又度食余牙。

九、齿虫候

齿虫是虫食于齿，齿根有孔，虫在其间，亦令齿疼痛。食一齿尽，又度食余齿。

《养生方》云：鸡鸣时，常叩齿三十六下。长行之，齿不蠹虫，令人齿牢。

又云：朝未起，早漱口中唾，满口乃吞之，辄琢齿二七过。使人丁壮，有颜色，去虫而牢齿。

又云：人能恒服玉泉，必可丁壮妍悦，去虫牢齿。玉泉①，谓口中唾也。

十、齿龋注候

手阳明之支脉入于齿，足阳明脉有入于颊遍于齿者。其经虚，风气客之，络搏齿间，与血气相乘，则龂肿。热气加之，脓汁出而臭，侵食齿龂，谓之龋齿，亦曰风龋。

《养生方》云：朝夕琢齿，齿不龋。

又云：食毕，常漱口数过。不尔，使人病龋齿。

十一、齿䗩候

齿䗩者，是虫食齿至龂，脓烂汁臭，如蚀之状，故谓之齿䗩。

---

① 玉泉：原无，据本书卷三《虚劳羸瘦候》补。

十二、齿挺候

手阳明之支脉入于齿。头面有风冷，传入其脉，令龂齿间津液化为脓汁，血气虚竭，不能荣于齿，故齿根露而挺出。

十三、齿动摇候

手阳明之支脉入于齿，足阳明之脉又遍于齿。齿为骨之所终，髓之所养。经脉虚，风邪乘之，血气不能荣润，故令动摇。

十四、齿落不生候

齿牙皆是骨之所终，髓之所养，手阳明、足阳明之脉并入于齿。若血气充实，则骨髓强盛，其齿损落，犹能更生；若血气虚耗，风冷乘之，致令齿或龋或龂落者，不能复生。

十五、齿音离候

齿音离者，是风冷客于齿龂间，令齿龂落而脓出，其齿则疏，语则齿间有风过之声，世谓齿音离也。

十六、牙齿历蠹候

牙齿皆是骨之所终，髓之所养也。手阳明、足阳明之脉，皆入于齿。风冷乘其经脉，则髓骨血损，不能荣润于牙齿，故令牙齿黯黑，谓之历蠹。

十七、齿漏候

手阳明之支脉入于齿。风邪客于经脉，流滞齿根，使龂肿脓汁出[①]，愈

---

① 脓：原作"浓"，据《太平圣惠方》卷三十四《治齿漏疮诸方》改。

而更发，谓之齿漏。

十八、齿龋候

齿者，骨之所终，髓之所养。髓弱骨虚，风气客之，则齿龋。

十九、拔齿损候

手阳明、足阳明之脉并入于齿，拔齿而损脉者，则经血不止，脏虚而眩闷。

二十、龂齿候

龂齿者，是睡眠而相磨切也。此由血气虚，风邪客于牙车筋脉之间，故因睡眠气息喘而邪动，引其筋脉，故上下齿相磨切有声，谓之龂齿。

二十一、齿黄黑候

齿者，骨之所终，髓之所养，手阳明、足阳明之脉皆入于齿。风邪冷气，客于经络，髓虚血弱，不能荣养于骨，枯燥无润，故令齿黄黑也。

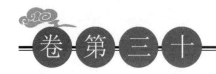

·唇口病诸候·

凡十七论

一、口舌疮候

手少阴，心之经也，心气通于舌。足太阴，脾之经也，脾气通于口。腑脏热盛，热乘心脾，气冲于口与舌，故令口舌生疮也。

诊其脉，浮则为阳，阳数者，口生疮。

其汤熨针石，别有正方，补养宣导，今附于后。

《养生方导引法》云：凡人觉脊背崛强，不问时节，缩咽髆内，仰面努髆井向上①，头左右两向按之，左右三七，一住，待血气行动定，然始更用。初缓后急，不得先急后缓。若无病人，常欲得旦起、午时、日没三辰，如用，辰别二七。除寒热病、脊腰颈项痛、风痹、口内生疮、牙齿风、头眩，终尽除也。

二、紧唇候

脾与胃合，胃为足阳明，其经脉起于鼻②，环于唇，其支脉入络于脾

---

① 努：本书卷二十九《风齿候》作"努"。
② 于：原无，据本卷《唇疮候》文例补。

中华医典　第四辑

胃①。脾胃有热，气发于唇，则唇生疮。而重被风邪寒湿之气搏于疮，则微肿湿烂，或冷或热，乍瘥乍发，积月累年，谓之紧唇，亦名渖唇。

三、唇疮候

脾与胃合，足阳明之经，胃之脉也，其经起于鼻，环于唇，其支脉入络于脾。脾胃有热，气发于唇，则唇生疮。

四、唇生核候

足阳明为胃之经，其支脉环于唇，入络于脾。然脾胃为表里，有风热邪气乘之，而冲发于唇，与血气相搏，则肿结；外为风冷乘，其结肿不消，则成核。

五、口吻疮候

足太阴为脾之经，其气通于口。足阳明为胃之经，手阳明为大肠之经，此二经脉并侠于口。其腑脏虚，为风邪湿热所乘，气发于脉，与津液相搏，则生疮，恒湿烂有汁，世谓之肥疮，亦名燕口。

六、唇口面皲候

唇口面皲者，寒时触冒风冷，冷折腠理，伤其皮肤，故令皲劈。经络之气，诸阳之会，皆在于面，其脉有环唇夹于口者。若血气实者，虽劲风严寒，不能伤之；虚则腠理开而受邪，故得风冷而皲劈也。又，冬时以暖汤洗面及向火，外假热气，动于腠理，而触风冷，亦令病皲。

七、兔缺候

人有生而唇缺，似兔唇，故谓之兔缺。世云，由妇人妊娠时见兔及食兔

---

① 胃：疑为衍字，本卷《唇疮候》无此字。

肉使然。

八、口臭候

口臭，由五脏六腑不调，气上胸膈。然腑脏气臊腐不同，蕴积胸膈之间，而生于热，冲发于口，故令臭也。

《养生方》云：空腹不用见臭月[1]，气入脾，舌上白黄起，口常臭也。

九、口舌干焦候

手少阴，心之经也，其气通于舌；足太阴，脾之经也，其气通于口。腑脏虚热，气乘心脾，津液竭燥，故令口舌干焦也。

诊其右手寸口名曰气口以前脉，沉为阴，手太阴肺之经也。其脉虚者，病苦少气不足以息，嗌干，无津液故也。又，右手关上脉，浮为阳，足阳明胃之经也。其脉虚者，病苦唇口干。又，左手关上脉，浮为阳，足少阳胆之经也。其脉实者，病苦腹中满[2]，饮食不下，咽干。

十、舌肿强候

手少阴，为心之经，其气通于舌；足太阴，脾之经，其气通于口。太阴之脉起于足大指，入连舌本。心脾虚，为风热所乘，邪随脉至舌，热气留心，血气壅涩，故舌肿。舌肿脉胀急，则舌肿强。

十一、謇吃候

人之五脏六腑，禀四时五行之气，阴阳相扶，刚柔相生。若阴阳和平，血气调适，则言语无滞，吐纳应机。若阴阳之气不和，腑脏之气不足，而生謇吃。此则禀性有阙，非针药所疗治也。

若腑脏虚损，经络受邪，亦令语言謇吃。所以然者，心气通于舌，脾气

---

① 月：宋本、元本作"尸"。
② 满：《脉经》卷二第二在此字前有"气"字。

中华医典　第四辑

通于口，脾脉连舌本，邪乘其脏而搏于气，发言气动，邪随气而干之，邪气与正气相交，搏于口舌之间，脉则否涩，气则壅滞，亦令言謇吃，此则可治。

《养生方》云：愤满伤神，神通于舌，损心则謇吃。

十二、重舌候

舌，心之候也。脾之脉起于足大指，入连于舌本。心脾有热，热气随脉冲于舌本，血脉胀起，变生如舌之状，在于舌本之下，谓之重舌。

十三、悬痈肿候①

悬痈，为音声之关也②。喉咙，气之所上下。五脏六腑有伏热，上冲于喉咽，热气乘于悬痈，或长或肿。

十四、咽喉垂倒候

喉咙者，气之所上下也，五脏六腑，呼吸之道路。腑脏有风邪，热气上冲咽喉，则肿垂，故谓之垂倒。

十五、失欠颔车蹉候

肾主欠，阴阳之气相引则欠。诸阳之筋脉，有循颔车者，欠则动于筋脉，筋脉挟有风邪，邪因欠发，其气急疾，故令失欠颔车磋也。

十六、数欠候

肾主欠，而肾为阴也。阳气主上，阴气主下。其阴积于下者，而阳未尽，阳引而上，阴引而下，阴阳相引，二气交争，而挟有风者，欠则风动，

---

① 痈：《灵枢·忧恚无言》作"雍"。肿：原无，据《太平圣惠方》卷三十五《治悬雍肿诸方》补。

② 关：原作"阙"，据本书卷二《风冷失声候》改。

风动与气相击，故欠数。

十七、失枕候

失枕，头项有风，在于筋脉间，因卧而气血虚者，值风发动，故失枕。

·咽喉心胸病诸候[①]·

凡十一论

一、喉痹候

喉痹者，喉里肿塞痹痛，水浆不得入也。人阴阳之气出于肺，循喉咙而上下也。风毒客于喉间，气结蕴积而生热，致喉肿塞而痹痛。

脉沉者为阴，浮者为阳，若右手关上脉阴阳俱实者，是喉痹之候也。亦令人壮热而恶寒，七八日不治，则死。

其汤熨针石，别有正方，补养宣导，今附于后。

《养生方导引法》云：两手拓两颊，手不动，搂肘使急，腰内亦然，住定。放两肋头向外，肘髆腰气散，尽势，大闷始起，来去七通。去喉痹。

又云：一手长舒，令掌仰[②]；一手捉颏，挽之向外，一时极势二七。左右亦然。手不动，两向侧势，急挽之二七。去颈骨急强、头风脑旋、喉痹、髆内冷注、偏风。

二、马喉痹候

马喉痹者，谓热毒之气结于喉间，肿连颊而微壮热，烦满而数吐气，呼之为马喉痹。

---

① 咽：原无，据本书底本目录补。
② 令：原作"合"，据本书卷二《风头眩候》改。

三、喉中生谷贼不通候

谷贼者，禾里有短穗而强涩者是也。误作米而人食之，则令喉里肿结不通。今风热气在于喉间，与血气相搏，则生肿结，如食谷贼者也，故谓之喉中生谷贼。不急治，亦能杀人。

四、狗咽候

喉内忽有气结塞不通，世谓之狗咽。此由风热所作，与喉痹之状相似。但俗云误吞狗毛所作。

又云：治此病者，以一抟饭其狗分食便瘥①，所以谓之狗咽。

五、咽喉疮候

咽喉者，脾胃之候也。由脾胃热，其气上冲喉咽，所以生疮。其疮或白头，或赤根，皆由挟热所致。

六、尸咽候

尸咽者，谓腹内尸虫，上食人喉咽生疮。其状或痒或痛，如甘蜃之候。

七、喉咽肿痛候

喉咽者，脾胃之候，气所上下。脾胃有热，热气上冲，则喉咽肿痛。夫生肿痛者，皆挟热则为之。若风毒结于喉间，其热盛则肿塞不通，而水浆不入，便能杀人。脏气微热，其气冲喉，亦能肿痛，但不过重也。

---

① 其：元本、四库本作"共"。

八、喉痈候

六腑不和，血气不调，风邪客于喉间，为寒所折，气壅而不散，故结而成痈。凡结肿一寸为疖，二寸至五寸为痈。

九、咽喉不利候

腑脏冷热不调，气上下哽涩，结搏于喉间，吞吐不利，或寒或痛，故言喉咽不利。

十、心痹候

思虑烦多则损心，心虚故邪乘之。邪积而不去，则时害饮食，心里愊愊如满，蕴蕴而痛，是谓之心痹。

诊其脉，沉而弦者，心痹之候也。

十一、胸痹候

寒气客于五脏六腑，因虚而发，上冲胸间，则胸痹。胸痹之候，胸中愊愊如满，噎塞不利，习习如痒，喉里涩，唾燥。甚者，心里强否急痛，肌肉苦痹，绞急如刺，不得俯仰，胸前皮皆痛，手不能犯，胸满短气，咳唾引痛，烦闷，自汗出，或彻背膂，其脉浮而微者是也。不治，数日杀人。

其汤熨针石，别有正方，补养宣导，今附于后。

《养生方》云：以右足践左足上。除胸痹、食热呕。

中华医典　第四辑

·四肢病诸候·

凡十四论

一、代指候

代指者，其指先肿，焮焮热痛，其色不黯，然后方缘爪甲边结脓，极者爪甲脱也。亦名代甲，亦名糟指，亦名土窟（一作灶）。夫爪甲，筋之余也。由筋骨热盛，气涩不通，故肿结生脓而爪甲脱。

二、手足发胝候

人手足忽然皮厚涩而圆短如茧者，谓之胼胝。此由血气沉行，不荣其表，故皮涩厚而成胝。

三、手足逆胪候

手足爪甲际皮剥起，谓之逆胪。风邪入于腠理，血气不和故也。

四、肉刺候

脚趾间生肉如刺，谓之肉刺。肉刺者，由著靴急小，趾相揩而生也。

五、肉裂候

肉裂者，皮急肉坼破也。由腠理虚，风邪乘之，与血相冲击，随所击处而肉坼裂也。

六、手足皲裂候

皲裂者，肌肉破也。言冬时触冒风寒，手足破，故谓之皲裂。

七、尸脚候

尸脚者，脚跟坼破之名也，亦是冬时触犯寒气所以然。又言脚踏死尸所卧地，亦令脚坼破。

八、足瘇候

瘇病者，自膝已下至踝及趾俱肿直是也。皆由血气虚弱，风邪伤之，经络否涩而成也。亦言江东诸山县人多病瘇，云彼土有草名瘇草①，人行误践触之，则令病瘇。

九、五指筋挛不得屈伸候

筋挛不得屈伸者，是筋急挛缩，不得伸也。筋得风热则弛纵，得风冷则挛急。

十、四肢痛无常处候

四肢痛无常处者，手足肢节皆卒然而痛，不在一处。其痛处不肿，色亦不异，但肉里掣痛，如锥刀所刺。由体虚受于风邪，风邪随气而行，气虚之时，邪气则胜，与正气交争相击，痛随虚而生，故无常处也。

十一、脚跟颓候

脚跟颓者，脚跟忽痛，不得著地，世呼为脚跟颓。

---

① 瘇：原作"其"，据宋本改。

中华医典 第四辑

十二、脚中忽有物牢如石如刀锥所刺候

言脚下有结物，牢坚如石，痛如锥刀所刺。此由肾经虚，风毒之气伤之，与血气相击，故痛而结坚不散。

十三、土落脚趾内候

此由脚趾先有疮，而土落疮里，更令疮肿痛，亦令人憎寒壮热。

十四、脚破候

脚破者，脚心坼开也，世谓之脚破。脚心，肾脉所出，由肾气虚，风邪客于腠理，致使津液不荣，故坼破也。

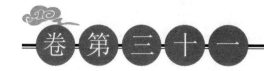

·瘿瘤等病诸候·

凡一十五论

一、瘿候

瘿者，由忧恚气结所生，亦曰饮沙水，沙随气入于脉，搏颈下而成之。初作与樱核相似，而当颈下也，皮宽不急，垂捶捶然是也。恚气结成瘿者，但垂核捶捶，无脉也；饮沙水成瘿者，有核瘰瘰无根，浮动在皮中。

又云有三种瘿：有血瘿，可破之；有息肉瘿，可割之；有气瘿，可具针之。

《养生方》云：诸山水黑土中出泉流者，不可久居，常食令人作瘿病，动气增患。

二、瘤候

瘤者，皮肉中忽肿起，初梅李大，渐长大，不痛不痒，又不结强。言留结不散，谓之为瘤。不治，乃至坯大，则不复消，不能杀人，亦慎不可辄破①。

---

① 辄破：《太平圣惠方》卷三十五《治瘤诸方》在此二字下有"但如瘿法疗之，当得瘥也"。

中华医典 第四辑

三、脑湿候

脑湿，谓头上忽生肉如角。谓之脑湿，言脑湿气蕴蒸，冲击所生也。

四、黑痣候

黑痣者，风邪搏于血气变化生也。夫人血气充盛，则皮肤润悦，不生疵瘕，若虚损，则黑痣变生。然黑痣者，是风邪变其血气所生也；若生而有之者，非药可治。面及体生黑点为黑痣，亦云黑子。

五、赤疵候

面及身体皮肉变赤，与肉色不同，或如手大，或如钱大，亦不痒痛，谓之赤疵。此亦是风邪搏于皮肤，血气不和所生也。

六、白癜候

白癜者，面及颈项、身体皮肉色变白，与肉色不同，亦不痒痛，谓之白癜。亦是风邪搏于皮肤，血气不和所生也。

七、疬疡候

疬疡者，人有颈边、胸前、腋下自然斑剥，点相连，色微白而圆，亦有乌色者，亦无痛痒，谓之疬疡风。此亦是风邪搏于皮肤，血气不和所生也。

八、疣目候

疣目者，人手足边忽生如豆，或如结筋，或五个，或十个，相连肌里，粗强于肉，谓之疣目。此亦是风邪搏于肌肉而变生也。

九、鼠乳候

鼠乳者，身面忽生肉如鼠乳之状，谓之鼠乳也。此亦是风邪搏于肌肉而变生也。

十、多忘候

多忘者，心虚也。心主血脉而藏于神，若风邪乘于血气，使阴阳不和，时相并隔，乍虚乍实，血气相乱，致心神虚损而多忘。

《养生方》云：丈夫头勿北首卧，神魂不安，多愁忘。

十一、嗜眠候

嗜眠者，由人有肠胃大，皮肤涩者，则令分肉不开解，其气行，则于阴而迟留，其阳气不精神明爽，昏塞，故令嗜眠。

其汤熨针石，别有正方，补养宣导，今附于后。

《养生方导引法》云：蹋踞，交两手内屈脚中入①，且两手急引之，愈久寐，精气不明。交脚蹋踞。凡故言蹋踞，以两手从内屈脚中入，左手从右跌踠上入左足，随孔下；右手从左足踠上入右足，随孔下；出抱两脚，急把两手极引二通。愈久寐，精神不明。久行则不睡，长精明。

又云：一手拓颏，向上极势，一手向后长舒急努，四方显手掌，一时俱极势四七。左右换手皆然。拓颏，手两向其头欹侧，转身二七。去臂髆风、眠睡。寻用，永吉日康。

十二、鼾眠候

鼾眠者，眠里喉咽间有声也。人喉咙，气上下也，气血若调，虽寤寐不妨宣畅；气有不和，则冲击喉咽而作声也。其有肥人眠作声者，但肥人气血沉厚，迫隘喉间，涩而不利，亦作声。

---

① 屈：原作"并"，据本卷候下文句例改。

十三、体臭候

人有体气不和，使精液杂秽，故令身体臭也。

其汤熨针石，别有正方，补养宣导，今附于后。

《养生方》云：以手掩口鼻，临目微气，久许时，手中生液，速以手摩面目。常行之，使人体香。

十四、狐臭候

人腋下臭，如葱豉之气者，亦言如狐狸之气者，故谓之狐臭。此皆血气不和，蕴积故气臭。

十五、漏腋候

腋下常湿，仍臭生疮，谓之漏腋。此亦是气血不和，为风邪所搏，津液蕴瘀，故令湿臭。

·丹毒病诸候·

凡一十三论

一、丹候

丹者，人身体忽然焮赤①，如丹涂之状，故谓之丹。或发手足，或发腹上，如手掌大，皆风热恶毒所为。重者亦有疽之类，不急治，则痛不可堪，久乃坏烂，去脓血数升。若发于节间，便流之四肢②，毒入肠③，则杀人。

---

① 焮：《医心方》卷十七第一作"变"。
② 流之四肢：《医心方》卷十七第一作"断人四肢"。
③ 肠：《医心方》卷十七第一作"腹"。

小儿得之最忌。

二、白丹候

白丹者，初发痒痛，微虚肿，如吹轸，轸起不痛不赤而白色。由挟风冷，故使色白也。

三、黑丹候

黑丹者，初发亦痒痛，或熛肿起，微黑色，由挟风冷，故色黑也。

四、赤丹候

赤丹者，初发轸起，大者如连钱，小者如麻豆，肉上粟如鸡冠肌理。由风毒之重，故使赤也。亦名茱萸丹。

五、丹轸候

丹轸者，肉色不变，又不热，但起隐轸，相连而微痒，故谓为丹轸也。

六、室火丹候

室火丹，初发时必在腓肠，如指大，长三二寸瘦①，色赤而热是也。

七、天灶火丹候

天灶火丹，发时必在于两股里，渐引至阴头而赤肿是也。

---

① 瘦：《医心方》卷十七第一作"皮"，连下句。

中华医典 第四辑

八、废灶火丹候

废灶火丹，发时必于足跌上，而皮色赤者是也。

九、尿灶火丹候

尿灶火丹，发于胸腹，及脐，连阴头皆赤是也。

十、熛火丹候

熛火丹者，发于背，亦在于臂，皮色赤是也。

十一、痫火丹候

痫火丹者，发于髀，而散走无常处，著皮赤是也。

十二、萤火丹候

萤火丹者，发于髆，至胁，皮赤是也。

十三、石火丹候

石火丹者，发通身，似缬，目突如粟是也。皮色青黑。

·肿病诸候·

凡一十七论

一、诸肿候

肿之生也，皆由风邪、寒热、毒气客于经络，使血涩不通，壅结皆成肿也。其风邪所作者，肿无头无根，浮在皮上，如吹之状也。不赤不痛，或肿或散，不常肿。其寒气与血相搏作者，有头有根，色赤肿痛。其热毒作者，亦无正头，但急肿，久不消，热气结盛，壅则为脓。其候非一，故谓之诸肿。

二、风肿候

凡人忽发肿，或著四肢，或在胸背，或著头项，水牢如胖大，虚肿回回，如吹之状，不痛不赤。著四肢者，乃欲不遂，令人烦满短气，身体常冷。皆由冬月遇温，风入人肌里，至春复适大寒，风不得出，气壅肌间，不自觉；至夏取风凉，湿气聚不散而成肿，久不瘥，气结盛生热，乃化为脓血，并皆烂败，则杀人。

右手关上脉浮而虚者，病肿。

三、卒风肿候

人卒有肿，不痛不赤，移无常处而兼痒。由先无患，偶腠理虚，而逢风所作也。

四、风毒肿候

风毒肿者，其先赤痛飙热，肿上生瘭浆，如火灼是也。

中华医典 第四辑

五、毒肿候

毒肿之候，与风肿不殊，时令人壮热。其邪毒甚者，入腹杀人。

六、毒肿入腹候

此候与前毒肿不殊，但言肿热渐盛，入腹故也。毒入腹之候，先令人啬啬恶寒，心烦闷而呕逆，气急而腹满，如此者杀人。

七、恶核肿候

恶核者，肉里忽有核，累累如梅李，小如豆粒，皮肉燥痛，左右走身中，卒然而起，此风邪挟毒所成。其亦似射工毒。初得无常处，多恻恻痛，不即治，毒入腹，烦闷恶寒即杀人。久不瘥，则变作瘘。

八、肿核候

凡肿，挟风冷则不消，而结成核也。

九、气肿候

气肿者，其状如痈，无头虚肿，色不变，皮上急痛，手才著，便即痛，此风邪搏于气所生也。

十、气痛候

人身忽然有一处痛，如打不可堪耐，亦乍走身间，发作有时。痛发则小热，痛静便如冰霜所加，故云气痛。亦由体虚受风邪所侵，遇寒气而折之，邪气不出故也。

十一、恶脉候

恶脉者，身里忽有赤络，脉起龍嵷，聚如死蚯蚓状，看如似有水在脉中，长短皆逐其络脉所生是也。由春冬受恶风，入络脉中，其血瘀结所生。久不瘥，缘脉结而成瘘。

十二、恶肉候

恶肉者，身里忽有肉如小豆突出，细细长，乃如牛马乳，亦如鸡冠之状，不痒不痛。久不治，长不已。由春冬被恶风所伤，风入肌肉，结瘀血积而生也。

十三、肿有脓使溃候

肿，壮热结盛，则血化为脓。若不早出脓，脓食筋烂骨，则不可治也。

十四、肿溃后候

凡痈肿既溃讫，脓汁须及时而尽。若汁不尽，还复结肿，如初肿之候无异，即稍难治。

十五、游肿候

游肿之候，青、黄、赤、白，无复定色，游走皮肤之间，肉上微光是也。

十六、日游肿候

日游肿，其候与前游肿相似，但手近之微痛，如复小痒为异。世言犯触日游神之所作。

十七、流肿候

流肿凡有两候，有热有冷。冷肿者，其痛隐隐然沉深，著臂髀，在背上则肿起，凭凭然而急痛，若手按及针灸之即肿起是也。热肿者，四肢热如火灸之状，移无常处，或如手，或如盘，著背腹是；剧则背热如火，遍身熠熠然，五心烦热，唇口干燥，如注之状。此皆风邪搏血气所生，以其移无常处，故谓流肿。

·丁疮病诸候·

凡一十三论

一、丁疮候

丁疮者，风邪、毒气搏于肌肉所生也①。凡有十种：一者，疮头乌而强凹；二者，疮头白而肿实；三者，疮头如豆垄色；四者，疮头似葩红色②；五者，疮头内有黑脉；六者，疮头赤红而浮虚；七者，疮头葩而黄；八者，疮头如金薄；九者，疮头如茱萸；十者，疮头如石榴子。

亦有初如风轸气，搔破青黄汁出，里有赤黑脉而小肿；亦有全不令人知，忽以衣物触及摸著则痛，若故取，便不知处；亦有肉突起如鱼眼之状，赤黑惨痛彻骨。久结皆变至烂成疮，疮下深孔，如大针穿之状。

初作时，突起如丁盖，故谓之丁疮。令人恶寒，四肢强痛，兼切切然牵疼，一二日疮便变焦黑色，肿大光起，根坚强，全不得近，酸痛，皆其候也。在手足、头面、骨节间者最急，其余处则可也。毒入腹，则烦闷，恍惚不佳，或如醉，患此者，三二日便死。

《养生方》云：人汗入诸食内，食之作丁疮。

---

① 搏：原无，据《医心方》卷十六第一补。
② 头：原无，据《太平圣惠方》卷六十四《治丁疮诸方》及上下文例补。

二、雄丁疮候

雄丁疮者，大如钱孔，乌黡似灸疮，四畔泡浆色赤，又有赤粟。乃言疮而不肿，刺之不痛，而兼热者，名为雄丁疮。

三、雌丁疮候

雌丁疮者，头小黄，向里黡，亦似灸疮，四畔泡浆外赤，大如钱孔而多汁。肿而不痛，疮内有十字画而兼冷者，谓之雌丁疮。

四、紫色火赤丁疮候

此疮色紫赤，如火之色，即谓紫色火赤丁疮也。

五、牛丁疮候

牛丁疮，皮色不异，但肿而头黑，挑之黄水出，四边赤似茱萸房者，名为牛丁疮。

六、鱼脐丁疮候

此疮头黑深，破之黄水出，四畔浮浆起，狭长似鱼脐，故谓之鱼脐丁疮。

七、赤根丁疮候

疮形状如赤豆，或生掖下，如鸭子大者。世人不识，但见其赤，即谓之赤根丁疮。

八、犯丁疮候

犯丁疮，谓丁疮欲瘥，更犯触之，若大嗔，及食猪、鱼、麻子，并狐臭人气熏之，皆能触犯之，则更剧，乃甚于初。更令热焮肿①，先寒后热，四肢沉重，头痛心惊，呕逆烦闷，则不可治。

九、丁疮肿候

丁疮肿，谓此疮热气乘之，与寒毒相搏而成肿。

十、犯丁疮肿候

犯丁疮肿，谓疮肿欲瘥，更犯触之，疮势转剧，乃甚于初。或肿热疼掣，或心闷恍惚，或四肢沉重，或呕逆烦心。此皆犯疮之候，多能杀人。

十一、丁肿候

此犹是丁疮而带焮肿，而无根者也。

十二、丁疮久不瘥候

疮久不瘥，谓此丁疮脓汁不止，亦平陷不满，皆由过冷所作也。

十三、犯丁肿候

犯丁肿，谓病丁肿，而或饮食，或居处，触犯之，令肿增剧也。

---

① 更令：《医心方》卷十六第二在此后有"疮"字。

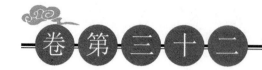

·痈疽病诸候上·

凡一十六论

一、痈候

痈者，由六腑不和所生也。六腑主表，气行经络而浮，若喜怒不测，饮食不节，阴阳不调，则六腑不和。荣卫虚者，腠理则开，寒客于经络之间，经络为寒所折，则荣卫稽留于脉。荣者，血也；卫者，气也。荣血得寒，则涩而不行，卫气从之，与寒相搏，亦壅遏不通。气者，阳也，阳气蕴积，则生于热，寒热不散，故聚积成痈。腑气浮行，主表，故痈浮浅，皮薄以泽。久则热胜于寒①，热气蕴积，伤肉而败肌，故血肉腐坏，化而为脓。其患在表浮浅，则骨髓不焦枯，腑脏不伤败，故可治而愈也。

又，少苦消渴，年四十已外，多发痈疽。所以然者，体虚热而荣卫否涩故也。有鬲痰而渴者②，年盛必作黄疸。此由脾胃虚热故也，年衰亦发痈疽，腑脏虚热，血气否涩故也。

又，肿一寸至二寸，疖也；二寸至五寸，痈也；五寸至一尺，痈疽也；一尺至三尺者，名曰竟体痈，痈成，九窍皆出。诸气愤郁，不遂志欲者，血气畜积，多发此疾。

① 久：原作"夕"，据《太平圣惠方》卷六十一《治痈诸方》及本卷《疽候》改。
② 鬲痰：《太平圣惠方》卷六十二《疽论》作"因痰"。

诊其寸口脉，外结者，痈肿。肾脉涩甚，为大痈。脉滑而数，滑即为实，数即为热，滑即为荣，数即为卫。荣卫相逢，则结为痈；热之所过，即为脓也。脉弱而数者，此为战寒，必发痈肿。脉浮而数，身体无热，其形默默者，胃中微躁，不知痛所在，此主当发痈肿。脉来细而沉，时直者，身有痈肿。若腹中有伏梁。脉肺肝俱到，即发痈疽；四肢沉重，肺脉多即死①。

凡痈疽脉，洪粗难治，脉微涩者易愈。诸浮数之脉，应当发热，而反洗淅恶寒，若痛处，当有痈也；此或附骨有脓也。脉弦洪相薄，外急内热②，故欲发痈疽。

凡发痈肿高者，疹源浅；肿下者，疹源深。大热者，易治；小热者，难治。初便大痛，伤肌；晚乃大痛，伤骨。诸痈发于节者，不可治也。发于阳者，百日死；发于阴者，四十日死也。

尻太阳脉有肿痛在足心，少阳脉，八日死；发脓血，八十日死。头阳明脉有肿痛在尻，六日死；发脓血，六十日死。股太阳脉有肿痛在足太阳③，七十日死；发脓血，百日死。髀太阳、太阴脉有肿痛在胫，八日死；发脓血，四百日死。足少阳脉有肿痛在胁，八日死；发脓血，六百日死。手阳明脉有肿痛在渊掖④，一岁死；发脓血，二岁死。发肿牢如石，走皮中，无根，瘰疬也；久久不消，因得他热乘之，时有发者，亦为痈也。又，手心主之脉气发，有肿痛在股胫，六日死；发脓血，六十日死。又有痈在腓肠中，九日死也。

《养生方》云：五月勿食不成核果及桃、枣，发痈疖。不尔，发寒热，变为黄疸，又为泄利。

又云：人汗入诸食中，食之则作丁疮、痈、疖等。

二、痈有脓候⑤

此由寒气搏于肌肉，折于血气，结聚乃成痈。凡痈经久，不复可消者，若按之都牢坚者，未有脓也；按之半坚半软者，有脓也。又，以手掩肿上，

① 多：《太平圣惠方》卷六十二《疽论》作"大"。
② 外急内热：原作"外内急热"，据本卷《疽候》乙正。
③ 脉：原无，据《千金翼方》卷二十三第七及本候文例补。
④ 渊掖：原倒作"掖渊"，据《针灸甲乙经》卷十一第九下乙正。
⑤ 有：原作"行"，据本书底本目录及元本改。

不热者，为无脓；若热甚者，为有脓。凡觉有脓，宜急破之；不尔，侵食筋骨也。

三、痈溃后候

此由寒气客于肌肉，折于血气，结聚乃成痈。凡痈破溃之后①，有逆有顺。其眼白睛青黑，而眼小者，一逆也；内药而呕②，二逆也；腹痛渴甚者③，三逆也；髀项中不便者，四逆也；音嘶色脱者，五逆也。除此者，并为顺也。此五种皆死候。

凡发痈疽，则热流入内，五脏燋燥者，渴而引饮，兼多取冷，则肠胃受冷而变下利。利则肠胃俱虚，而冷搏于胃，气逆则变呕；逆气不通，遇冷折之，则变哕也。

四、石痈候

石痈者，亦是寒气客于肌肉，折于血气，结聚所成。其肿结确实，至牢有根，核皮相亲，不甚热，微痛，热时自歇。此寒多热少，坚如石，故谓之石痈也。久久热气乘之，乃有脓也。

五、附骨痈肿候

附骨痈，亦由体盛热而当风取凉④，风冷入于肌肉，与热气相搏，伏结近骨成痈。其状无头，但肿痛而阔，其皮薄泽，谓之附骨痈也。

六、痈虚热候

此由寒客于经络，使血气否涩，乃结肿成痈。热气壅结，则血化为脓。

---

① 痈破：原倒作"破痈"，据文义乙正。
② 内药而呕：据上下文例在此句后应有"者"字。
③ 腹：原作"伤"，据《灵枢·玉版》、《针灸甲乙经》卷十一第九下改。
④ 盛：宋本、元本作"痈"。

中华医典 第四辑

脓溃痈瘥之后，余热未尽，而血气已虚，其人噏噏卒热①，惔惔虚乏，故谓之虚热。

七、痈烦渴候

痈由寒搏于血，血涩不通，而热归之，壅结所成。热气不得宣泄，内熏五脏，故烦躁而渴。凡痈肿热渴引饮，冷气入肠胃，即变下痢，并变呕哕。所以然者，本内虚热，气逆，故呕；呕而气逆，外冷乘之，气不通，故哕也。

八、发痈咳嗽候

夫肺主气，候于皮毛。气虚腠理受寒，寒客经络，则血否涩，热气乘之，则结成痈也。肺气虚寒，寒复乘肺，肺感于寒则成咳嗽，故发痈而嗽也。

九、痈下利候

此由寒气客于经络，折于气血，壅结不通，结成痈肿。发痈而利者，由内热而引饮，取冷太过，冷入肠胃，故令下利也。下利不止，则变呕哕。所以然者，脾与胃合，俱象土；脾候身之肌肉，胃为水谷之海。脾虚，肌肉受邪；胃虚，则变下利。下利不止，则变呕哕也。

十、发痈大小便不通候

此由寒客于经络，寒搏于血，血涩不通，壅结成痈。脏热不泄，热入大小肠，故大小便不通。

---

① 卒：《太平圣惠方》卷六十一《治痈虚热诸方》作"苦"。

十一、发痈内虚心惊候

此由体虚受寒，寒客于经络，血脉否涩，热气蕴积，结聚成痈。结热不散，热气内迫于心，故心虚热，则惊不定也。

十二、痈肿久不愈汁不绝候[①]

此由寒客于经络，则血涩不通，与寒相搏，则结成痈肿。热气乘之，则血化为脓。脓溃之后，热肿乃散，余寒不尽，肌肉未生，故有恶液澳汁，清而色黄不绝也。

十三、痈瘥后重发候

此由寒气客于经络，血涩不通，壅结成痈。凡痈脓溃之后，须著排脓药，令热毒、脓血俱散尽。若有恶肉，亦傅药食之，则好肉得生，真气得复。若脓血未尽，犹挟余毒，疮口便合，当时虽瘥，而后终更发。

十四、久痈候

此由寒气客于经络，血涩不通，壅结成痈。发痈之后，热毒未尽，重有风冷乘之，冷搏于肿，蕴结不消，故经久一瘥一发，久则变成瘘也。

十五、疽候

疽者，五脏不调所生也。五脏主里，气行经络而沉。若喜怒不测，饮食不节，阴阳不和，则五脏不调。荣卫虚者，腠理则开，寒客经络之间，经络为寒所折，则荣卫稽留于脉。荣者，血也；卫者，气也。荣血得寒则涩而不行，卫气从之，与寒相搏，亦壅遏不通。气者，阳也，阳气蕴积，则生于热，寒热不散，故积聚成疽。脏气沉行，主里，故疽肿深厚，其上皮强如牛

---

① 不：原无，据本候文义补。

领之皮。久则热胜于寒，热气淳盛，蕴结伤肉也。血肉腐坏，化而为脓，乃至伤骨烂筋，不可治而死也。

又，少苦消渴，年至四十已上，多发痈疽。所以然者，体虚热而荣卫否涩故也。又有鬲痰而渴者，年盛必作黄疸。此由脾胃虚热故也，年衰亦发痈疽，脏虚①，血气否涩故也。

又，肿一寸至二寸，疖也；二寸至五寸，痈也；五寸至一尺，痈疽也；一尺至三尺者，名曰竟体痈，痈成，九窍皆血②。诸气愤郁，不遂志欲者，血气蓄积，多发此疾。

诊其脉，弦洪相薄，外急内热，欲发痈疽。脉来细而沉，时直者，身有痈肿。若腹中有伏梁，脉肺肝俱到，即发痈疽；四肢沉重，肺脉多即死。凡痈疽脉，洪粗难治，脉微涩者易愈。诸浮数之脉，应当发热，而反洗淅恶寒，若痛处，当有痈也。此或附骨有脓也。

身有五部：伏菟一，腓二，背三，五脏之俞四，项五。五部有疽者死。

又，疽发于嗌中，名曰猛疽。猛疽不治，化为脓，脓不泻，塞咽，半日死。其化作脓，泻之则已。

发于颈，名曰掖疽③，其肿大以赤黑。不急治，则热气下入渊掖④，前伤任脉，内熏肝肺。熏肝肺，十余日而死矣。

阳气大发，消脑留项⑤，名曰脑铄，其色不荣，项痛如刺以针。烦心者，死不可治。

发于髆及臑，名曰疵疽⑥，其状赤黑，急治之。此令人汗出至足，不害五脏。痈发四五日，炖焫之也。

发于腋下，赤坚者，名曰米疽也。坚而不溃者，为马刀也。

发于胸，名曰井疽也。其状如大豆，三四日起⑦，不早治，下入腹中，不治，十日死。

发于膺，名曰甘疽。其状如谷实、瓠瓜，常苦寒热。急治之，去其寒热。不治，十岁死，死后出脓。

① 脏虚：本卷《痈候》作"腑脏虚热"。
② 血：《外台秘要》卷二十四《痈疽方》及本卷《痈候》俱作"出"。
③ 掖疽：《灵枢·痈疽》作"夭疽"。
④ 渊掖：原倒作"掖渊"，据《灵枢·痈疽》、《针灸甲乙经》卷十一第九下乙正。
⑤ 脑：原作"涩"，据《灵枢·痈疽》改。
⑥ 疵：原作"疪"，据上下文义及《灵枢·痈疽》改。
⑦ 三四日：原作"日三四"，据上下文例改。

发于股阳，名曰兑疽。其状不甚变，而脓附骨，不急治，四十日死。

发于胁，名曰改訾。改訾者，女子之病也。又云，痈发女子阴傍，名曰改訾疽。久不治，其中生息肉，如赤小豆麻黍也。

发于尻，名曰兑疽。其状赤坚大，急治之；不治，四十日死。若发尻尾，名曰兑疽。若不急治，便通洞一身，十日死。

发于股阴，名曰赤弛。不急治之，六日死。在两股内者，不治，六十日当死。

发于膝，名曰疵疽。其状大，痈色不变，寒热而坚，勿石，石之则死。须其色黑柔，乃石之，生也。

发于胫，名曰兔啮疽。其状赤至骨，急治之；不治，害人也。

发于踝，名曰走缓。色不变，数灸而止其寒热，不死。

发于足上下，名曰四淫。不急治之，百日死。

发于足傍，名曰疠疽。其状不大，初小指发，急治之。其状黑者，不可消，百日死也。

发于足趾，名曰脱疽。其状赤黑，死；不赤黑，不死。治之不衰，急斩去之，活也；不斩者，死矣。

赤疽发额，不泻，十余日死。其五日可刺也。其脓赤多血，死；未有脓，可治。人年二十五、三十一、六十、九十五，百神皆在额，不可见血，见血者死。

赤疽发，身肿，牢核而身热，不可以坐，不可以行，不可以屈伸。成脓，刺之即已。

赤疽发胸，可治。

赤疽发髀枢，六月内可治；不治，出岁死。

赤疽发阴股，牢者死，濡者可治。

赤疽发掌中，可治。

赤疽发胫，死不可治。

白疽发髀，若肘后痒，目痛伤精，及身热多汗，五六处死。

黑疽发肿，居背大骨上，八日可刺也。过时不刺为骨疽。骨疽脓出不止者，出碎骨，六十日死。

黑疽发渊掖，死。

黑疽发耳中，如米，此名文疽，死。

黑疽发髀，死。

黑疽发缺盆中，名曰伏痈，死。

黑疽发肘上下，不死可治。

黑疽发腓肠，死。

黑疽发膝膑，牢者死，濡者可治。

黑疽发跗上，牢者死。

仓疽发身，痒后痛①。此故伤寒，气入脏②，笃发为仓疽。九日可治，九十日死。

钉疽发两髀，此起有所逐，恶血结留内外，荣卫不通，发为钉疽。三日身肿，痛甚，口噤如痉状。十一日可刺。不治，二十日死。疽起于肉上，如丁盖，下有脚至骨，名钉疽也。

锋疽发背，起心俞若髃髑。二十日不泻，死。其八日可刺也。其色赤黑，脓见青者，死不治。人年六③、十八、二十四、四十、五十六、六十七、七十二、九十八，神皆在髃，不可见血，见血必死。

阴疽发髀若阴股，如发④，腰强，内不能自止⑤，数饮不能多，五日牢痛。如此不治，三岁死。

刺疽发，起肺俞若肝俞，不泻，二十日死。其八日可刺也。发而赤，其上肉如椒子者，死不可治。人年十九、二十五、三十三、四十九、五十七、六十、七十三、八十一、九十七，神皆在背，不可见血，见血者死。

脉疽发环项，始病，身随而热，不欲动，悁悁，或不能食。此有所大畏恐怖而不精，上气嗽。其发引耳，不可以肿。二十日可刺。如不刺，八十日死。

龙疽发背，起胃俞若肾俞，二十日不泻，死。九日可刺。其上赤下黑，若青黑者，死；发血脓者，不死。

首疽发背，发热八十日，大热汗头，引身尽。加嗽，身热同同如沸者，皮泽颇肿处浅刺之；不刺，入腹中，二十日死。

侠荣疽发胁，若起两肘头⑥，二十五日不泻，死。其九日可刺。发赤白间，其脓多白而无赤，可治也。人年一十六、二十六、三十二、四十八、五

---

① 痒后痛：《医心方》卷十五第一作"先痒后痛"。
② 气入脏：《医心方》卷十五第一作"寒气入脏"。
③ 六：《千金翼方》卷二十三第六作"六岁"。
④ 如：《千金翼方》卷二十三第七、《医心方》卷十五第一作"始"，疑是。
⑤ 内：《医心方》卷十五第一作"而"。
⑥ 若起：原倒作"起若"，据《医心方》卷十五第一乙正。

十八、六十四、八十、九十六，神皆在胁，不可见血，见血者死。

勇疽发股，起太阴若伏兔，二十五日不泻，死。其十日可刺。勇疽发，清脓赤黑，死；白者，尚可治。人年十一、十五、二十、三十一、三十二、四十六、五十九、六十三、七十五、九十一，神皆在尻尾，不可见血，见血者死。

标叔疽①，热同同，耳聋，后六十日肿如裹水状，如此可刺之。但出水，后乃有血，血出即除也。人年五十七、六十五、七十三、八十一、九十七，神皆在背，不可见血，见血者死。

瘑疽发足跌若足下，三十日不泻，死。其十二日可刺。瘑疽发赤白脓而不大多，其上痒，赤黑，死不可治。人年十三、二十九、三十五、六十一、七十三、九十三，神皆在足，不可见血，见血者死。

冲疽发在小腹，痛而战寒热冒，五日惛惛，六日而变。可刺之②，五十日死。

敦疽发两指头若五指头③，十八日不泻，死。其四日可刺。其发而黑，痛不甚，未过节④，可治也。

疥疽发掖下若臂、两掌中，振寒，热而嗌干者，饮多即呕，烦心惛惛，或卒肿者，如此可汗，不汗者死。

筋疽发背，侠脊两边大筋，其色苍，八日可刺也。

陈干疽发臂，三四日痛不可动，五十日身热而赤，六十日可刺之。如刺之肺无血⑤，三四日病已。

蚤疽发手足五指头，起节色不变，十日之内可刺也。过时不刺，后为食。痛在掖，三岁死。

其汤熨针石，别有正方，补养宣导，今附于后。

《养生方》云：铜器盖食，汗入食，食之令人发恶疮内疽。

又云：鲫鱼脍合猪肝肺，食之发疽。

---

① 标叔疽：《鬼遗方》卷一作"标叔疽发背"。

② 可刺之：《医心方》卷十五第一作"可刺之，不刺之"。

③ 敦：元本作"敦敦"，《鬼遗方》卷一、《医心方》卷十五第一均作"敦"。发两指头若五指头：文义不通。《医心方》卷十五第一作"发两手五指头，若足五指头"。

④ 未：原作"赤"，据《鬼遗方》卷一、《医心方》卷十五第一改。

⑤ 肺：疑衍，《鬼遗方》卷一亦无此字。

又云：乌鸡肉合食①，发疽②。

又云：鱼腹内有白如膏，合乌鸡肉食之，亦发疽也。

又云：鱼金鳃，食发疽也。

又云：已醉，强饱食，不幸发疽。

《养生方导引法》云：正倚壁，不息行气，从头至足止，愈疽。行气者，鼻内息，五入方一吐，为一通。满十二通，愈。

又云：正坐倚壁，不息行气，从口辄令气至头而止。治疽痹，气不足。

十六、疽溃后候

此由寒气客于经络，折于气血，血涩不通，乃成疽发。疽溃之后，有逆有顺。其眼白睛青黑而眼小者，一逆也；内药而呕者，二逆也；腹痛渴甚者③，三逆也；髆项中不便者，四逆也；音嘶色脱者，五逆也。除此者，并为顺矣。此五种皆死候。

凡发痈疽，则热流入内④，五脏燋燥，渴而引饮，兼多取冷，则肠胃受冷而变下利。利则肠胃俱虚，而冷搏胃气，气逆则变呕；逆气不通，遇冷折之，则哕也。

---

① 合食：《千金要方》卷二十六第五作"合鲤鱼肉食"。
② 发疽：《千金要方》卷二十六第五作"生痈疽"。
③ 腹：原作"伤"，据《针灸甲乙经》卷十一第九下改。
④ 内：原无，据本卷《痈溃后候》补。

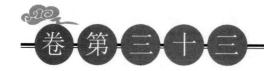

·痈疽病诸候下·

凡二十九论

十七、缓疽候

缓疽者，由寒气客于经络，致荣卫凝涩①，气血壅结所成。其寒盛者，则肿结痛深，而回回无头尾，大者如拳，小者如桃李，冰冰与皮肉相亲著。热气少，其肿与肉相似，不甚赤，积日不溃，久乃变紫黯色，皮肉俱烂，如牛领疮，渐至通体青黯，不作头，而穿溃脓出是也。以其结肿积久，而肉腐坏迟，故名缓疽，亦名肉色疽也。缓疽急者，一年杀人；缓者，数年乃死。

十八、𤷒疽候

𤷒疽之状，肉生小黯点②，小者如粟豆，大者如梅李，或赤或黑，乍青乍白，有实核，燥痛应心。或著身体。其著手指者，似代指，人不别者，呼为代指。不急治，毒逐脉上，入脏则杀人。南方人得此疾，皆截去指③，恐其毒上攻脏故也。

---

① 凝：原作"涘"，据《太平圣惠方》卷六十二《治缓疽诸方》改。
② 点：原作"黯"，据《医心方》卷十五第八改。
③ 截：《医心方》卷十五第八作"斩"。下同。

中华医典 第四辑

又云：十指端忽策策痛，入心不可忍。向明望之，晃晃黄赤，或黯黯青黑，是熛疽。直截后节，十有一愈。

又云：风胕痛不可忍者，熛疽。发五脏俞，节解相应通洞，熛疽也。诸是熛疽皆死。又，齿间臭热，血出不止，熛疽也，七日死。治所不瘥，以灰掩覆其血，不尔著人。

又云：诸是熛疽皆死，唯痛取利，十有一活耳。此皆毒气客于经络，气血否涩，毒变所生也。

十九、疽发口齿候

寒气客于经络，血涩不通，结而成疽。五脏之气，皆出于口；十二经脉，有入齿者，有连舌本者；荣卫之气，无处不行。虚则受邪挟毒，乘虚而入脉故也。其发口齿者，多血出不可禁，皆死。

二十、行疽候

行疽候者，发疮小者如豆，大者如钱，往来匝身，及生面上，谓之行疽。此亦寒热客于腠理，与血气相搏所生也。

二十一、风疽候

肿起，流之血脉，而挛曲疾痛，所以发疮历年，谓之风疽。此由风湿之气客于经络，与气相搏所成也。

《养生方》云：大解汗，当以粉粉身，若令自干者，成风疽也。

二十二、石疽候

此由寒气客于经络，与血气相搏，血涩结而成疽也。其寒毒偏多，则气结聚而皮厚，状如痤疖，坚如石，故谓之石疽也。

二十三、禽疽候

禽疽，发如胗者数十处。其得四日，肿合牢核痛，其状若挛[①]。十日可刺。其初发，身战寒，齿如噤，欲痉[②]。如是者，十五日死也。此是寒湿之气，客于肌肉所生也。

二十四、杼疽候

杼疽者，发项及两耳下。不泻，十六日死。其六日可刺。其色黑，见脓如痈者，死不可治。人年三十[③]、十九、二十三、三十五、三十九、五十一、五十五、六十一、八十七、九十九，神皆在两耳下，不可见血，见血者死。此是寒湿之气客于肌肉，折于血气之所生也。

二十五、水疽候

此由寒湿之气，客于皮肤，搏于津液，使血气否涩，湿气偏多，则发水疽。其肿状如物裹水，多发于手足，此是随肌肤虚处而发也。亦有发身体数处而壮热，遂至死。

二十六、肘疽候

肘疽，是疽发于肘，谓之肘疽。凡诸疽发节解，并皆断筋节，而发肘者，尤为重也。此亦是寒湿之气客于肌肉，折于血气所生也。

二十七、附骨疽候

附骨疽者，由当风入骨解[④]，风与热相搏，复遇冷湿[⑤]；或秋夏露卧，

---

① 挛：原作“变”，据《鬼遗方》卷一、《医心方》卷十五第一改。
② 痉：原作“坐”，据《医心方》卷十五第一改。
③ 三十：据文义，当为“十三”之误。
④ 由当风：《医心方》卷十五第五作“由体热当风”，义胜。
⑤ 冷：《医心方》卷十五第五作“凉”。

为冷所折，风热伏结壅遏，附骨成疽。喜著大节解间，丈夫及产妇、女人，喜著鼠髅髁、髂头，陛膝间，婴孩、嫩儿亦著髀、肘、背脊也。其大人、老人著急者，则先觉痛，不得转动，捘之应骨痛①，经日便觉皮肉生急，洪洪如肥状，则是也。其小儿不知字名，抱之才近，其便略唤②，则是肢节有痛处，便是其候也。大人、老人著缓者，则先觉如肥洪洪耳，经日便觉痹痛不随也。其小儿则觉四肢偏有不动摇者③，如不随状，看肢节解中，则有肥洪洪处，其名不知是附骨疽④，乃至合身成脓，不溃至死，皆觉身体变青黯也⑤。其大人、老人，皆不悟是疽，乃至于死也。亦有不别是附骨疽，呼急者为贼风⑥，其缓者谓风肿而已。

二十八、久疽候

此由寒气客于经络，折于气血，血涩不通，乃结成疽。凡疽发诸节及腑脏之俞，则卒急也。其久疽者，发于身体闲处，故经久积年，致脓汁不尽，则疮内生虫，而变成瘘也。

二十九、疽虚热候

此由寒搏于热，结壅血涩，乃成疽。疽脓虽溃，瘥之后，余热未尽，而血已虚，其人噏噏苦热，惙惙虚乏，故谓虚热也。

三十、疽大小便不通候

此由寒气客于经络，寒搏于血，血涩不通，壅结成疽。腑脏热不泄，热入大小肠，故大小便不通也。

---

① 捘：《医心方》卷十五第五作"按"。
② 略：《医心方》卷十五第五作"啼"，义胜。
③ 不动：此二字前原有"不动"二字，衍文，据《医心方》卷十五第五删。
④ 名：《医心方》卷十五第五作"若"，义胜。
⑤ 觉身体：《医心方》卷十五第五作"举体"。
⑥ 急者为：原作"为急"，文义不通，据《医心方》卷十五第五改。

三十一、痈发背候

夫痈发于背者，多发于诸腑俞也。六腑不和则生痈，诸腑俞皆在背，其血气经络于身①，腑气不和②，腠理虚者，经络为寒所客，寒折于血，则壅不通，故结成痈，发其俞也。热气加于血，则肉血败化，故为脓③。痈初结之状，肿而皮薄以泽。

又云：背上忽有赤肿而头白，摇之连根④，入应胸里动，是痈也。

又，发背苦热⑤，手不可得近者，内先服王不留行散，外摩背膏大黄贴。若在背生⑥，破无苦，良不得脓⑦，以食肉膏散，著兑头，内痈口中。人体热气歇，服术散。五日后痈欲瘥者，服排脓内塞散。

三十二、痈发背溃后候

此由寒气客于经络，折于血气，血涩不通，乃结成痈发背。痈脓出之后，眼白睛青黑而眼小，一逆也；内药而呕，二逆也；腹痛渴甚⑧，三逆也；髀项中不仁⑨，四逆也；音嘶色脱，五逆也。此等五逆者，皆不可治也。或热或渴，非仓卒之急，可得渐治之也。

凡发背，则热气流入腑脏，溃之后⑩，血气则虚，腑脏燥热，渴而引饮，饮冷入肠胃，则变下利。胃虚气逆，则变呕也。呕逆若遇冷折之，气不通则哕也。

其疮若脓汁不尽，而疮口早合，虽瘥更发，恶汁连滞，则变成瘘也。

---

① 经：《医心方》卷十五第四作"结"。
② 腑：《医心方》卷十五第四作"六腑"。
③ 故：《医心方》卷十五第四作"而"。
④ 之连：原无，据《医心方》卷十五第四补。
⑤ 苦：《医心方》卷十五第四作"若"。
⑥ 生：原作"先"，据《医心方》卷十五第四改。
⑦ 良：《鬼遗方》卷一作"良久"。
⑧ 腹：原作"伤"，据《灵枢·玉版》、《针灸甲乙经》卷十一第九下改。
⑨ 仁：《灵枢·玉版》、《针灸甲乙经》卷十一第九下及本卷《疽发背溃后候》俱作"便"。
⑩ 溃：据文义，此前缺"脓"字。

中华医典　第四辑

三十三、痈发背后下利候

此是寒气客于经络，折于血气，血涩不通，乃结成痈。痈发后利者，由内热而引饮，取冷太过，冷入肠胃，故令下利不止。则变呕①。所以然者，脾与胃合，俱象土，脾候身之肌肉，胃为水谷之海；脾虚则肌肉受邪，胃虚则变下利。下利不止，气逆，故变呕；呕而遇冷折，气逆不通，则哕也。

三十四、痈发背渴候

此由寒气客于经络，折于气血，血涩不通，乃结成痈也。痈发背，五脏热盛虚燥，故渴。而冷饮入肠胃，则变利也。

三十五、痈发背兼嗽候

肺主气，候于皮毛，气虚腠理受寒，客于经络，则血否涩，热气乘之，则结成痈也②。肺气虚，其寒复乘肺，肺感于寒，则成咳嗽，故发痈而兼嗽也。

三十六、痈发背大便不通候

此由寒气客于经络，血气否涩，则生热，蕴结成痈。气壅在脏腑，热入肠胃，故令大便不通也。

三十七、痈发背恶肉不尽候

此由寒气客于经络，折于气血，血涩不通，乃结成痈发背。脓溃之后，外有风气搏之，变生恶肉，壅塞于疮者，则毒气内侵，须傅药以食之。

---

① 则变呕：本卷《痈发背溃后候》于此前有"胃虚气逆"四字。
② 结：原无，据本书卷三十二《发痈咳嗽候》补。

三十八、疽发背候

疽发背者，多发于诸脏俞也。五脏不调则发疽，五脏俞皆在背，其血气经络于身，腑脏不调，腠理虚者，经脉为寒所客，寒折于血，血壅不通，故乃结成疽，而发脏俞也。热气施于血，则肉血败腐为脓也。疽初结之状，皮强如牛领之皮是也。疽重于痈，发者多死。

又发，起肺俞若肝俞，不泻，二十日死。其八日可刺也。发而赤，其上肉如椒子者，死不可理。人年十九、二十五、三十三、四十九、五十七、六十、七十三、八十一、九十七，神皆在背，不可见血，见血者死。

蜂疽发背①，起心俞若髆髃，二十日不泻即死。其八日可刺也。其色赤黑，脓见青者，死不治。人年六岁、十八、二十四、四十、五十六、六十七、八十二、九十八，神皆在髆，不可见血，见血者死。

三十九、疽发背溃后候

此由寒气客于经络，折于气血，血涩不通，乃结成疽发背。疽脓出之后，眼白睛青黑而眼小，一逆也；内药而呕，二逆也；腹痛渴甚②，三逆也；髆项中不便，四逆也；音嘶色脱，五逆也。皆不可治。自余或热渴，或利呕③，非仓卒之急也，可得渐治。

凡发背，则热气流入腑脏，脓溃之后，血气则虚，腑脏积热，渴而引饮，饮冷入于肠胃，则变下利。胃虚气逆，则变呕也。呕逆若遇冷折之，气不通即哕也。

其疮若脓汁不尽，而疮口早合，虽瘥更发，恶汁连滞，则变成瘘也。

四十、疽发背热渴候

此由寒气客于经络，折于气血，血涩不通，乃结成疽。疽发背，则腑脏皆热，热则脏燥，故渴也。而冷饮入肠胃，则变利也。

---

① 蜂：本书卷三十二《疽候》作"锋"。
② 腹：原作"伤"，据《灵枢·玉版》、《针灸甲乙经》卷十一第九下改。
③ 利：原作"刺"，据《太平圣惠方》卷六十二《治发背溃后诸方》及上下文义改。

四十一、肠痈候

肠痈者，由寒温不适，喜怒无度，使邪气与荣卫相干，在于肠内，遇热加之，血气蕴积，结聚成痈。热积不散，血肉腐坏，化而为脓。其病之状，小腹重而微强，抑之即痛，小便数似淋，时时汗出，复恶寒，其身皮皆甲错，腹皮急，如肿状。诊其脉，洪数者，已有脓也；其脉迟紧者，未有脓也。甚者腹胀大，转侧闻水声；或绕脐生疮，穿而脓出；或脓自脐中出；或大便去脓血。惟宜急治之。

又云：大便脓血，似赤白下，而实非者，是肠痈也。卒得肠痈而不晓，治之错者，杀人。

寸脉滑而数，滑则为实，数则为热；滑则为荣，数则为卫；卫下降，荣上升①；遇热荣卫相干，血为浊败。小腹否坚，小便或难，汗出，或复恶寒，脓为已成。设脉迟紧，聚为瘀血，血下则愈，脓成引日。

又，诸浮数脉，当发热，而反洗淅恶寒，若有痛处者，当积有脓。脉滑涩相搏②，小肠痈出血者也。

《养生方》云：六畜卒疫死，及夏病者，脑不中食，喜生肠痈也。

四十二、内痈候

内痈者，由饮食不节，冷热不调，寒气客于内，或在胸膈，或在肠胃。寒折于血，血气留止，与寒相搏，壅结不散，热气乘之，则化为脓，故曰内痈也。

胸内痛，少气而发热，以手按左眼，而其右眼见光者，胸内结痈也；若不见光，熛疽内③。若吐脓血者，不可治也，急以灰掩其脓血，不尔者著人。肠内有结痛，或在胁下，或在脐左近，结成块而壮热，必作痈脓。

诊其脉数，而身无热者，内有痈也。

---

① 卫下降，荣上升：《脉经》卷八第十六、《千金要方》卷二十三第二作"卫数下降，荣滑上升"。

② 相搏：原作"者"，据《太平圣惠方》卷六十一《治肠痈诸方》改。

③ 内：《千金要方》卷二十二第二、《外台秘要》卷二十四《瘭疽方》作"内发"。

《养生方》云：四月勿食螺鸡肉①，作内痈在胸掖下，出瘘孔。

四十三、肺痈候

肺痈者，由风寒伤于肺，其气结聚所成也。肺主气，候皮毛，劳伤血气，腠理则开，而受风寒。其气虚者，寒乘虚伤肺，寒搏于血，蕴结成痈；热又加之，积热不散，血败为脓。

肺处胸间，初肺伤于寒，则微嗽。肺痈之状，其人咳，胸内满，隐隐痛而战寒。诊其肺部脉紧，为肺痈。

又，肺痈，喘而胸满。

又，寸口脉数而实，咽干，口内辟辟燥②，不渴，时时出浊唾腥臭，久久吐脓如粳米粥者，难治也。

又，肺痈有脓而呕者，不须治其呕，脓止自愈。

又，寸口脉微而数，微则为风，数则为热；微则汗出，数则恶寒。风中于卫，呼气不出；热过于荣③，吸而不入。风伤皮毛，热伤血脉；风舍于肺，其人则呕④，口干喘满，咽燥不渴，唾而浊沫，时时战寒。热之所过，血为凝滞，蓄结痈脓，吐如米粥。始萌可救，脓成则死。

又，欲知有脓者，其脉紧数，脓为未成；其脉紧去但数，脓为已成。

又，肺病身当有热，咳嗽短气，唾出脓血，其脉当短涩，而反浮大，其色当白，而反赤者，此是火之克金，大逆不治也。

四十四、膈病候

膈病者，由劳役，肢体热盛，自取风冷，而为凉湿所折，入于肌肉筋脉，结聚所成也。其状，赤脉起，如编绳，急痛壮热。其发于骭者⑤，喜从鼠髅起，至踝，赤如编绳，故谓膈病也。发于臂者，喜从掖下起，至手也。

---

① 螺：当为"暴"之误。《千金要方》卷二十六第五作"暴"，"暴""曝"相通，晒也。
② 口：原作"日"，形误。
③ 热：原作"数"，据《千金要方》卷十七第七改。
④ 呕：《千金要方》卷十七第七作"咳"，疑是。
⑤ 骭：元本、《千金要方》卷二十二第六俱作"脚"。

可即治①，取消其溃，去脓则筋挛也。其著脚，若置不治，不消复不溃，其热歇，气不散，变作瘇。脉缓涩相搏，肿腷已成脓也。

四十五、痤疖候

痤疖者，由风湿冷气搏于血，结聚所生也。人运役劳动，则阳气发泄，因而汗出，遇风冷湿气搏于经络，经络之血，得冷所折，则结涩不通，而生痤疖，肿结如梅李也。

又云：肿一寸、二寸，疖也。其不消而溃者，即宜熟捻去脓，至清血出。若脓汁未尽，其疮合者，则更发。其著耳下、颔、颈、掖下，若脓汁不尽，多变成瘘也。

《养生方》云：人汗入诸食中，食之作痈疖。

又云：五月，勿食不成核果及桃、枣，发痈疖也。

---

① 可：《医心方》卷十六第十二作"不"。

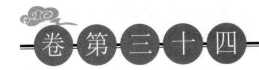

·瘘病诸候·

凡三十五论

一、诸瘘候

诸瘘者，谓瘘病初发之由不同，至于瘘成，形状亦异。有以一方而治之者，故名诸瘘，非是诸病共成一瘘也。而方说九瘘者，是狼瘘、鼠瘘、蝼蛄瘘、蜂瘘、蚍蜉瘘、蛴螬瘘、浮疽瘘、瘰疬瘘、转脉瘘，此颈之九瘘也。

狼瘘者，年少之时，不自谨慎，或大怒，气上不下之所生也。始发之时，在于颈项，有根，出缺盆，上转连耳本。其根在肝。

鼠瘘者，饮食之时不择，虫蛆变化所生也①，使人寒热。其根在肺②。

蝼蛄瘘者，食果蓏子，不避有虫，即便啖之，外绝于纲，内绝于肠，有毒不去，变化所生也。始发之时，在于颈上，状如蜗形，瘾胗而出也。其根在大肠。

蜂瘘者，食饮劳倦，渴乏多饮流水，即得蜂毒不去，变化所生也。始发之时，其根在颈，历历三四处，俱肿，以溃生疮，状如痈形，瘥而复移。其根在脾。

蚍蜉瘘者，因寒，腹中胕胀，所得寒毒不去，变化所生也。始发之时，

---

① 虫蛆：本卷《鼠瘘候》作"虫蛆毒"。
② 肺：《太平圣惠方》卷六十六《治鼠瘘诸方》作"胃"。

在于颈项，使人壮热若伤寒，有似疥癣，娄娄孔出。其根在肺。

蛴螬瘘者，恐惧、愁忧、思虑，哭泣不止，余毒变化所生也。始发之时，在于颈项，无头尾，如枣核，或移动皮中，使人寒热心满。其根在心。

浮疽瘘者，因恚结驰思，往反变化所生也。始发之时，在于颈，亦在掖下，如两指，无头尾，使人寒热，欲呕吐。其根在胆。

瘰疬瘘者，因强力入水，坐湿地，或新沐浴，汗入头中，流在颈上之所生也。始发之时，在于颈项，恒有脓，使人寒热。其根在肾。

转脉瘘者，因饮酒大醉，夜卧不安，惊，欲呕，转侧失枕之所生也。始发之时，在于颈项，濯濯脉转，身如振，使人寒热。其根在小肠。

复有三十六种瘘，方不次第显其名，而有蜣螂、蚯蚓等诸瘘，非九瘘之名，此即应是三十六种瘘之数也。但瘘病之生，或因寒暑不调，故血气壅结所作；或由饮食乖节，狼鼠之精，入于腑脏，毒流经脉，变化而生。皆能使血脉结聚，寒热相交，久则成脓而溃漏也。其生身体皮肉者，亦有始结肿，与石痈相似。所可异者，其肿之中，按之累累有数脉[1]，喜发于颈边，或两边俱起，便是瘘证也。亦发两掖下，及两颊颤间。初作喜不痛不热，若失时不治，即生寒热。

所发之处，而有轻重。重者有两种：一则发口上腭，有结核，大小无定。或如桃李大，此虫之窠窟，止在其中。二则发口之下，无有结核，而穿溃成疮。又，虫毒之居，或腑脏无定，故瘘发身体，亦有数处，其相应通者多死。其瘘形状、起发之由，今辩于后。

《养生方》云：六月勿食自落地五果，经宿蚍蜉、蝼蛄、蜣螂游上，喜为九瘘。

又云：十二月勿食狗、鼠残肉，生疮及瘘，出颈项及口里，或生咽内。

二、鼠瘘候

鼠瘘者，由饮食不择，虫蛆毒变化，入于腑脏，出于脉，稽留脉内而不去，使人寒热。其根在肺[2]。出于颈掖之间。其浮于脉中，而未内著于肌肉，而外为脓血者，易去也。

---

[1] 脉：《医心方》卷十六第十六作"核"。
[2] 肺：《太平圣惠方》卷六十六《治鼠瘘诸方》作"胃"。

决其生死者，反其目视之，其中有赤脉，从上下贯瞳子，见一脉，一岁死；见一脉半，一岁半死；见二脉，二岁死；见二脉半，二岁半死；见三脉，三岁死。赤脉而不下贯瞳子，可治也。

《养生方》云：正月勿食鼠残食，作鼠瘘，发于颈项；或毒入腹，下血不止；或口生疮，如有虫食。

三、蜂瘘候

蜂瘘者，由饮食劳倦，渴乏多饮流水，即得蜂毒，流入于脏。其根在脾。出发于颈项，历历三四处，或累累四五处蜂台，或发胸前，俱肿，以溃生疮，状如痛形，瘥而复移。

四、蚁瘘候

蚁瘘者，由饮食有蚁精气，毒入于五脏，流出经络，多著颈项，戢戢然小肿核细，乃遍身体。

五、蚍蜉瘘候

蚍蜉瘘者，由饮食内有蚍蜉毒气，入于脏，流于经脉，使身寒似伤寒，腹虚胪胀。其根在肺。发于颈项，如疥癣，娄娄孔出。初生痒，搔之生疮。不治，一百日生蚍蜉瘘。

六、蝇瘘候

此由饮食内有蝇窠子，因误食之，入于肠胃，流注入血脉，变化生瘘。发于颈下，初生痒，匝匝如蝇窠子状，使人寒热，久，其中化生蝇也。

七、蝼蛄瘘候

蝼蛄瘘者，由食果蓏子，不避有虫，即便啖之，有虫毒气入于腹内，外发于颈。其根在大肠。初生之时，其状如风矢，亦如蜗形，瘾胗而痒，搔之则引大如四寸。更其中生孔道，乃有数十；中生蝼蛄，亦有十数。不治，二年杀人。

八、蛴螬瘘候

此由恐惧、愁忧、思虑、哭泣不止，气毒变化所生。内动于脏，外发颈项。其根在心。又方，根在膀胱。初生之时无头尾，肿如枣核，或移动皮肉，使人寒热心满；状似蜂瘘而深坎，蜂瘘则高而圆。蛴螬瘘，方五寸，作坑边有唇畔而痒，搔之则引大如六寸，更疼痛，日夜令人呻号。三年生孔道，乃有十数；中生蛴螬，乃有百数。不治，五年杀人。

九、雕鸟鹤瘘候

雕鸟鹤瘘者，初肿如覆手，疼痛。一年生孔道数十处，黄水出；二年化生鹤、水鸟首而生口觜是也。

十、尸瘘候

人皆有五尸，在人腹内发动，令心腹胀，气息喘急，冲击心胸，攻刺胁肋，因而寒热。颈掖之下结瘰疬，脓溃成瘘，时还冲击，则腹内胀痛，腰脊挛急是也。

十一、风瘘候

此由风邪在经脉，经脉结聚所成；或诸疮得风，不即瘥，变作其疮。得风者，是因疮遇冷，脓汁不尽乃成也。其风在经脉者，初生之时，其状如肿，有似覆手，搔之则皮脱，赤汁出。乍肿乍减，渐渐生根结实，且附骨间，不知首尾，即溃成瘘。若至五十日不消不溃，变成石肿，名为石痈。久久不治，令寒热，恶气入腹，绝闷刺心，及咽项悉皆肿。经一年不治者，死。

十二、鞠瘘候

肿痛初生痏，如大桃状，亦如瘤。脓溃为疮，不治成石瘘，化生鞠，作窍傍行，世呼为石鞠瘘。

十三、蛣蜋瘘候

此由饮食居处有蛣蜋毒气，入于脏腑，流于经脉所生也。初生之时，其状如鼠窍直下，肿如覆手而痒，搔之疼痹。至百日，有十八窍，深三寸，中生蛣蜋，乃有一百数。蛣蜋成尾，自覆刺人，大如盂升。至三年杀人。

十四、骨疽瘘候

骨疽瘘者，或寒热之气搏经脉所成，或虫蛆之气因饮食入人腑脏所生。以其脓溃，侵食于骨，故名骨疽瘘也。初肿，后乃破，破而还合，边傍更生，如是或六七度，中有脓血，至日西痛发，如有针刺。

十五、蚯蚓瘘候

蚯蚓瘘者，由居处饮食有蚯蚓之气，或饮食入腹内，流于经脉所生。其根在大肠。其状肿核溃漏。

十六、花瘘候

花瘘者，风湿客于皮肤，与血气相搏，因而成疮。风湿气多，其肉突出，外如花开之状，世谓之反花疮。不瘥，生虫成瘘，故谓之花瘘也。

十七、蝎瘘候

此由饮食居处有蝎虫毒气，入于腑脏，流于经脉。或生掖下，或生颈边，肿起如蝎虫之形，寒热而溃成瘘。久则疮里生细蝎虫也。

中华医典　第四辑

十八、蚝瘘候

蚝瘘者，由饮食居处有蚝虫毒气，入于腑脏，流于经脉，变化而生。著面颊边即脱肉结肿，初如蚝虫之窠，后溃成瘘，而蚝生是也。

十九、脑瘘候

脑瘘者，头颈逐气上下疼痛，而后脑瘘。

二十、痈瘘候

痈瘘者，是痈溃疮后久不瘥，脓汁不尽，因变生虫成瘘，故为痈瘘也。

二十一、橛瘘候

橛瘘者，其疮横阔作头，状如杏子形，亦似瘰疬，出血是也。

二十二、虫瘘候

诸瘘皆有虫，而此独以虫为名者，是诸疮初本无虫，经久不瘥，而变生虫，故以为名也。

二十三、石瘘候

石瘘之状，初起两头如梅李核，坚实，按之强如石而寒热，热后溃成瘘是也。

二十四、蛙瘘候

此由饮食居处有蛙之毒气，人于腑脏，流于经脉而成瘘。因服药，随小便出物，状似蛙形是也。

二十五、虾蟆瘘候

此由饮食有虾蟆之毒气，入于腑脏，流于经脉，结肿寒热，因溃成瘘。服药，有物随小便出，如虾蟆之状，故谓之虾蟆瘘也。

二十六、蛇瘘候

蛇瘘者，由居处饮食有蛇毒气，入于腑脏，流于经脉，寒热结肿，出处无定，因溃成瘘。服药，有物随小便出，如蛇形状，谓之蛇瘘。

二十七、蜈蚣瘘候

蜈蚣瘘者，由居处饮食有蜈蚣毒气，入于腑脏，流于经脉所生。初得之时，如枣核许，戾契。或满百日，或满周年，走不定一处，成窍而脓汁溃瘘也，故谓之蜈蚣瘘。

二十八、赤白瘘候

人有患疮，色赤白分明，因而成瘘，谓之赤白瘘。

二十九、内瘘候

人有发疮，色黑有结，内有脓，久乃积生①，侵食筋骨，谓之内瘘。

三十、雀瘘候

此由居处饮食有雀毒气，入于脏，流于脉，发无定处，肿，因溃成瘘。服药，有物随小便出，状如雀縠，故谓之雀瘘。

---

① 积生：《医心方》卷十六第三十七作"溃出"。

三十一、脓瘘候

诸瘘皆有脓汁，此瘘独以脓为名者，是诸疮久不瘥，成瘘，而重为热毒气停积生脓，常不绝，故谓之脓瘘也。

三十二、冷瘘候

冷瘘者，亦是谓疮得风冷，久不瘥，因成瘘，脓汁不绝，故为冷瘘也。

三十三、久瘘候

久瘘者，是诸瘘连滞，经久不瘥，或暂瘥复发，或移易三两处，更相应通，故为久瘘也。

三十四、瘰疬瘘候

此由风邪毒气客于肌肉，随虚处而停，结为瘰疬。或如梅、李、枣核等大小，两三相连，在皮间，而时发寒热是也。久则变脓，溃成瘘也。

其汤熨针石，别有正方，补养宣导，今附于后。

《养生方导引法》云：踑踞，以两手从曲脚入，据地，曲脚加其上，举尻。其可用行气。愈瘰疬、乳痛。

三十五、𤻪瘘候

𤻪病之状，阴核肿大，有时小歇，歇时终大于常。劳冷阴雨便发，发则胀大，使人腰背挛急，身体恶寒，骨节沉重。此病由于损肾也。足少阴之经，肾之脉也，其气下通于阴。阴，宗脉之所聚，积阴之气也。劳伤举重，伤于少阴之经，其气不卫于阴，气胀不通，故成𤻪也。

其汤熨针石，别有正方，补养宣导，今附于后。

《养生方导引法》云：正偃卧，直两手、两足，念月所在，令赤如油囊丹。除𤻪、少腹重不便。腹中热，但口内气，息，出之，数十，不须小咽气。即肠中不热者，七息已温热，咽之十数。

·痔病诸候·

凡六论

一、诸痔候

诸痔者，谓牡痔、牝痔、脉痔、肠痔、血痔也。其形证各条如后章①。又有酒痔，肛边生疮，亦有血出。又有气痔，大便难而血出，肛亦出外，良久不肯入。

诸痔皆由伤风，房室不慎，醉饱合阴阳，致劳扰血气，而经脉流溢，渗漏肠间，冲发下部。有一方而治之者，名为诸痔，非为诸病共成一痔。痔久不瘥，变为瘘也。

其汤熨针石，别有正方，补养宣导，今附于后。

《养生方》云：忍大便不出，久作气痔。

《养生方导引法》云：一足踏地，一足屈膝，两手抱犊鼻下，急挽向身，极势。左右换易四七。去痔、五劳、三里气不下。

又云：踞坐，合两膝，张两足，不息两通。治五痔。

又云：两手抱足，头不动，足向口受气②，众节气散，来去三七。欲得捉③，左右侧身，各急挽，腰不动。去四肢腰上下髓内冷、血冷④、筋急闷、痔。

又云：两足相踏，向阴端急蹙，将两手捧膝头，两向极势捧之，二七竟，身侧两向取势二七，前后努腰七。去心劳、痔病。

① 章：原作"竟"，据宋本改。
② 足向口受气：本书卷二十二《筋急候》作"足向口面，不受气"。
③ 欲得捉：本书卷二十二《筋急候》于此后有"足"字。
④ 冷：本书卷二十二《筋急候》于此前有"脉"字。

中华医典 第四辑

二、牡痔候

肛边生鼠乳，出在外者，时时出脓血者是也。

三、牝痔候

肛边肿，生疮而出血者，牝痔也。

四、脉痔候

肛边生疮，痒而复痛，出血者，脉痔也。

五、肠痔候

肛边肿核痛，发寒热而血出者，肠痔也。

六、血痔候

因便而清血随出者，血痔也。

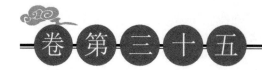

·疮病诸候·

凡六十五论

一、头面身体诸疮候

夫内热外虚，为风湿所乘，则生疮。所以然者，肺主气，候于皮毛，脾主肌肉。气虚则肤腠开，为风湿所乘；内热则脾气温，脾气温则肌肉生热也。湿热相搏，故头面身体皆生疮。其疮初如疱，须臾生汁。热盛者，则变为脓。随瘥随发。

二、头面身体诸久疮候

诸久疮者，内热外虚，为风湿所乘，则头面身体生疮。其脏内热实气盛，热结肌肉，其热留滞不歇，故疮经久不瘥。

三、诸恶疮候

诸疮生身体，皆是体虚受风热，风热与血气相搏，故发疮。若风热挟湿毒之气者，则疮痒痛焮肿，而疮多汁，身体壮热，谓之恶疮也。

其汤熨针石，别有正方，补养宣导，今附于后。

中华医典　第四辑

《养生方》云：铜器盖食，汗入食①，发恶疮、内瘟也。

又云：醉而交接，或致恶疮。

又云：饮酒热未解，以冷水洗面，令恶疮②，轻者酁疱。

又云：五月五日，取枣叶三升，井华水捣取汁，浴，永不生恶疮。

又云：井华水和粉洗足，不病恶疮。

《养生方导引法》云：龙行气，叩头下视，不息十二通。愈风疥、恶疮，热不能入。

又云：五月一日、八月二日、九月九日、十月七日、十一月四日、十二月十三日，沐浴，除恶疮。

四、久恶疮候

夫体虚受风热湿毒之气，则生疮。痒痛焮肿，多汁，壮热，谓之恶疮。而湿毒气盛，体外虚内热，其疮渐增，经久不瘥，为久恶疮。

五、瘑疮候

瘑疮者，由肤腠虚，风湿之气，折于血气，结聚所生。多著手足间，递相对，如新生茱萸子，痛痒，抓搔成疮，黄汁出，浸淫生长，拆裂，时瘥时剧，变化生虫，故名瘑疮。

六、燥瘑疮候

肤腠虚，风湿搏于血气，则生瘑疮。若湿气少，风气多者，其瘑则干燥，但痒，搔之白屑出，干枯拆痛。此虫毒气浅在皮肤，故名燥瘑疮也。

七、湿瘑疮候

肤腠虚，风湿搏于血气，生瘑疮。若风气少，湿气多，其疮痛痒，搔之

---

① 汗：原作"汁"，据本书卷三十二《疽候》改。
② 令：本书卷二十七《面疱候》作"令人面发"。

汁出，常濡湿者。此虫毒气深，在于肌肉内故也。

八、久㿈疮候

㿈疮积久不瘥者，由肤腠虚，则风湿之气停滞，虫在肌肉之间，则生长，常痒痛，故经久不瘥。

九、癣候

癣病之状，皮肉隐胗如钱文，渐渐增长，或圆或斜，痒痛，有匡郭，里生虫，搔之有汁。此由风湿邪气，客于腠理，复值寒湿，与血气相搏，则血气否涩，发此疾也。

按《九虫论》云：蛲虫在人肠内，变化多端，发动亦能为癣，而癣内实有虫也。

《养生方》云：夏勿露面卧，露下堕面，皮厚，及喜成癣。

十、干癣候

干癣，但有匡郭，皮枯索，痒，搔之白屑出是也。皆是风湿邪气，客于腠理，复值寒湿，与血气相搏所生。若其风毒气多，湿气少，则风沉入深，故无汁，为干癣也。其中亦生虫。

十一、湿癣候

湿癣者，亦有匡郭，如虫行，浸淫，赤，湿痒，搔之多汁成疮，是其风毒气浅，湿多风少，故为湿癣也。其里亦有虫。

十二、风癣候

风癣，是恶风冷气客于皮，折于血气所生。亦作圆文匡郭，但抓搔顽痹，不知痛痒。其中亦有虫。

中华医典　第四辑

十三、白癣候

白癣之状，白色，硋硋然而痒。此亦是腠理虚受风，风与气并，血涩而不能荣肌肉故也。

十四、牛癣候

俗云：以盆器盛水饮牛，用其余水洗手、面，即生癣，名牛癣。其状皮厚，抓之坚强而痒是也。其里亦生虫。

十五、圆癣候

圆癣之状，作圆文隐起，四畔赤，亦痒痛是也。其里亦生虫。

十六、狗癣候

俗云：狗舐之水，用洗手、面，即生癣。其状微白，点缀相连，亦微痒是也。其里亦生虫。

十七、雀眼癣候

雀眼癣，亦是风湿所生，其文细似雀眼，故谓之雀眼癣。搔之亦痒，中亦生虫。

十八、刀癣候

俗云：以磨刀水用洗手、面，而生癣，名为刀癣。其形无匡郭，纵斜无定是也。中亦生虫。

十九、久癣候

久癣，是诸癣有虫，而经久不瘥者也。癣病之状，皮内隐胗如钱文，渐渐增长，或圆或斜，痒痛，有匡郭，搔之有汁。又有干癣，枯索，痒，搔之白屑出。又有湿癣，如虫行，浸淫，赤，湿痒，搔之多汁。又有风癣，搔抓顽痹，不知痛痒。又有牛癣，因饮牛余水得之，其状皮厚，抓之坚强。又有圆癣，作圆文隐起，四面赤。又有狗癣，因以狗舐余水洗手、面得之，其状微白，点缀相连，亦微痒。又有雀眼癣，作细文似雀眼，搔之亦痒痛。又有刀癣，因以磨刀水洗手、面得之，其状无匡郭，纵邪无定。如此之癣，初得或因风湿客于肌肤，折于血气所生，或因用牛、狗所饮余水洗手、面得之。至其病成，皆有虫侵食，转深，连滞不瘥，故成久癣。

二十、疥候

疥者，有数种，有大疥，有马疥，有水疥，有干疥，有湿疥。多生手足，乃至遍体。大疥者，作疮，有脓汁，焮赤痒痛是也。马疥者，皮肉隐嶙起，作根墌，搔之不知痛。此二者则重。水疥者，痦癗如小瘭浆，摘破有水出。此一种小轻。干疥者，但痒，搔之皮起，作干痂。湿疥者，小疮，皮薄，常有汁出。并皆有虫，人往往以针头挑得，状如水内瘑虫。此悉由皮肤受风邪热气所致也。

按《九虫论》云：蛲虫多所，变化多端，或作瘑、疥、痔、瘘，无所不为。

其汤熨针石，别有正方，补养宣导，今附于后。

《养生方导引法》云：龙行气，叩头下视，不息十二通。愈风疥、恶疮，热不能入。

二十一、干疥候

干疥但痒，搔之皮起，作干痂。此风热气深，在肌肉间故也。

二十二、湿疥候

湿疥起小疮，皮薄，常有水汁出，此风热气浅，在皮肤间故也。

二十三、热疮候

诸阳气在表，阳气盛则表热，因运动劳役，腠理则虚而开，为风邪所客，风热相搏，留于皮肤则生疮。初作瘭浆，黄汁出，风多则痒，热多则痛，血气乘之，则多脓血，故名热疮也。

二十四、冷疮候

凡身体发疮，皆是风热所为。然血虚者，亦伤于邪，若重触风寒，则冷气入于疮，令血涩不行，其疮则顽，令不知痛痒，亦经久难瘥，名为冷疮。

二十五、疽疮候

此疽疮，是瘑之类也，非痈疽之疽。世云瘑疽，即是此也。多发于肢节脚胫间①，相对②，匝匝作细孔如针头，其里有虫，痒痛，搔之黄汁出，随瘥随发。皆是风邪客于皮肤，血气之所变生。亦有因诸浅疮经久不瘥，痒痛，抓搔之，或衣揩拂之，其疮则经久不瘥，而变作疽疮者。里皆有细虫。

二十六、甲疽候

甲疽之状，疮皮厚，甲错剥起是也。其疮亦痒痛，常欲抓搔之，汁出。其初皆是风邪折于血气所生，而里亦有虫③。

---

① 肢：本书卷五十《疽疮候》作"指"，疑是。
② 相对：本书卷五十《疽疮候》作"相对生"。
③ 而里：元本作"而疮里"。

二十七、查疽候

查疽之状，隐胗赤起，如今查树子形是也。亦是风邪客于皮肤，血气之所变生也。其疮内有虫，亦痒痛，时㿀肿汁出。

二十八、顽疽候

此由风湿客于皮肤，血气所变，隐胗生疮，痒而不痛，故名顽疽。

二十九、杖疽候

杖疽，是诸杂疮带风湿，苦痒，数以手抓搔杖触，便侵食，阔，久不瘥，乃变生虫，故名杖疽。

三十、月食疮候

月食疮，生于两耳及鼻面间，并下部诸孔窍侧，侵食乃至筋骨。月初则疮盛，月末则疮衰，以其随月生①，因名之为月食疮也。

又，小儿耳下生疮，亦名月食。世云：小儿见月，以手指指之，则令病此疮也。其生诸孔窍，有虫，久不瘥，则变成瘘也。

三十一、天上病候

天上病者，人神采昏塞，身体沉重，下部生疮，上食五脏，甚者至死。世人隐避其名，故云天上病也。此是腑脏虚，肠胃之间虫动，侵食人五脏故也。

---

① 生：本书卷五十《月食疮候》作"生死"。

中华医典　第四辑

三十二、甜疮候

甜疮生面上，不痒不痛，常有肥汁出，汁所溜处，随即成疮；亦生身上。小儿多患之。亦是风湿搏于血气所生。以其不痒不痛，故名甜疮。

三十三、浸淫疮候

浸淫疮，是心家有风热，发于肌肤。初生甚小，先痒后痛而成疮，汁出，侵溃肌肉，浸淫渐阔，乃遍体。其疮若从口出，流散四肢，则轻；若从四肢生，然后入口者，则重。以其渐渐增长，因名浸淫也。

三十四、反花疮候

反花疮者，由风毒相搏所为。初生如饭粒，其头破则血出，便生恶肉，渐大有根，脓汁出。肉反散如花状，因名反花疮。凡诸恶疮，久不瘥者，亦恶肉反出，如反花形。

三十五、疮建候

人身上患诸疮，热气盛者，肿焮痛，附畔别结聚，状如瘰疬者，名为疮建，亦名疮根也。

三十六、王烂疮候

王烂疮者，由腑脏实热，皮肤虚，而受风湿，与热相搏，故初起作瘭浆，渐渐王烂，汁流浸渍，故名王烂疮也。亦名王灼疮，其初作瘭浆，如汤火所灼也。又名洪烛疮，初生如沸汤洒，作瘭浆，赤烂如火烛，故名洪烛也。

三十七、白头疮候

白头疮者，由体虚带风热，遍身生疮，疮似大疥，痒，渐白头而有脓，四边赤，疼痛是也。

三十八、无名疮候

此疮非痈非疽，非癣非疥，状如恶疮，或瘥或剧，人不能名，故名无名疮也。此亦是风热搏于血气所生也。

三十九、猪灰疮候

猪灰疮者，坐处生疮，赤黑有窍，深如大豆许，四边青，中央坼作臼陷，而不甚痛，状如猪灰，因以为名。此亦是风热搏于血气所生也。

四十、不痛疮候

诸疮久不瘥，触风冷，有恶肉，则搔、针、灸不觉痛，因以不痛为名。

四十一、雁疮候

雁疮者，其状生于体上，如湿癣、疬疡，多著四肢，乃遍身。其疮大而热，疼痛。得此疮者，常在春秋二月、八月。雁来时则发，雁去时便瘥，故以为名。亦云：雁过荆汉之域，多有此病。

四十二、蜂窠疮候

其疮如疽、瘘之类，有小孔，象于蜂窠，因以为名。此亦风湿搏于血气之所生也。

四十三、断咽疮候

此疮绕颈而生，皮伤赤，若匝颈，则害人。此亦是风湿搏于血气之所生也。

四十四、毒疮候

此由风气相搏，变成热毒，而生疮于指节，或指头。初似疥，甚痒，经宿乃紫黑也。

四十五、瓠毒疮候

俗云：人有用瓠花上露水以洗手，遇毒即作疮，因以名之。

四十六、晦疮候

其疮生，皆两两相对，头戴白脓。俗云：人有误小便故灶处，即生此疮。小儿多患也。

四十七、集疮候

此疮十数个集生一处，因以为名。亦是皮肤偏有虚处，风湿搏于血气变生。

四十八、屋食疮候

方云：犯屋𡧗所为，未详其形状。

四十九、鸟啄疮候

鸟啄疮，四畔起，中央空是也。此亦是风湿搏于血气之所变生。以其如乌鸟所啄，因以名之也。

五十、摄领疮候

摄领疮，如癣之类，生于颈上，痒痛，衣领拂着即剧。云是衣领揩所作，故名摄领疮也。

五十一、鸡督疮候

鸡督疮，生胁傍。此疮亦是风湿搏于血气之所变生。以其形似鸡屎，因以为名也。

五十二、断耳疮候

断耳疮，生于耳边，久不瘥，耳乃取断。此亦月食之类，但不随月生长为异。此疮亦是风湿搏于血气所生。以其断耳，因以为名也。

五十三、新妇疮候

此疮状绕腰生，如蠼螋尿，但不痛为异耳。此疮亦是风湿搏于血气所生，而世人呼之为新妇疮也。

五十四、土风疮候

土风疮，状如风胗而头破，乍发乍瘥。此由肌腠虚疏，风尘入于皮肤故也。俗呼之为土风疮也。

五十五、逸风疮候

逸风疮，生则遍体，状如癣疥而痒。此由风气散逸于皮肤，因名逸风疮也。

中华医典　第四辑

五十六、甄带疮候

甄带疮者，绕腰生。此亦风湿搏于血气所生，状如甄带，因以为名。又云：此疮绕腰匝，则杀人。

五十七、兔啮疮候

凡疽发于胫，名曰兔啮疮。一名血实疮。又随月生死，盖月食之类，非胫疮也。寻此疮，亦风湿搏于血气，血气实热所生，故一名血实。又名兔啮者，亦当以其形状似于兔啮，因以为名。

五十八、血疮候

血疮者，云诸患风湿搏于血气而生疮。其热气发逸，疮但出血者，名为血疮也。

五十九、疮中风寒水候

凡诸疮生之初，因风湿搏于血气，发于皮肤，故生也。若久不瘥，多中风、冷、水气。若中风，则噤痉；中冷，则难瘥；中水，则肿也。

六十、露败疮候

凡患诸疮及恶疮，初虽因风湿搏于血气，蕴结生热，蒸发皮肉成疮。若触水露气，动经，十数年不瘥，其疮瘀黑作痂，如被霜瓠皮，疮内肉似断，故名露败疮也。

六十一、疮恶肉候

诸疮及痈疽，皆是风湿搏于血气，血气蕴结生热，而发肌肉成疮，久不瘥者，多生恶肉，四边突起，而好肉不生。此由毒热未尽，经络尚壅，血气不到故也。

六十二、疮瘥复发候

诸恶疮，皆因风湿毒所生也。当时虽瘥，其风毒气犹在经络者，后小劳热，或食毒物，则复更发。

六十三、漆疮候

漆有毒，人有禀性畏漆，但见漆，便中其毒。喜面痒，然后胸、臂、腨、腨皆悉瘙痒，面为起肿，绕眼微赤。诸所痒处，以手搔之，随手辇展，起赤痦瘰；痦瘰消已，生细粟疮甚微。有中毒轻者，证候如此。其有重者，遍身作疮，小者如麻豆，大者如枣、杏，脓燉疼痛，摘破小定，或小瘥，随次更生。若火烧漆，其毒气则厉，著人急重。亦有性自耐者，终日烧煮，竟不为害也。

六十四、冻烂肿疮候

严冬之月，触冒风雪，寒毒之气，伤于肌肤，血气壅涩，因即瘃冻，燉赤疼肿，便成冻疮，乃至皮肉烂溃，重者肢节堕落。

六十五、夏日沸烂疮候

盛夏之月，人肤腠开，易伤风热，风热毒气，搏于皮肤，则生沸疮。其状如汤之沸，轻者匝匝如粟粒，重者热汗浸渍成疮，因以为名。世呼为沸子也。

中华医典 第四辑

·伤疮病诸候·

凡四论

一、汤火疮候

凡被汤火烧者，初慎勿以冷物及井下泥、尿泥及蜜淋拓之①，其热气得冷即却，深搏至骨，烂人筋也。所以人中汤火后，喜挛缩者，良由此也。

二、灸疮急肿痛候

夫灸疮，脓溃已后，更焮肿急痛者，此中风冷故也。

三、灸疮久不瘥候

夫灸之法，中病则止，病已则疮瘥。若病势未除，或中风冷，故久不瘥也。

四、针灸疮发洪候

夫针灸，皆是节、穴、俞、募之处。若病甚，则风气冲击于疮。凡血与气，相随而行，故风乘于气，而动于血，血从灸疮处出，气盛则血不止，名为发洪。

---

① 淋：《太平圣惠方》卷六十八《治汤火疮诸方》作"涂"。

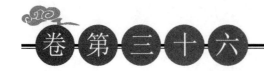

中华医典　第四辑

·兽毒病诸候·

凡四论

一、马啮踏人候

凡人被马啮踏，及马骨所伤刺，并马缰、鞯、勒所伤，皆为毒疮。若肿痛致烦闷，是毒入腹，亦毙人。

二、马毒入疮候

凡人先有疮而乘马，汗并马毛垢①，及马屎尿，及坐马皮鞯，并能有毒，毒气入疮，致焮肿、疼痛、烦热。毒入腹，亦毙人。

三、猘狗啮候

凡猘狗啮人，七日辄一发，过三七日不发，则无苦也。要过百日，方大免耳。当终身禁食犬肉及蚕蛹，食此，发则死不可救矣。疮未愈之间，禁食

---

① 汗：《肘后备急方》卷七第五十五作"马汗"。

生鱼、猪、鸡、腻，过一年禁之乃佳。但于饮下饭蒸鱼①，及于肥器中便发②。若人曾食落葵得犬啮者，自难治。若疮瘥十数年后，食落葵便发。

四、狗啮重发候

凡被狗啮疮，忌食落葵及狗肉。云虽瘥，经一二年，但食此者必重发。重发者，与初被啮不殊。其猘狗啮疮重发，则令人狂乱，如猘狗之状。

·蛇毒病诸候·

凡五论

一、蛇螫候

凡中蛇，不应言蛇，皆言虫，及云地索，勿正言其名也。

恶蛇之类甚多，而毒有瘥剧。时四月、五月，中青蛙③、三角、苍虺、白颈、大蝎；六月、七月，中竹狩、艾蝮、黑甲、赤目、黄口、反钩、白蛙、三角。此皆蛇毒之猛者，中人不即治，多死。又有赤连、黄颔之类，复有六七种，而方不尽记其名。

水中黑色者，名公蛎。山中一种亦相似，不常闻螫人。

又有钩蛇，尾如钩，能倒牵人兽入水，没而食之。

又，南方有呴蛇，人忽伤之，不死，终身伺觅其主不置，虽百人众中，亦直来取之。惟远去出百里乃免耳。

又有柂蛇，长七八尺，如船柂状，毒人必死。即削取船柂，煮汁渍之便瘥。

---

① 饮下饭：文义不通。《医心方》卷十八第二十四、《肘后备急方》卷七第五十四俱作"饭下"。

② 便发：《医心方》卷十八第二十四、《肘后备急方》卷七第五十四于此前有"食"字。

③ 蛙：《外台秘要》卷四十《辨蛇》引《肘后》作"蝰"，疑是。下"白蛙"，亦疑作"白蝰"。

但蛇例虽多，今皆以青条矫尾①、白颈艾蝮，其毒尤剧。大者中人，若不即治，一日间举体洪肿，皮肉坼烂；中者，尚可得二三日也。

凡被蛇螫，第一禁，第二药。无此二者，有全剂，雄黄、麝香可预办。故山居者，宜令知禁法也。

又，恶蛇螫者，人即头解散，言此蛇名黑帝。其疮冷如冻凌，此大毒恶。不治，一日即死。若头不散，此蛇名赤帝，其毒小轻，疮上冷，不治，故得七日死。

凡蛇疮未愈，禁热食，热食便发，治之依初被螫法也。

二、蝮蛇螫候

凡蝮中人，不治，一日死。若不早治之，纵不死者，多残断人手足。

蝮蛇形乃长②，头褊口尖，颈斑，身亦艾斑，色青黑，人犯之，颈腹帖著地者是也。江东诸山甚多，其毒最烈，草行不可不慎。

又有一种，状如蝮而短，有四脚，能跳来啮人，名曰千岁蝮，中人必死。然其啮人竟，即跳上树，作声云斫木者，但营棺具，不可救；若云捣菽者，犹可治。吴音呼药为菽故也。

三、虺螫候

虺，形短而褊，身亦赤黑色③。山草自不甚多，每六七月中，夕时出路上，喜入车辙中，令车辙腹破而子出。人侵晨及冒昏行者，每倾意看之。其螫人亦往往有死者。

四、青蛙蛇螫候④

青蛙蛇者，正绿色，喜缘树及竹上，自挂与竹树色一种，人看不觉，若入林中行，有落人项背上者，然自不伤啮人，啮人必死。此蛇无正形，极大

---

① 矫：《医心方》卷十八第三十七作「熇」。
② 乃长：《医心方》卷十八第三十六作「不乃长」，疑是。
③ 赤：元本作「青」。
④ 蛙：《外台秘要》卷四十《青蛙蛇螫方》引《肘后》作「蛙」。下同。

中华医典　第四辑

者不过四五尺①，世人皆呼为青条蛇，言其与枝条同色。乍看难觉，其尾二三寸，色黑者，名蝎尾②，毒最猛烈，中人立死。

五、蚖毒候

此是诸毒蛇夏日毒盛不泄，皆啮草木，及吐毒著草木上，人误犯著此者，其毒如被蛇螫不殊。但疮肿上有物如虫蛇眼状，以此别之，名为蚖毒。

·杂毒病诸候·

凡十四论

一、蜂螫候

蜂类甚多，而方家不具显其名。唯地中大土蜂最有毒，一螫中人，便即倒闷，举体洪肿。诸药治之，皆不能卒止。旧方都无其法。虽然，不肯杀人，有禁术封唾，亦微效。又有瓠瓠蜂，抑亦其次。余者犹瘥。

二、蝎螫候

此虫五月、六月毒最盛，云有八节、九节者弥甚。螫人，毒势流行，多至牵引四肢皆痛，过一周时始定。

三、蚝螫候

陶隐居云：蚝虫，方家亦不能的辩正，云是蛅蟖子，或云是小乌虫，尾有两歧者。然皆恐非也，疑即是蝎。蝎尾歧而曲上，故《周诗》云：彼都人士，拳发如虿。

四、蜈蚣螫候

此则百足虫也，虽复有毒，而不甚螫人。人误触之者，故时有中其毒。

五、蚑蛉著人候

江东及岭南，无处不有蚑、蛉。蚑、蛉乃是两种物。蚑者，在草里，名为山蚑；在水里，名马蚑。皆长四五寸许，黑色，身滑。人行涉山水，即著人肉，不甚痛而痒，两头皆能嘬人血，血满腹，便自脱地。无甚毒害。

蛉者，无不背作文理，粗涩，多著龟、螺壳上。若著人肉，即于肉里生子，乃至十数枚，经日便肿痒，隐轸起，久久亦成疮瘘。

六、石蛭螫人候

山中草木及路上、石上，石蛭著人，则穿啮肌皮，行人肉中，浸淫起疮。灸断其道则愈。凡行山草之中，常以膏和药涂足胫，则蛭不得著人。

七、蚕啮候

蚕既是人养之物，性非毒害之虫，然时有啮人者，乃令人增寒壮热，经时不瘥，亦有因此而致毙。斯乃一时之怪异，救解之方愈。

八、甘鼠啮候

此即鼸鼠也，形小而口尖，多食伤牛马，不甚痛。云其口甜，故名甘鼠。时有啮人者。

中华医典 第四辑

九、诸鱼伤人候

鱼类甚多，其鲋鮧、鳜鲐之徒，鬐、骨、芒刺有毒，伤人则肿痛。

十、恶蚖啮候

恶蚖，一名满，大如毒蜱，似蝗无尾，前有两角。触后则傍后①，触前则却行。生于树皮内及屋壁间，又喜在纸书内。圆似榆荚，其色赤黑，背横理。二月生，十月蛰。螫人唯以三时，五月、六月、七月尤毒。初如疱状，中央紫黑，大如粟粒，四傍微肿，焮焮色赤，或有青色者。痒，喜搔之。若饮酒、房室，近不过八九日，远不过十余日，烂溃为脓汁，亦杀人。

十一、狐尿刺候②

云是野狐尿棘刺头，有人犯之者，则多中于人手指、足指，肿痛焮热。有端居不出而着此毒者，则不必是狐尿刺也，盖恶毒气耳。故方亦云恶刺毒者也。

十二、蚝虫螫候

此则树上蚝虫耳③。以其毛刺能螫人，故名蚝虫。此毒盖轻，不至深毙，然亦甚痛，螫处作轸起者是也。

十三、蠷螋尿候

蠷螋虫，云能尿人影，即令所尿之处，惨痛如芒刺，亦如蚝虫所螫，然后起细瘭疮，作聚如茱萸子状。其瘭疮遍赤，中央有白脓如粟粒，亦令人皮肉拘急，恶寒壮热。极者连起，多着腰胁及胸，若绕腰匝遍者，重也。

---

① 后：元本同，宋本作"行"。
② 狐：原作"狐"，据本书底本目录及本候文义改。
③ 蚝：原作"毛"，据本候标题及元本改。

十四、入井冢墓毒气候

凡古井、冢及深坑阱中，多有毒气，不可辄入。五月、六月间最甚，以其郁气盛故也。若事辄必须入者，先下鸡、鸭毛试之，若毛旋转不下，即是有毒，便不可入。

·金疮病诸候·

凡二十三论

一、金疮初伤候

夫被金刃所伤，其疮多有变动。若按疮边干急，肌肉不生，青黄汁出，疮边寒清①，肉消臭败，前出赤血，后出黑血，如熟烂骨②，及血出不止，白汁随出，如是者多凶。若中络脉、髀内、阴股、天聪、眉角、横断腓肠、乳上及与鸠尾、攒毛、小腹，尿从疮出，气如贲豚，及脑出，诸疮如是者，多凶少愈。

诊金疮，血出太多，其脉虚细者生，数实大者死；小者生③，浮大者死。所伤在阳处者，去血四五斗，脉微缓而迟者生，急疾者死。

二、金疮血不止候

金疮血出不断，其脉大而止者，三七日死。金疮血出不可止，前赤后黑，或黄或白，肌肉腐臭，寒冷坚急者④，其疮难愈，亦死。

---

① 清：《太平圣惠方》卷六十八《治金疮诸方》作"痛"。
② 骨：《太平圣惠方》卷六十八《治金疮诸方》作"者"。
③ 小者生：《太平圣惠方》卷六十八《治金疮诸方》作"沉小者生"。
④ 坚：《太平圣惠方》卷六十八《治金疮血不止诸方》作"强"。

三、金疮内漏候

凡金疮通内，血多内漏，若腹胀满，两胁胀，不能食者死。瘀血在内，腹胀，脉牢大者生，沉细者死。

四、毒箭所伤候

夫被弓弩所伤，若箭镞有菵药，入人皮脉，令人短气，须臾命绝。口噤唇干，血为断绝，腹满不言，其人如醉，未死之间，为不可治。若荣卫青瘀①，血应时出，疮边温热，口开能言，其人乃活。

毒箭有三种：岭南夷俚，用焦铜作箭镞；次，岭北诸处，以蛇虫毒熬物汁着管中②，渍箭镞。此二种才伤皮，便洪肿沸烂而死。唯射猪犬，虽困得活，以其啖粪故也。人若中之，便即食粪，或饮粪汁，并涂疮即愈。不尔，须臾不可复救。菵箭着宽处者，虽困渐治，不必死。若近胸肠③，便宜速治。小缓，毒入内，则不可救。

五、金疮肠出候

此谓为矛箭所伤，若中于腹，则气激，气激则肠随疮孔出也。

六、金疮肠断候

夫金疮肠断者，视病深浅，各有死生。肠一头见者，不可连也。若腹痛短气，不得饮食者，大肠一日半死，小肠三日死。肠两头见者，可速续之。先以针缕如法，连续断肠，便取鸡血涂其际，勿令气泄，即推内之。肠但出不断者，当作大麦粥，取其汁，持洗肠，以水渍内之。当作研米粥饮之。二十余日，稍作强糜食之，百日后乃可进饮耳④。饱食者，令人肠痛决漏，常

① 青：《太平圣惠方》卷六十八《治毒箭所伤诸方》作"有"。
② 熬：《太平圣惠方》卷六十八《治毒箭所伤诸方》作"螯"。
③ 肠：《太平圣惠方》卷六十八《治毒箭所伤诸方》作"腹"。
④ 饮：《医心方》卷十八第六作"饭"。

服钱屑散。

若肠腹䏶从疮出，有死者，有生者，但视病取之，各有吉凶。䏶出如手，其下牢核，烦满短气，发作有时，不过三日必死。䏶下不留，安定不烦，喘息如故，但疮痛者，当以生丝缕系绝其血脉，当令一宿，乃可截之。勿闭其口，膏稍导之。

七、金疮筋急相引痛不得屈伸候

夫金疮愈已后，肌肉充满，不得屈伸者，此由伤绝经筋，荣卫不得循行也。其疮虽愈，筋急不得屈伸也。

八、金疮伤筋断骨候

夫金疮始伤之时，半伤其筋，荣卫不通，其疮虽愈合，后仍令痹不仁也。若被疮截断诸解、身躯、肘中，及腕、膝、髀，若踝际，亦可连续，须急及热，其血气未寒，碎骨，便更缝连，其愈后直不屈伸。若碎骨不去，令人痛烦，脓血不绝。不绝者，不得安。诸中伤人神①，十死一生。

九、箭镞金刃入肉及骨不出候

箭镞、金刃中骨，骨破碎者，须令箭镞出，仍应除碎骨尽，乃傅药。不尔，疮永不合。纵合，常疼痛。若更犯触损伤，便惊血沸溃②，有死者。

十、金疮中风痉候

夫金疮痉者，此由血脉虚竭，饮食未复，未满月日，荣卫伤穿③，风气得入，五脏受寒，则痉。其状，口急背直，摇头马鸣，腰为反折，须臾大发，气息如绝，汗出如雨。不及时救者，皆死。

---

① 神：《太平圣惠方》卷六十八《治金疮伤筋断骨诸方》作"脏"。
② 溃：疑为"溃"之误，《医心方》卷十八第十六、《太平圣惠方》卷六十八《治箭镞金刃入肉及骨不出诸方》均作"溃"。
③ 穿：《太平圣惠方》卷六十八《治金疮中风痉诸方》作"损"。

凡金疮卒无汗者，中风也；边自出黄汁者①，中水也。并欲作痉，急治之。又，痛不在疮处者，伤经络，亦死。

十一、金疮惊肿候②

夫金疮愈闭后，忽惊肿，动起縻沸跳手，大者如盂，小者如杯，名为盗血。此由肌未定，里不满，因作劳、起早，故令盗血涌出，在人皮中，不肯自消，亦不成脓，反牢核③。又有加血，加血者，盗血之满也。其血凝深，不可妄破。破之者，盗血前出，不可禁止，加血追之。出即满疮中，便留止，令人短气，须臾命绝。

十二、金疮因交接血惊出候

夫金疮，多伤经络，去血损气。其疮未瘥，则血气尚虚，若因而房室，致情意感动，阴阳发泄，惊触于疮，故血汁重出。

十三、金疮惊悸候

金疮失血多者，必惊悸，以其损于心故也。心主血，血虚则心守不安，心守不安，则喜惊悸。悸者，心动也。

十四、金疮烦候

金疮损伤血气，经络空虚，则生热，热则烦痛不安也。

十五、金疮咳候

金疮伤血损气。气者，肺之所主，风邪中于肺，故咳也。

---

① 边自出黄汁者：《太平圣惠方》卷六十八《治金疮中风痉诸方》于此句前有"疮"字。
② 肿：据本书底本目录及本候文义改。
③ 反：宋本作"及"。

十六、金疮渴候

夫金疮失血，则经络空竭，津液不足，肾脏虚燥，故渴也。

十七、金疮虫出候

夫金疮久不瘥，及裹缚不如法，疮内败坏，故生虫也。

十八、金疮著风候

夫金疮干无汁，亦不大肿者，中风也。寒气得大深者，至脏便发作痉，多凶少愈。中水者则肿，多汁或成脓。

十九、金疮著风肿候

此由疮著于风，风气相搏，故肿也。

二十、金疮成痈肿候

夫金疮，冬月之时，衣厚絮温，故裹欲薄；夏月之时，衣单日凉，故裹欲厚。重寒伤荣，重热伤卫。筋劳结急，肉劳惊肿，骨劳折沸，难可屈伸。血脉劳者，变化作脓。荣卫不通，留结成痈。

凡始缝其疮，各有纵横。鸡舌隔角，横不相当。缝亦有法，当次阴阳。上下逆顺，急缓相望。阳者附阴，阴者附阳；腠理皮脉，复令复常。但亦不晓，略作一行。阴阳闭塞，不必作脓。荣卫不通，留结为痈。昼夜不卧，语言不同。碎骨不去，其人必凶。鸡舌隔角，房不相当。头毛解脱，忘失故常①。疮不再缝，膏不再浆。

① 忘：宋本作"志"。

中华医典 第四辑

二十一、金疮中风水候

夫金疮裹缚不密，为风水气所中，则疼痛不止，而肿痛，内生青黄汁。

二十二、金疮下血虚竭候

金刃中于经络者，下血必多，腑脏空虚，津液竭少，无血气荣养，故须补之。

二十三、金疮久不瘥候

夫金疮有久不瘥者，脓汁不绝，肌肉不生者，其疮内有破骨、断筋、伏血、腐肉、缺刃、竹刺。久而不出，令疮不愈，喜出青汁①。当破出之，疮则愈。

·腕伤病诸候·

凡九论

一、被打头破脑出候

夫被打，陷骨伤脑，头眩不举，戴眼直视，口不能语，咽中沸声如豚子喘，口急，手为妄取，一日不死，三日小愈。

二、腕折破骨伤筋候

凡人伤折之法，即夜盗汗者，此髓断也，七日死；不汗者，不死。

---

① 喜：宋本作"善"。青：《太平圣惠方》卷六十八《治金疮久不瘥诸方》作"清"。

三、卒被损瘀血候

夫有瘀血者，其人喜忘，不欲闻物声。病人胸满，唇萎舌青，口燥，但欲漱水，不欲咽，无热，脉微大来迟，腹不满，其人言我腹满，为有瘀血。汗当出不出，内结亦为瘀。病人胸满，口干，髀痛，渴，无寒热，为有瘀血。腹满，口燥不渴，唾如浆状，此有留血尔。

从高顿仆，内有血，腹胀满。其脉牢强者生，小弱者死。得笞掠，内有结血。脉实大者生，虚小者死。

其汤熨针石，别有正方，补养宣导，今附于后。

《养生方导引法》云：端坐，伸腰，举左手仰掌，以右手承右胁，以鼻内气，自极七息。除瘀血、结气。

又云：鼻内气，口闭，自极七息。除两胁下积血气。

又云：端坐，伸腰，举左手，右手承右胁，鼻内气七息。除瘀血。

又云：端坐，右手持腰，鼻内气七息，左右戾头各三十止。除体瘀血、项颈痛。

又云：双手搦腰，手指相对向，尽势，前后振摇二七。又，将手大指向后，极势，振摇二七。不移手，上下对，与气下尽势，来去三七。去云门、腰掖血气闭塞。

四、压迮坠堕内损候

此为人卒被重物压迮，或从高坠下，致吐、下血，此伤五内故也。

五、腕伤初系缚候

夫腕伤重者，为断皮肉、骨髓，伤筋脉。皆是卒然致损，故血气隔绝，不能周荣，所以须善系缚，按摩导引，令其血气复也。

六、被损久瘀血候

此为被损伤，仍为风冷搏，故令血瘀结在内，久不瘥也。

中华医典 第四辑

七、腕折中风痉候

夫腕折伤皮肉，作疮者，慎不可当风及自扇，若风入疮内，犯诸经络，即致痉。痉者，脊背强直，口噤不能言也。

八、腕折中风肿候

此为风入疮内，而不入经络，其搏于气，故但肿也。

九、刺伤中风水候

此为竹木所刺伤，其疮中风水者，则肿痛，乃至成脓。

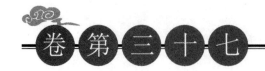

·妇人杂病诸候一·

凡三十二论

一、风虚劳冷候

风虚劳冷者，是人体虚劳，而受于冷也。夫人将摄顺理，则血气调和，风寒暑湿，不能为害。若劳伤血气，便致虚损，则风冷乘虚而干之，或客于经络，或入于腹内。其经络得风冷，则气血冷涩，不能自温于肌肤也。腹内得风冷，则脾胃弱，不消饮食也。随其所伤而变成病：若大肠虚者，则变下利；若风冷入于子脏，则令脏冷，致使无儿；若搏于血，则血涩壅，亦令经水不利，断绝不通。

二、风邪惊悸候

风邪惊悸者，是为乘于心故也①。心藏神，为诸脏之主。若血气调和，则心神安定；若虚损，则心神虚弱，致风邪乘虚干之，故惊而悸动不定也。其惊悸不止，则变恍惚而忧惧。

---

① 为：《太平圣惠方》卷六十九《治妇人血风心神惊悸诸方》作"风"。

三、虚汗候

人以水谷之精，化为血气津液，津液行于腠理，若劳伤损动，阳气外虚，腠理开，血气衰弱，故津液泄越，令多汗也。其虚汗不止，则变短气，柴瘦而羸瘠也。亦令血脉减损，经水否涩，甚者闭断不通也。

四、中风候

中风者，虚风中于人也。风是四时八方之气，常以冬至之日，候其八方之风，从其乡来者，主长养万物①；若不从其乡来，名为虚风，则害万物。人体虚者则中之，当时虽不即发，停在肌肤，后或重伤于风，前后重沓，因体虚则发。人腑脏俞皆在背，中风多从俞入，随所中之俞而发病。

若心中风，但得偃卧，不得倾侧，汗出。若唇赤汗流者，可治，急灸心俞百壮。若唇或青或白，或黄或黑，此是心坏为水，面目亭亭，时悚动，皆不可复治，五六日而死。

若肝中风，踞坐，不得低头，若绕两目连额上，色微有青者，唇青而面黄，可治，急灸肝俞百壮。若大青黑，面一黄一白者，是肝已伤，不可复治，数日而死。

若脾中风，踞而腹满②，身通黄，吐咸水，汗出者，可治，急灸脾俞百壮。若手足青者，不可复治。

肾中风，踞而腰痛，视胁左右，未有黄色如饼糍大者，可治，急灸肾俞百壮。若齿黄赤，鬓发直，面土色，不可复治。

肺中风，侧卧而胸满短气③，冒闷汗出，视目下、鼻上下两边，下行至口，色白，可治，急灸肺俞百壮。若色黄，为肺已伤，化为血，而不可复治。其人当妄，掇空，自拈衣，此亦数日而死。

---

① 主：原作"生"，据本书卷一《中风候》改。
② 而：宋本作"坐"。
③ 侧卧：本书卷一《中风候》、卷四十二《妊娠中风候》、卷四十三《产后中风候》、卷四十八《中风候》俱作"偃卧"，疑是。

五、中风口噤候

中风口噤，是体虚受风，风入额颊夹口之筋也。手三阳之筋，结入于额颊。足阳明之筋，上夹于口。而风挟冷，乘虚而入其筋，则筋挛，故引牙关急而口噤。

六、角弓反张候

角弓反张，是体虚受风，风入诸阳之经也。人阴阳经络，周环于身，风邪乘虚入诸阳之经，则腰背反折，挛急如角弓之状。

七、偏风口喝候

偏风口喝，是体虚受风，风入于夹口之筋也。足阳明之筋，上夹于口。其筋偏虚，而风因乘之，使其经筋偏急不调，故令口喝僻也。

八、贼风偏枯候

贼风偏枯，是体偏受风，风客于半身也。人有劳伤血气，半身偏虚者，风乘虚入客，为偏风也。其风邪入深，真气去，邪气生，则为偏枯。此由血气衰损，为风所客，令血气不相周荣于肌肉，故令偏枯也。

九、风眩候

风眩，是体虚受风，风入于脑也。诸腑脏之精，皆上注于目。其血气与脉，并上属于脑。循脉引于目系，目系急，故令眩也。其眩不止，风邪甚者，变颠倒为癫疾。

十、癫狂候

癫者，卒发仆地，吐涎沫，口喝，目急，手足缭戾，无所觉知，良久乃

中华医典　第四辑

苏。狂者，或言语倒错，或自高贤，或骂詈，不避亲疏，亦有自定之时。皆由血气虚，受风邪所为。人禀阴阳之气而生，风邪入并于阴则为癫，入并于阳则为狂。阴之与阳，更有虚实，随其虚时，为邪所并则发，故发癫又发狂。

又在胎之时，其母卒大惊动，精气并居，亦令子发癫，此则小儿而发癫者，是非关长因血气虚损，受风邪所为。

又有五癫：一曰阳癫，二曰阴癫，三曰风癫，四曰湿癫，五曰劳癫。此盖随其感处之由立名。

又有牛、马、猪、鸡、狗之癫，皆死[①]。其癫发之时，声形状似于牛、马等，故以为名也。俗云：病癫人忌食六畜之肉，食者癫发之状，皆悉象之。

十一、风瘙痒候

风瘙痒者，是体虚受风，风入腠理，与血气相搏，而俱往来，在于皮肤之间。邪气微，不能冲击为痛，故但瘙痒也。

十二、风蛊候

风蛊者，由体虚受风，风在皮肤之间。其状，淫淫跃跃，若蛊物刺[②]，一身尽痛，侵伤血气，动作如蛊毒之状，谓之风蛊。

十三、癞候

癞病，是贼风入百脉，伤五脏，连注，骨髓俱伤，而发于外，使眉睫堕落，皮肉生疮，筋烂节断，语声嘶破。而毒风之变，冷热不同，故腠理发癞，形状亦异。

---

① 死：据文义疑为"以"之误。宋本亦作"以"，当从下读。
② 若蛊物刺：本书卷二《蛊风候》作"若画若刺"。

十四、气候

气病，是肺虚所为。肺主气，五脏六腑皆禀气于肺。忧思恐怒，居处饮食不节，伤动肺气者，并成病。其气之病，有虚有实。其肺气实，谓之有余，则喘逆上气。其肺气虚，谓之不足，则短乏少气。而有冷有热，热则四肢烦热也，冷则手足逆冷也。

十五、心痛候

心痛，是脏虚受风，风冷邪气乘于心也。其痛发，有死者，有不死成疹者。心为诸脏主而藏神，其正经不可伤，伤之而痛者，名为真心痛，朝发夕死，夕发朝死①。心之支别络，为风冷所乘而痛者，故痛发乍间乍甚，而成疹也。

十六、心腹痛候

心腹痛者，腑脏虚弱，风邪客于其间，与真气相击，故痛。其痛随气下上，或上冲于心，或下攻于腹，故心腹痛。

十七、腹中痛候

腹痛者，由脏腑虚弱，风冷邪气乘之，邪气与正气相击，则腹痛也。

十八、小腹痛候

小腹痛者，此由胞络之间宿有风冷，搏于血气，停结小腹。因风虚发动，与血相击，故痛。

---

① 夕发朝死：原无，据《医心方》卷六第三补。

十九、月水不调候

妇人月水不调，由劳伤气血，致体虚受风冷。风冷之气客于胞内，伤冲脉、任脉，损手太阳、少阴之经也。冲任之脉，皆起于胞内，为经络之海。手太阳，小肠之经；手少阴，心之经。此二经为表里，主上为乳汁，下为月水。然则月水是经络之余。若冷热调和，则冲脉、任脉气盛，太阳、少阴所主之血宣流，以时而下；若寒温乖适，经脉则虚，有风冷乘之，邪搏于血，或寒或温，寒则血结，温则血消，故月水乍多乍少，为不调也。

诊其脾脉，沉之而喘①，浮之而虚，若腹胀烦满②，胃中有热，不嗜食，食不化，大便难，四肢苦痹，时不仁，得之房内，月事不来，来而并。

又，少阴脉涩，则血不来，此为居经，三月一来。又，脉微，血气俱虚，年少者，亡血之脉也。乳子下利为可，不尔者，此为居经，亦三月一来。又，经水一月再来者，经来时，其脉欲自如常，而反微者，不利、不汗出者，其经三月必来。

《养生方》云：病忧恚泣哭，以令阴阳结气不和，故令月水时少时多，内热苦渴，色恶，体肌枯，身重。

二十、月水不利候

妇人月水不利者，由劳伤血气，致令体虚而受风冷，风冷客于胞内，损伤冲、任之脉，手太阳、少阴之经故也。冲脉、任脉之海③，皆起于胞内。手太阳，小肠之经也；手少阴，心之经也。此二经为表里，主下为月水。风冷客于经络，搏于血气，血得冷则壅滞，故令月水来不宣利也。

诊其脉，从寸口邪入上者，名曰解脉。来至状如琴弦，苦小腹痛，经月不利，孔窍生疮。又，左手关上脉，足厥阴经也，沉为阴。阴虚者，主月经不利，腰腹痛。尺脉滑，血气实，经绝不利。又，脉左手尺来而断绝者，月水不利也。又，脉寸关调如故，而尺脉绝而不至者，月经不利，当患小腹引

---

① 喘：《脉经》卷六第五作"濡"，应是。

② 若：《脉经》卷六第五作"苦"。

③ 之海：据本卷《月水来腹痛候》文例及《太平圣惠方》卷七十二《治妇人月水不利诸方》，当作"为经脉之海"。

腰绞痛，气积聚上叉胸胁。

二十一、月水来腹痛候

妇人月水来腹痛者，由劳伤血气，以致体虚，受风冷之气，客于胞络，损冲任之脉，手太阳、少阴之经。冲脉、任脉皆起于胞内，为经脉之海也。手太阳，小肠之经；手少阴，心之经也。此二经共为表里，主下为月水。其经血虚，受风冷，故月水将下之际，血气动于风冷，风冷与血气相击，故令痛也。

二十二、月水不断候

妇人月水不断者，由损伤经血，冲脉、任脉虚损故也。冲任之脉，为经脉之海。手太阳，小肠之经也；手少阴，心之经也。此二经为表里，主下为月水。劳伤经脉，冲任之气虚损，故不能制其经血，故令月水不断也。凡月水不止而合阴阳，冷气上入脏，令人身体面目痿黄，亦令绝子不产也。

二十三、月水不通候

妇人月水不通者，由劳损血气，致令体虚受风冷，风冷邪气客于胞内，伤损冲任之脉，并手太阳、少阴之经，致胞络内绝，血气不通故也。冲任之脉，起于胞内，为经脉之海。手太阳，小肠之经也；手少阴，心之经也。此二经为表里，主下为月水。风冷伤其经血，血性得温则宣流，得寒则涩闭。既为冷所结搏，血结在内，故令月水不通。

又云：肠中鸣，则月事不来，病本于胃。所以然者，风冷干于胃气，胃气虚，不能分别水谷，使津液不生，血气不成故也。

又云：醉以入房，则内气竭绝，伤肝，使月事衰少不来也。所以尔者，肝藏于血，劳伤过度，血气枯竭于内也。

又，先经唾血，及吐血、下血，谓之脱血，使血枯，亦月事不来也。

又，利血，经水亦断。所以尔者，津液减耗故也。须利止，津液生，其经自下。

诊其肾脉微涩，不下利者，是月水不来也。又，左手关后尺内浮，为阳。阳绝者，无膀胱脉也，月事则闭。又，肝脉沉之而急，浮之亦然，时小便难，苦头眩痛，腰背痛，足为寒，时疼，月事不来，时恐，得之少时有所堕坠也。

月水不通，久则血结于内生块，变为血瘕，亦作血癥。血水相并，壅涩不宣通，脾胃虚弱，变为水肿也。所以然者，脾候身之肌肉，象于土，土主能克消于水，水血既并，脾气衰弱，不能克消，故水气流溢，浸渍肌肉，故肿满也。

二十四、带下候

带下者，由劳伤过度，损动经血，致令体虚受风冷，风冷入于胞络，搏其血之所成也。冲脉、任脉为经络之海。任之为病，女子则带下。而手太阳，为小肠之经也；手少阴，心之经也。心为脏，主于里；小肠为腑，主于表。此二经之血，在于妇人，上为乳汁，下为月水，冲任之所统也。冲任之脉，既起于胞内，阴阳过度，则伤胞络，故风邪乘虚而入于胞，损冲任之经，伤太阳、少阴之血，致令胞络之间，秽液与血相兼，连带而下。冷则多白，热则多赤，故名带下。

又，带有三门①：一曰胞门，二曰龙门，三曰玉门。已产属胞门，未产属龙门，未嫁属玉门。又，未嫁女亦有三病：一者，经水初下，阴内热，或当风，或因扇得冷。二者，或因以寒水洗之得病。三者，或见月水初下，惊恐得病，皆属带下也。

又，妇人年五十，所病下利，数十日不止，暮发热，小腹里急痛，腹满，手掌热烦，唇口干燥。此因曾经半产，瘀血在小腹不去，此疾必带下。所以知瘀血者，唇口燥，即是其证。

又，妇人年五十，所病但苦背痛，时时腹中痛，少食多厌。诊其脉，阳微，关尺小紧，形脉不相应，病如此，在下焦，此必带下。

又，妇人带下，六极之病，脉浮即肠鸣腹满，脉紧即腹中痛②，脉数则阴中痒痛生疮，脉弦即阴疼掣痛。

---

① 带：《脉经》卷九第四作"带下"。
② 腹：原作"肠"，据《脉经》卷九第四改。

二十五、带五色俱下候

带下病者，由劳伤血气，损动冲脉、任脉，致令其血与秽液兼带而下也。冲任之脉，为经脉之海。经血之行，内荣五脏。五脏之色，随脏不同。伤损经血，或冷或热，而五脏俱虚损者，故其色随秽液而下，为带五色俱下。

二十六、带下青候

此由劳伤血气，损动冲脉、任脉。冲任之脉，皆起于胞内，为经脉之海。手太阳，小肠之经也；手少阴，心之经也。此二经主下为月水。若经脉伤损，冲任气虚，不能约制经血，则与秽液相兼而成带下。然五脏皆禀血气，其色则随脏而不同。肝脏之色青，带下青者，是肝脏虚损，故带下而挟青色。

二十七、带下黄候

劳伤血气，损动冲脉、任脉。冲任之脉，皆起于胞内，为经脉之海。手太阳，小肠之经也；手少阴，心之经也。此二经主下为月水。若经脉伤损，冲任气虚，不能约制经血，则血与秽液相兼而成带下。然五脏皆禀血气，其色则随脏不同。脾脏之色黄，带下黄者，是脾脏虚损，故带下而挟黄色。

二十八、带下赤候

劳伤血气，损动冲脉、任脉。冲任之脉，皆起胞内，为经脉之海。手太阳，小肠之经也；手少阴，心之经也。此二经主下为月水。若经脉伤损，冲任气虚，不能约制经血，则与秽液相兼而成带下。然五脏皆禀血气，其色则随脏不同。心脏之色赤，带下赤者，是心脏虚损，故带下而挟赤色。

中华医典 第四辑

二十九、带下白候

劳伤血气，损动冲脉、任脉。冲任之脉，皆起于胞内，为经脉之海。手太阳，小肠之经也；手少阴，心之经也。此二经主下为月水。若经脉伤损，冲任气虚，不能约制经血，则血与秽液相兼而成带下。然五脏皆禀血气，其色则随脏不同。肺脏之色白，带下白者，肺脏虚损，故带下而挟白色。

三十、带下黑候

劳伤血气，损动冲脉、任脉。冲任之脉，起于胞内，为经脉之海。手太阳，小肠之经也；手少阴，心之经也。此二经主下为月水。若经脉伤损，冲任气虚，不能约制经血，则血与秽液相兼而成带下。然五脏皆禀血气，其色则随脏不同。肾脏之色黑，带下黑者，是肾脏虚损，故带下而挟黑色也。

三十一、带下月水不利候

带下之病，由劳伤血气，损动冲脉、任脉。冲任之脉，皆起于胞内，为经脉之海。经血伤损，故血与秽液相兼而成带下。带下输泻则脏虚，而重被风冷乘之，入伤手太阳、少阴之经，则使月水不利。所以尔者，手太阳，小肠之经也，为腑主表；手少阴，心之经也，为脏主里。此二经共合，其经血上为乳汁①，下为月水。血性得寒则涩，既为风冷所乘，故带下而血涩，所以月水不利也。

三十二、带下月水不通候

带下之病，由劳伤血气，损动冲脉、任脉。冲脉、任脉起于胞内，为经脉之海。经血伤损，故血与秽液相兼而成带下。带下输泻则脏虚，而重被风冷乘之，入伤手太阳、少阴之经，则使月水不通。所以尔者，手太阳，小肠之经也，为腑主表；手少阴，心之经也，为脏主里。此二经共

---

① 经：原作"在"，据元本改。

合，其经血上为乳汁，下为月水。血性得寒则涩，既为风冷所乘，冷气沉积，故血结壅，所以带下月水不通。凡月水不通，血结积聚，变成血瘕，亦变面目浮肿也。

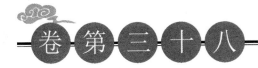

·妇人杂病诸候二·

凡一十九论

三十三、漏下候

漏下者，由劳伤血气，冲任之脉虚损故也。冲脉、任脉为十二经脉之海，皆起于胞内。而手太阳，小肠之经也；手少阴，心之经也。此二经主上为乳汁，下为月水。妇人经脉调适，则月水以时①，若劳伤者，以冲任之气虚损，不能制其经脉②，故血非时而下，淋沥不断，谓之漏下也。

诊其寸口脉弦而大，弦则为减，大则为芤，减即为寒，芤即为虚，寒虚相搏③，其脉为牢④，妇人即半产而下漏。又，尺寸脉虚者，漏血。漏血脉浮，不可治也。

《养生方》云：怀娠未满三月，服药自伤下血，下血未止而合阴阳，邪气结，因漏治不止⑤，状如腐肉，在于子脏，令内虚。

---

① 水：原作"下"，据元本改。
② 经脉：原倒作"脉经"，据元本乙正。
③ 虚：原作"芤"，据《脉经》卷九第五改。
④ 牢：《脉经》卷九第五、《太平圣惠方》卷七十三《治妇人漏下诸方》俱作"革"。
⑤ 漏治：疑为"漏胎"之误。

三十四、漏五色俱下候

漏下之病，由劳伤血气，冲任之脉虚损故也。冲脉、任脉为经脉之海，起于胞内。手太阳，小肠之经也；手少阴，心之经也。此二经之血，主上为乳汁，下为月水。冲任之脉虚损，不能约制其经血，故血非时而下，淋沥成漏也。五脏皆禀血气，虚则淋沥成漏，五脏伤损。五脏之色，随脏不同，若五脏皆虚损者，则漏五色，随血而下。

诊其尺脉急而弦大者，风邪入少阴，女子漏下赤白。又，漏下赤白不止，脉小虚滑者生，脉大紧实数者死也。又，漏血下赤白，日下血数斗，脉急疾者死，迟者生。

《养生方》云：夫妇自共诤讼，讼意未和平，强从，子脏闭塞，留结为病，遂成漏下，黄白如膏。

三十五、漏下青候

劳伤血气，冲脉、任脉虚损。冲任之脉皆起于胞内，为经脉之海。手太阳，小肠之经也；手少阴，心之经也。此二经主下为月水。伤损经血，冲任之气虚，故血非时而下，淋沥不断，而成漏下。五脏皆禀血气，肝脏之色青，漏下青者，是肝脏之虚损，故漏下而挟青色也。

三十六、漏下黄候

劳伤血气，冲脉、任脉虚损[①]。冲任之脉，皆起于胞内，为经脉之海。手太阳，小肠之经也；手少阴，心之经也。此二经主下为月水。伤损经血，冲任之气虚，故血非时而下，淋沥不断，而成漏下。五脏皆禀血气，脾脏之色黄，漏下黄者，是脾脏之虚损，故漏下而挟黄色也。

---

① 冲脉、任脉虚损：原无，据文例补。下同。

中华医典　第四辑

三十七、漏下赤候

劳伤血气，冲脉、任脉虚损。冲脉、任脉皆起于胞内，为经脉之海。手太阳，小肠之经也；手少阴，心之经也。此二经者，主下为月水。伤损经血，冲任之气虚，故血非时而下，淋沥不止，而成漏下。五脏皆禀血气，心脏之色赤，漏下赤者，是心脏之虚损，故漏下而挟赤色也。

三十八、漏下白候

劳伤血气，冲脉、任脉虚损。冲任之脉皆起于胞内，为经脉之海。手太阳少阴二经主下为月水①。伤损经血，冲任之气虚，故血非时而下，淋沥不断，而成漏下。五脏皆禀血气，肺脏之色白，漏下白者，是肺脏之虚损，故漏下而挟白色也。

三十九、漏下黑候

劳伤血气，冲脉、任脉虚损。冲任之脉皆起于胞内，为经脉之海。手太阳，小肠之经也；手少阴，心之经也。此二经主下为月水。伤损经血，冲任之气虚，故血非时而下，淋沥不断，而成漏下。五脏皆禀血气，肾脏之色黑，漏下黑者，是肾脏之虚损，故漏下而挟黑色也。

四十、崩中候

崩中者，腑脏伤损，冲脉、任脉血气俱虚故也。冲任之脉，为经脉之海。血气之行，外循经络，内荣腑脏。若无伤，则腑脏平和，而气调适，经下以时。若劳动过度，致腑脏俱伤，而冲任之气虚，不能约制其经血，故忽然暴下，谓之崩中。

诊其寸口脉微迟，尺脉微于寸，寸迟为寒在上焦，但吐耳。今尺脉迟而

---

① 手太阳少阴二经：据本卷各病候文例，此句应为"手太阳，小肠之经也；手少阴，心之经也。此二经"。

弦，如此小肠痛①，腰脊痛者，必下血也。

四十一、白崩候

白崩者，是劳伤胞络，而气极所为。肺主气，气极则肺虚冷也。肺脏之色白，虚冷劳极，其色与胞络之间秽液相挟，崩伤而下，为白崩也。

四十二、崩中五色俱下候

崩中之病，是伤损冲任之脉。冲任之脉皆起于胞内，为经脉之海。劳伤过度，冲任气虚，不能统制经血，故忽然崩下，谓之崩中。五脏皆禀血气，五脏之色，随脏不同。伤损之人，五脏皆虚者，故五色随崩俱下。其状，白崩形如涕，赤崩形如红汁，黄崩形如烂瓜汁，青崩形如蓝色，黑崩形如干血色。

四十三、崩中漏下候

崩中之病②，是伤损冲任之脉。冲任之脉皆起于胞内，为经脉之海。劳伤过度，冲任气虚，不能约制经血，故忽然崩下，谓之崩中。崩而内有瘀血，故时崩时止，淋沥不断，名曰崩中漏下。

四十四、崩中漏下五色候

崩中之病，是劳伤冲任之脉。冲任之脉起于胞内，为经脉之海。劳伤过度，冲任气虚，不能统制经血，故忽然崩下，谓之崩中。而有瘀血在内，遂淋沥不断，谓之漏下。漏下不止，致损于五脏。五脏之色，随脏不同，因虚而五色与血俱下。其状，白者如涕，赤者如红汁，黄者如烂瓜汁，青者如蓝色，黑者如干血色，相杂而下也。

---

① 肠：《太平圣惠方》卷七十三《治妇人崩中下血不止诸方》作"腹"，疑是。
② 病：原作"状"，据宋本、《医心方》卷二十一第二十三、《太平圣惠方》卷七十三《治妇人崩中漏下不止诸方》改。

中华医典 第四辑

四十五、积聚候

积者，五脏所生；聚者，六腑所成。五脏之气积，名曰积；六腑之气聚，名曰聚也。积者，其痛不离其部①；聚者，其痛无有常处。皆由阴阳不和，风冷搏于脏腑而生积聚也。妇人病积经久，则令无子，亦令月水不通。所以然者，积聚起于冷气②，结入子脏，故令无子；若冷气入于胞络，冷搏于血，血冷则涩结，故令月水不通。

四十六、癖病候

癖病者，由冷气结聚，饮食不消，停积于胁下，则成癖病。其状，弦急刺痛，得冷则发作也。

四十七、疝瘕候

疝瘕之病，由饮食不节，寒温不调，气血劳伤，脏腑虚弱，受于风冷，冷入腹内③，与血气相结所生。疝者，痛也；瘕者，假也。其结聚浮假而痛，推移而动。妇人病之有异于丈夫者，或因产后脏虚受寒，或因经水往来，取冷过度，非独关饮食失节，多挟有血气所成也。

诊妇人疝瘕，其脉弦急者生，虚弱小者死。又，尺脉涩而浮牢，为血实气虚也。其发腹痛逆满，气上行，此为妇人胞中绝伤，有恶血，久成结瘕。得病以冬时，来其鼻则赤。

四十八、癥痞候

癥痞者，由冷热不调，饮食不节，积在腹内，或肠胃之间，与脏相结搏。其牢强，推之不移，名曰癥，言其病形征可验也；气壅塞为痞，言其气痞涩不宣畅也。皆得冷则发动刺痛。癥痞之病，其形冷结，若冷气入于子

---

① 积者，其痛：原作"积痛"，据《太平圣惠方》卷七十一《治妇人积聚诸方》改。
② 气：原无，据《普济方》卷三百二十四补。
③ 冷入：原作"令人"，据《普济方》卷三百二十四改。

脏，则使无子；若冷气入于胞络，搏于血气，血得冷则涩，令月水不通也。

四十九、八瘕候

八瘕者，皆胞胎生产，月水往来，血脉精气不调之所生也。肾为阴，主开闭，左为胞门，右为子户，主定月水，生子之道。胞门、子户，主子精，神气所出入，合于中黄门、玉门四边，主持关元，禁闭子精。脐下三寸，名曰关元，主藏魂魄，妇人之胞，三焦之腑，常所从止。然妇人经脉俞络合调，则月水以时来，故能生子而无病。妇人荣卫经络断绝不通，邪气便得往入，合于脏①；若经血未尽，而合阴阳，即令妇人血脉挛急，小腹重急，支满，胸胁腰背相引，四肢酸痛，饮食不调，结牢。恶血不除，月水不时，或月前月后，因生积聚，如怀胎状。邪气甚盛者，令人恍惚多梦，寒热，四肢不欲动，阴中生气，肿内生风，甚者害小便涩，涩而痛，淋沥，面黄黑，成病，则不复生子。

其八瘕者，黄瘕、青瘕、燥瘕、血瘕、脂瘕、狐瘕、蛇瘕、鳖瘕也。

黄瘕者，妇人月水始下，若新伤堕，血气未止，卧痦未定，五脏六腑虚羸，精神不治，因以当向大风便利，阴阳开，关节四边中于湿风②，气从下上入阴里，稽留不去，名为阴阳虚，则生黄瘕。瘕之聚，令人苦四肢寒热，身重淋露，不欲食，左胁下有血气结牢，不可得而抑，苦腰背相引痛，月水不利，令人不产。小腹③，下阴中如刀刺④，不得小便，时苦寒热，下赤黄⑤，病⑥，令人无子。

青瘕者，妇人新产，未满十日起行，以汤浣洗太早，阴阳虚，玉门四边皆解散，子户未安，骨肉皆痛，手臂不举，饮食未复，内脏吸吸。又当风卧，不自隐蔽，若居湿席，令人苦寒洒洒，入腹，烦闷沉淖。恶血不除，结热不得前后，便化生青瘕。瘕聚在右胁⑦，藏于背膂，上与髀，髀腰下挛，两足肿，面目黄，大小便难。其后月水为之不通利，或不复禁，状如崩中。

---

① 脏：《外台秘要》卷三十四《八瘕方》引《素女经》作"子脏"。
② 关：原作"阑"，据《太平圣惠方》卷七十一《治妇人八瘕诸方》改。
③ 小腹：《外台秘要》卷三十四《八瘕方》引《素女经》作"小腹急"。
④ 下：《外台秘要》卷三十四《八瘕方》引《素女经》作"下引"。
⑤ 下赤黄：《外台秘要》卷三十四《八瘕方》引《素女经》作"下赤黄汁"。
⑥ 病：《外台秘要》卷三十四《八瘕方》引《素女经》作"病苦如此"。
⑦ 在：元本作"左"。

中华医典 第四辑

此自其过所致，令人少子。

燥瘕者，妇人月水下，恶血未尽，其人虚惫，而以夏月热行疾走，若举重移轻，汗出交流，气力未平，而率以急怒甚喜，致猥咽不泄，经脉挛急，内结不舒，烦满少气，上达胸鬲背膂，小腹为急，月水与气俱不通，而反以饮清水快心，月水横流，衍入他脏不去，有热，因生燥瘕之聚。大如半杯，上下腹中苦痛，还两胁下，上引心而烦，害饮食，欲吐，胸及腹中不得太息，腰背重，喜卧盗汗，足酸疼痛，久立而痛，小便失时，居然自出若失精①，月水闭塞，大便难。病如此者，其人少子。

血瘕病，妇人月水新下，未满日数而中止，饮食过度，五谷气盛，溢入他脏。若大饥寒，汲汲不足，呼吸未调，而自劳动②，血下未定，左右走肠胃之间，留结不去，内有寒热，与月水合会，为血瘕之聚。令人腰痛，不可以俯仰，横骨下有积气，牢如石，小腹里急苦痛，背膂疼，深达腰腹下挛，阴里若生风冷，子门僻，月水不时，乍来乍不来，此病令人无子。

脂瘕者，妇人月水新来，若生未满三十日，以合阴阳③，络脉分，胞门伤，子户失禁，关节散，五脏六腑，津液流行，阴道䐃动，百脉关枢四解，外不见其形。子精与血气相遇，犯禁，子精化，不足成子，则为脂瘕之聚。令人支满，里急痛疾痹，引小腹重，腰背如刺状，四肢不举，饮食不甘，卧不安席，左右走，腹中切痛，时瘥时甚，作者少气头眩④，身体解堕，苦寒恶风，膀胱胀，月水乍来乍去，不如常，大小便血不止。如此者，令人无子。

狐瘕者，妇人月水当月数来⑤，而反悲哀忧恐，或远行逢暴风疾雨，雷电惊恐，衣被沉湿，疲倦少气，心中恍恍未定，四肢懈惰，振寒，脉气绝，精神游亡，胞气入于阴里不去⑥，生狐瘕之聚。食人脏，令人月水闭不通，小便瘀与⑦，胸胁腰背痛，阴中肿，小便难，胞门子户不受男精。五脏气

———————

① 居然：《外台秘要》卷三十四《八瘕方》引《素女经》、《太平圣惠方》卷七十一《治妇人八瘕诸方》作"忽然"。

② 动：原无，据《外台秘要》卷三十四《八瘕方》引《素女经》、《太平圣惠方》卷七十一《治妇人八瘕诸方》补。

③ 以合阴阳：《外台秘要》卷三十四《八瘕方》引《素女经》于此句前有"其人未复"四字。

④ 作者：《外台秘要》卷三十四《八瘕方》引《素女经》作"或时"。

⑤ 月：原作"日"，据《太平圣惠方》卷七十一《治妇人八瘕诸方》改。

⑥ 胞：疑为"邪"之误，《外台秘要》卷三十四《八瘕方》引《素女经》即作"邪"。

⑦ 小便瘀与：《外台秘要》卷三十四《八瘕方》引《素女经》作"少腹瘀滞"。

盛，令嗜食，欲呕，若睡①，多所思，如有娠状，四肢不举。有此病者，终身无子。其瘕有手足成形者，杀人也，未成者可治。

蛇瘕者，妇人月水已下新止，适闭未复，胞门子户劳伤，阴阳未平复，荣卫分行，若其中风，暴病羸劣，饮食未调；若已起，当风行，厥度泥涂②，用清寒太早，若坐湿地，名阴阳乱。腹中虚，且未饮食，若远道之余，污井之水，不洁之食，吞蛇鼠之精，留结不去③，因生蛇瘕之聚，上食心肝，长大，其形若漆，在脐上下，还疼左右胁，不得气④，两股胫间若漆疾，小腹急，小便赤黄，膀胱引阴中挛，腰背痛，难以动作，苦寒热，月水或多或少。有此病者，不复生子。其手足成形者杀人，未成者可治。

鳖瘕者，妇人月水新至，其人剧吐疲劳，衣服沉湿，不以时去；若当风睡，两足践湿地，恍惚觉悟，跖立未安，颜色未平，复见所好，心为开，魂魄感动，五内脱消；若以入水浣洗沐浴，不以时出，神不守，水精与邪气俱入，至上三焦之中募，玉门先闭，津液妄行，留结不去，因生鳖瘕之聚。大如小盘，令人小腹切痛，恶气走上下，腹中苦痛，若存若亡，持之跃手，不利阴里，腰背亦痛，不可以息，月水喜败不通，面目黄黑，脱声少气。有此病者，令人绝子。其瘕有手足成形者杀人，未成者可治。

五十、带下三十六疾候

诸方说三十六疾者，是十二癥、九痛、七害、五伤、三固，谓之三十六疾也。

十二癥者，是所下之物，一者如膏，二者如青血，三者如紫汁，四者如赤皮，五者如脓痂，六者如豆汁，七者如葵羹，八者如凝血，九者如清血，血似水，十者如米汁，十一者如月浣，十二者经度不应期也。

九痛者，一者阴中痛伤，二者阴中淋痛，三者小便即痛，四者寒冷痛，五者月水来腹痛，六者气满并痛，七者汁出，阴中如虫啮痛，八者胁下皮痛，九者腰痛。

---

① 若睡：《外台秘要》卷三十四《八瘕方》引《素女经》作"喜唾"。

② "若已起"至"泥涂"：《外台秘要》卷三十四《八瘕方》引《素女经》作"若起行当风及度泥涂"。

③ 结：元本作"络"。

④ 气：《外台秘要》卷三十四《八瘕方》引《素女经》作"吐气"。

中华医典 第四辑

七害者，一者害食，二者害气，三者害冷，四者害劳，五者害房，六者害妊，七者害睡。

五伤者，一者穷孔痛，二者中寒热痛，三者小腹急牢痛，四者脏不仁，五者子门不正，引背痛。

三固者，一者月水闭塞不通，其余二固者，文阙不载。而张仲景所说三十六种疾，皆由子脏冷热劳损，而挟带下，起于阴内。条目混漫，与诸方不同，但仲景义最玄深，非愚浅能解，恐其文虽异，其义理实同也。

五十一、无子候

妇人无子者，其事有三也。一者坟墓不祀，二者夫妇年命相克，三者夫病妇疹，皆使无子。其若是坟墓不祀，年命相克，此二者，非药能益。若夫病妇疹，须将饵，故得有效也。然妇人挟疾无子，皆由劳伤血气，冷热不调，而受风寒，客于子宫，致使胞内生病，或月经涩闭，或崩血带下，致阴阳之气不和，经血之行乖候，故无子也。

诊其右手关后尺脉，浮则为阳，阳脉绝，无子也。又，脉微涩，中年得此，为绝产也。少阴脉如浮紧，则绝产。恶寒，脉尺寸俱微弱，则绝嗣不产也。

其汤熨针石，别有正方，补益吐纳，今附于后。

《养生方》云：月初出时、日入时，向月正立，不息八通。仰头吸月光精，入咽之，令人阴气长。妇人吸之，阴气益盛，子道通。阴气长，益精髓脑。少小者妇人，至四十九已上，还生子。断绪者，即有子。久行不已，即成仙矣。

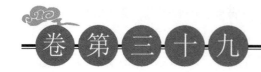

中华医典 第四辑

·妇人杂病诸候三·

凡四十论

五十二、月水不利无子候

月水不利而无子者，由风寒邪气客于经血，则令月水否涩，血结子脏，阴阳之气不能施化，所以无子也。

五十三、月水不通无子候

月水不通而无子者，由风寒邪气客于经血。夫血得温则宣流，得寒则凝结，故月水不通，冷热血结，搏子脏而成病，致阴阳之气不调和，月水不通而无子也。

月水久不通，非止令无子，血结聚不消，则变为血瘕。经久盘结成块，亦作血瘕①。血水相并，津液壅涩，脾胃衰弱者，水气流溢，变为水肿。如此难可复治，多致毙人。

《养生方》云：少时，若新产后，急带举重，子阴挺出或倾邪，月水不泻，阴中激痛，下寒②，令人无子。

---

① 瘕：《太平圣惠方》卷七十二《治妇人月水不通无子诸方》作"癥"。
② 寒：元本作"塞"。

五十四、子脏冷无子候

子脏冷无子者，由将摄失宜，饮食不节，乘风取冷，或劳伤过度，致风冷之气乘其经血，结于子脏，子脏则冷，故无子。

五十五、带下无子候

带下无子者，由劳伤于经血，经血受风邪则成带下。带下之病，白沃与血相兼带而下也①。病在子脏，胞内受邪，故令无子也。

诊其右手关后尺中脉，浮为阳，阳绝者，无子脉也。苦足逆冷，带下故也。

五十六、结积无子候

五脏之气积，名曰积。脏积之生，皆因饮食不节，当风取冷过度。其子脏劳伤者，积气结搏于子脏，致阴阳血气不调和，故病结积而无子。

《养生方》云：月水未绝，以合阴阳，精气入内，令月水不节，内生积聚，令绝子，不复产乳。

五十七、数失子候

妇人数失子者，或由乖阴阳之理，或由触犯禁忌。既产之后，而数失儿，乃非腑脏生病，故可以方术防断之也。

五十八、腹满少气候

腹满少气者，由脏虚而触风冷，风冷搏于血气，故腹满。腹满则气壅在内，而呼吸不足，常如少气之状，故云少气腹满也。

---

① 白：原作"日"，形误，"白沃"即白带。

五十九、胸胁胀满候

胸胁胀满者，由劳伤体虚，而风冷之气乘之，客于脏腑肠胃之间，搏于血气，血气壅之不宣。气得冷则逆，与血饮相搏，上抢胸胁，所以令胸胁胀满也。

六十、客热候

人血气有阴阳，脏腑有虚实。实则生热，虚则受寒。互相乘加①，此人身内阴阳冷热自相乘也。此云客热者，是体虚而将温过度，外热加之，非腑脏自生，故云客热也。其状，上焦胸膈之间虚热，口燥，或手足烦热，肠胃之内无实热也。

六十一、烦满候

烦满者，由体虚受邪，使气血相搏而气逆，上乘于心胸，气否不宣，故令烦满。烦满者，心烦、胸间气满急也。

六十二、身体卒痛候

身体卒痛者，由劳动血气而体虚，受于风冷，客其经络。邪气与正气交击于肌肉之间，故身体卒痛也。

六十三、左胁痛如刀刺候

左胁偏痛者，由经络偏虚受风邪故也②。人之经络，循环于身，左右表里皆周遍。若气血调和，不生虚实，邪不能伤。偏虚者，偏受风邪。今此左胁痛者，左边偏受病也。但风邪在于经络，与血气相乘，交争冲击，故痛发

---

① 加：原作"如"，据元本改。
② 受风：原无，据正保本补。

中华医典 第四辑

如刀刺。

六十四、痰候

痰者，由水饮停积在胸膈所成。人皆有痰，少者不能为害，多则成患。但胸膈饮渍于五脏，则变令目眩头痛也①。

六十五、嗽候

嗽者，肺伤微寒故也。寒之伤人，先伤肺者，肺主气，候皮毛，故寒客皮毛，先伤肺也。其或寒微者，则咳嗽也。

六十六、咽中如炙肉脔候

咽中如炙肉脔者，此是胸膈痰结，与气相搏，逆上咽喉之间，结聚，状如炙肉之脔也。

六十七、喉痛候

喉痛者，风热毒客于其间故也。十二经脉，有循颊喉者，五脏在内，而经脉循于外。脏气虚，则经络受邪。邪气搏于脏气，则生热。热乘其脉，而搏咽喉，故令喉痛也。

六十八、瘿候

瘿病者，是气结所成。其状，颈下及皮宽膇膇然，忧恚思虑，动于肾气，肾气逆，结宕所生。又，诸山州县人，饮沙水多者②，沙搏于气，结颈下，亦成瘿也。

---

① 令：元本于其后有"眼痛，亦令"四字。
② 沙：原无，据本书卷三十一《瘿候》补。

六十九、吐血候

吐血者，皆由伤损腑脏所为。夫血外行经络，内荣腑脏。若伤损经络，脏腑则虚，血行失其常理，气逆者，吐血。又，怒则气逆，甚则呕血。然忧思惊怒，内伤腑脏，气逆上者，皆吐血也。

七十、口舌出血候

口舌出血者，心脾伤损故也。脾气通于口，心气通于舌，而心主血脉，血荣于脏腑，通于经络。若劳损脏腑，伤动经脉，随其所伤之经虚者，血则妄行。然口舌出血，心脾二脏之经伤也。

七十一、汗血候

汗血者，肝心二脏虚故也。肝藏血，而心主血脉，心之液为汗。肝是木，心是火，母子也。血之行，内在腑脏，外通经络。劳伤肝心，其血脉虚者，随液发为汗而出也。

七十二、金疮败坏候

妇人金疮未瘥而交会，动于血气，故令疮败坏。

七十三、耳聋候

耳聋者，风冷伤于肾。肾气通于耳，劳伤肾气，风冷客之，邪与正气相搏，使经气不通，故耳聋也。

七十四、耳聋风肿候

耳聋风肿者，风邪搏于肾气故也。肾气通于耳，邪搏其经，血气壅涩，不得宣发，故结肿也。

中华医典 第四辑

七十五、眼赤候

眼眦赤者，风冷客于眦间，与血气相搏，而泪液乘之，挟热者则令眦赤。

七十六、风眩鼻塞候

风眩而鼻塞者，风邪乘腑脏，入于脑也。五脏六腑之精气，皆上注于目，血与气并属于脑。体虚为风邪入脑，则引目，目系急，故令头眩。而腑脏皆受气于肺，肺主气，外候在鼻，风邪入脑，又搏肺气，故头眩而鼻塞。

七十七、鼻衄候

鼻衄者，由伤动血气所为。五脏皆禀血气，血气和调，则循环经络，不涩不散。若劳伤损动，因而生热，气逆流溢入鼻者，则成鼻衄也。

七十八、面黑皯候

面黑皯者，或脏腑有痰饮，或皮肤受风邪，皆令血气不调，致生黑皯。五脏六腑，十二经血，皆上于面。夫血之行，俱荣表里。人或痰饮渍脏，或腠理受风，致血气不和，或涩或浊，不能荣于皮肤，故变生黑皯。若皮肤受风，外治则瘥，腑脏有饮，内疗方愈也。

七十九、面黑子候

面黑子者，风邪搏血气变化所生。夫人血气充盛，则皮肤润悦。若虚损，疵点变生。黑子者，是风邪变其血气所生。若生而有之者，非药可治也。

八十、蛇皮候

蛇皮者，由风邪客于腠理也。人腠理受于风则闭密，使血气涩浊，不能荣润，皮肤斑剥。其状如蛇鳞，世呼蛇体也，亦谓之蛇皮也。

八十一、手逆胪候

手逆胪者，经脉受风邪，血气否涩也。十二经筋脉，有起手指者，其经虚，风邪客之，使血气否涩，皮胪枯剥逆起，谓之逆胪。

八十二、白秃候

头疮有虫，痂白而发秃落，谓之白秃。云是人腹内九虫内蛲虫，值血气虚发动所作也。

八十三、耳后附骨痈候

附骨痈，是风寒搏血脉入深，近附于骨也。十二经之筋脉，有络耳后完骨者，虚则风寒客之。寒气折血，血否涩不通，深附于骨而成痈也。其状，无头但肿痛。

八十四、肿满水气候

水病，由体虚受风湿，入皮肤，搏津液，津液否涩，壅滞在内不消，而流溢皮肤。所以然者，肾主水，与膀胱合，膀胱为津液之腑，津液不消，则水停蓄。其外候，目下如卧蚕，颈边人迎脉动甚也。脾为土，主克水，而脾候肌肉。肾水停积，脾土衰微，不能消，令水气流溢，浸渍皮肤而肿满。

八十五、血分候

血分病者，是经血先断，而后成水病。以其月水壅涩不通，经血分而为水，故曰血分。妇人月经通流，则水血消化，若风寒搏于经脉，血结不通，则血水蓄积，成水肿病也。

八十六、卒肿候

夫肿，或风冷，或水气，或热毒。此卒肿，由腠理虚而风冷搏于血气，壅结不宣，故卒然而肿。其状，但结肿而不热是也。

八十七、赤流肿候

赤流肿者，由体虚腠理开，而风热之气客之，风热与血气相搏，挟热毒。其状，肿起色赤，随气流行移易，故云流肿。

八十八、瘀血候

此或月经否涩不通，或产后余秽未尽，因而乘风取凉，为风冷所乘，血得冷则结成瘀也。血瘀在内，则时时体热面黄。瘀久不消，则变成积聚癥瘕也。

八十九、伤寒候

此谓人触冒于寒气而成病。冬时严寒，摄卫周密者，则寒不能伤人。若辛苦劳役，汗出触冒寒气，即发成病，谓之伤寒也。其轻者，微咳嗽鼻塞，啬啬小寒，噏噏微热，数日而歇。重者，头痛体疼，恶寒壮热。而膏腴之人，肌肤脆弱，虽不大触冒，其居处小有失宜，则易伤于寒也。自有四时节内，忽有暴寒，伤于人成病者，亦名伤寒，谓之时行伤寒，非触冒所致，言此时通行此气，故为时行也。

九十、时气候

此谓四时之间，忽有非节之气，伤人而成病也。如春时应暖而寒，夏时应热而冷，秋时应凉而热，冬时应寒而温。言此四时通行此气，一气之至，无问少长，病皆相似，故名为时气也。但言其病，若风寒所伤则轻，状犹如伤寒，少头痛，壮热也。若挟毒厉之气则重，壮热烦毒，或心腹胀满，多死也。

九十一、疟候

夫疟病者，由夏伤于暑，客在皮肤，至秋因劳动血气，腠理虚而风邪乘之，动前暑热，正邪相击，阴阳交争，阳盛则热，阴盛则寒，阴阳更虚更盛，故发寒热。阴阳相离，则寒热俱歇。若邪动气至，交争复发，故疟休作有时。

其发时节渐晏者，此由邪客于风府，邪循膂而下，卫气一日一夜常大会于风府，其明日日下一节，故其作日晏。其发日早者，卫气之行风府，日下一节，二十一日下至尾骶，二十二日入脊内，上注于伏冲之脉，其行九日①，出于缺盆之内，其气既上，故其病发更早。

其间日发者，由邪气内薄五脏，横连募原，其道远，其气深，其行迟，不能日作，故间日作，蓄积乃发。

凡病疟多渴引饮，饮不消，乃变为癖。大肠虚引饮，水入肠胃，则变为利也。

---

① 其：《外台秘要》卷五《疗疟方》作"其气上"。

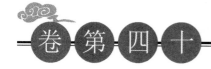

· 妇人杂病诸候四 ·

凡五十论

九十二、霍乱候

阴阳清浊相干，谓之气乱。气乱在肠胃，为霍乱也。多因饮食过度，冒触风冷，冷气入于腹内。脾气得冷则不消水谷，胃气得冷则吐逆，肠气得冷则下利。其心痛者先吐，腹痛者先利，心腹俱痛，吐利并发。其有头痛壮热而吐利者，由体盛而挟风之气搏之外，与血气交争，故头痛发热也，内乘肠胃，故霍乱吐利也。

九十三、呕吐候

胃气逆则呕吐。胃为水谷之海，其气不调，而有风冷乘之，冷搏于胃气，胃气逆则呕吐也。

九十四、婴子小儿注车船候

无问男子女人，乘车船则心闷乱，头痛吐逆，谓之注车、注船。特由质性自然，非关宿挟病也。

九十五、与鬼交通候

人禀五行秀气而生，承五脏神气而养。若阴阳调和，则脏腑强盛，风邪鬼魅不能伤之。若摄卫失节，而血气虚衰，则风邪乘其虚，鬼干其正。然妇人与鬼交通者，脏腑虚，神守弱，故鬼气得病之也。其状，不欲见人，如有对忤，独言笑，或时悲泣是。

脉来迟伏，或如鸟啄，皆邪物病也。又，脉来绵绵，不知度数，而颜色不变，此亦病也。

九十六、梦与鬼交通候

夫脏虚者喜梦。妇人梦与鬼交，亦由腑脏气弱，神守虚衰，故乘虚因梦与鬼交通也。

九十七、脚气痛弱候

脚气之病，由人体虚，温湿风毒之气先客于脚，从下而上，动于气，故名脚气也。江东岭南，土地卑下，风湿之气伤于人。初得此病，多不即觉，或先无他疾而忽得之，或因众病后得之。此病初甚微，饮食嬉戏，气力如故，当熟察之。其状，从膝至脚有不仁，或若痹，或淫淫如虫行，或微肿，或酷冷，或疼痛，或缓纵不随，或有挛急，或有至困能饮食，或有不能食者，或有见饮食而呕吐者，恶闻食臭者，或有物如脂①，发于踹肠，逆上冲心，气上者，或有举体转筋者，或壮热头痛者，或心胸冲悸，寝处不欲见明，或腹内苦痛而兼下者，或言语错乱，喜忘误者，或眼浊，精神昏愦者。此皆其证候也。治之缓者，便上入腹，腹或肿，胸胁满，上气贲便死。急者不全日，缓者二三日也。

其病既入脏，证皆相似，但脉有三品。若脉浮大而缓，宜服续命汤两剂。若风盛者，宜作越婢汤加术四两。若脉转驶而紧，宜服竹沥汤。若脉微，宜服风引汤二三剂。其紧驶之脉，是三品之最恶脉也。脉浮大者病在

---

① 脂：本书卷十三《脚气缓弱候》作"指"。

中华医典 第四辑

外，沉细者病在内，皆当急治之。治之缓慢，则上气便死也。

九十八、脚气肿满候

温湿风毒，从脚而上，故令四肢懈惰，缓弱疼痹，甚则上攻，名脚气。而津液为风湿所折，则津液否涩，而蓄积成水，内则浸渍脏腑，外则流溢皮肤，故令腠理胀密，水气积不散，故肿也。

九十九、淋候

淋者，肾虚而膀胱热也。膀胱与肾为表里，俱主水，行于胞者，为小便也。腑脏不调，为邪所乘。肾虚则小便数，膀胱热则小便涩。其状，小便痛疼涩数，淋沥不宣，故谓之淋也。

一百、石淋候

淋而出石，谓之石淋。肾主水，水结则化为石，故肾客沙石。肾为热所乘，则成淋，肾虚则不能制石，故淋而出石。细者如麻如豆，大者亦有结如皂荚核状者，发则燥痛闷绝①，石出乃歇。

一百一、胞转候

胞转之病，由胞为热所迫，或忍小便，俱令水气还迫于胞，屈辟不得充张，外水应入不得入，内溲应出不得出，内外壅胀不通，故为胞转。其状，小腹急痛，不得小便，甚者至死。

张仲景云：妇人本肥盛，头举身满，今羸瘦，头举中空减②，胞系了戾，亦致胞转。

---

① 燥：本书卷十四《石淋候》作"塞"。
② "妇人本肥盛"至"头举中空减"：《脉经》卷九第七作"此人故肌盛，头举身满，今反羸瘦，头举中空感"。

一百二、小便不利候

肾与膀胱为表里，俱主水。水行小肠，入胞为小便。热搏其脏，热气蕴积，水行则涩，故小便不利也。

一百三、小便不通候

水行于小肠，入胞为小便。肾与膀胱俱主水，此二经为脏腑，若内生大热，热气入小肠及胞，胞内热，故小便不通，令小腹胀满，气喘急也。

一百四、大便不通候

三焦五脏不调和，冷热之气结于肠胃，津液竭燥，大肠壅涩，故大便不通。

张仲景云：妇人经水过多，亡津液者，亦大便难也。

一百五、大小便不利候

冷热不调，大小肠有游气，壅在大小肠，不得宣散，蓄积结生热，故大小便涩，不流利也。

一百六、大小便不通候

腑脏不和，荣卫不调，阴阳不相通，大小肠否结，名曰关格。关格，故大小便不通。自有热结于大肠，则大便不通；热结于小肠，则小便不通。今大小便不通者，是大小二肠受客热结聚，则大小便不通。此止客热暴结，非阴阳不通流，故不称关格，而直云大小便不通。

一百七、遗尿候

肾与膀胱为表里，而俱主水，肾气通于阴而小便，水液之下行者也。肾虚冷，冷气入胞，胞虚冷，不能制小便，故遗尿。

一百八、小便数候

肾与膀胱为表里，俱主于水，肾气通于阴，此二经虚，而有热乘之，热则小便涩，虚则小便数，热涩数也。

一百九、下利候

肠胃虚弱，为风邪冷热之气所乘。肠虚则泄，故变为利也。此下利是水谷利也，热色黄，冷色白。

一百十、滞利候①

滞利，由冷热不调，大肠虚，冷热气客于肠间。热气乘之则变赤，冷气乘之则变白，冷热相交，则赤白相杂而连滞不止，名为滞利也。其状，白浓如涕，而有血杂，亦有少血者。如白浓涕而有赤脉如鱼脑，又名鱼脑利。

一百十一、血利候

热乘血，入于大肠，为血利也。血之随气，外行经络，内通脏腑，皆无滞积。若冒触劳动，生于热，热乘血散，渗入大肠，肠虚相化②，故血利也。

一百十二、阴痒候

妇人阴痒，是虫食所为。三虫、九虫在肠胃之间，因脏虚虫动作，食于阴，其虫作势，微则痒，重者乃痛。

---

① 滞：原作"带"，据本书卷四十二《妊娠滞利候》改。下"带"字同。
② 肠虚相化：本书卷十七《血痢候》作"肠虚则泄"。

一百十三、脱肛候

肛门，大肠候也。大肠虚冷，其气下冲者，肛门反出。亦有因产用力努偃，气冲其肛，亦令反出也。

一百十四、阴肿候

阴肿者，是虚损受风邪所为。胞经虚而有风邪客之①，风气乘于阴，与血气相搏，令气血否涩，腠理壅闭，不得泄越，故令阴肿也。

一百十五、阴痛候

阴痛之病，由胞络伤损，致脏虚受风邪。而三虫、九虫因虚动作，食阴则痛者，其状成疮。其风邪乘气冲击而痛者，无疮，但疼痛而已。

一百十六、阴疮候

阴疮者，由三虫、九虫动作，侵食所为也。诸虫在人肠胃之间，若腑脏调和，血气充实，不能为害；若劳伤经络，肠胃虚损，则动作侵食于阴，轻者或痒或痛，重者生疮也。

诊其少阴之脉，滑而数者，阴中生疮也。

一百十七、阴挺出下脱候

胞络伤损，子脏虚冷，气下冲，则令阴挺出，谓之下脱。亦有因产而用力偃气，而阴下脱者。诊其少阴脉浮动，浮则为虚，动则为悸，故脱也。

---

① 经：据本卷阴痛及阴冷诸候文例，"经"应为"络"之误。

中华医典 第四辑

一百十八、阴冷候

胞络劳伤，子脏虚损，风冷客之，冷乘于阴，故令冷也。

一百十九、阴中生息肉候

此由胞络虚损，冷热不调，风邪客之，邪气乘于阴，搏于血气，变而生息肉也。其状如鼠乳。

一百二十、癀候

此或因带下，或举重，或因产时用力，损于胞门，损于子脏，肠下乘而成癀。

一百二十一、痔病候

痔病，由劳伤经络，而血流渗之所成也。而有五种：肛边生疮，如鼠乳出在外，时出浓血者，牡痔也；肛边肿，生疮而出血者，牝痔也；肛边生疮，痒而复痛者，为血脉痔也；肛边肿核痛，发寒热而出血者，肠痔也；因便而清血出者，血痔也。

一百二十二、寸白候

寸白，是九虫内之一虫也。凡九虫在人腹内，居肠胃之间，腑脏气实，则虫不动，不为人害；虚者，虫便发动滋长，乃至毙人。

又云：饮白酒，以桑枝贯牛肉①，食生栗、生鱼，仍饮乳酪，能变生寸白者也。

---

① 以桑枝贯牛肉：本书卷十八《寸白虫候》于此句后有"炙食"二字。

一百二十三、阴臭候

阴臭，由子脏有寒，寒搏于津液，蕴积，气冲于阴，故变臭也。

一百二十四、尿血候

血性得寒则凝，得热则流散。若劳伤经络，其血虚，热渗入胞，故尿血也。

一百二十五、大便血候

劳伤经脉则生热，热乘于血，血得热则流散，渗入于大肠，故大便血也。

一百二十六、失精候

肾与膀胱合，而肾藏精。若劳动膀胱，伤损肾气，则表里俱虚，不收制于精，故失精也。

一百二十七、乳肿候

足阳明之经，胃之脉也，其直者，从缺盆下于乳。因劳动则足腠理虚①，受风邪，入于荣卫，荣卫否涩，血气不流，热结于乳，故令乳肿。其结肿不散，则成痈。

一百二十八、妒乳候

此由新产后，儿未能饮之，及饮不泄，或断儿乳，捻其乳汁不尽，皆令乳汁蓄积，与血气相搏，即壮热、大渴引饮，牢强掣痛，手不得近是也。

---

① 足:《太平圣惠方》卷七十一《治妇人乳肿诸方》作"肤"。

初觉便以手助捻去其汁，并令傍人助嘣引之，不尔，成疮有脓。其热势盛，则成痈。

一百二十九、乳痈候

肿结皮薄以泽，是痈也。足阳明之经脉，有从缺盆下于乳者，劳伤血气，其脉虚，腠理虚，寒客于经络，寒搏于血，则血涩不通。其气又归之①，气积不散，故结聚成痈。痈气不宣，与血相搏，则生热。热盛乘于血，血化成脓。亦有因乳汁蓄结，与血相搏，蕴积生热，结聚而成乳痈者。

年四十已还，治之多愈；年五十已上，慎，不当治之，多死，不治，自当终年。又，怀娠发乳痈肿及体结痈，此无害也。盖怀胎之痈，病起阳明，阳明胃之脉也，主肌肉，不伤脏，故无害。

诊其右手关上脉，沉则为阴，虚者则病乳痈。乳痈久不瘥，因变为瘘。

《养生方》云：热食汗出，露乳伤风，喜发乳肿，名吹乳，因喜作痈。

一百三十、发乳溃后候

此谓痈疽发于乳，脓溃之后，或虚惙，或疼痛，或渴也。凡发乳溃后，出脓血多，则腑脏虚燥，则渴而引饮。饮入肠胃，肠胃虚，则变下利也。

一百三十一、乳疮候

此谓肤腠理虚，有风湿之气乘虚客之，与血气相搏，而热加之，则生疮也。

一百三十二、疽发乳候

肿而皮强，上如牛领之皮，谓之疽也。足阳明之脉，有从缺盆下于乳者，其脉虚则腠理开，寒气客之，寒搏于血，则血涩不通，故结肿。而气又归之，热气洪盛，故成疽也。热久不散，则肉败为脓也。

① 气：原作"血"，据《太平圣惠方》卷七十一《治妇人乳痈诸方》改。

一百三十三、乳结核候

足阳明之经脉，有从缺盆下于乳者，其经虚，风冷乘之，冷折于血，则结肿。夫肿热则变败血为脓，冷则核不消。又重疲劳，动气而生热，亦然烊。

其汤熨针石，别有正方，补养宣导，今附于后。

《养生方导引法》云：踑踞，以两手从曲脚内入，据地，曲脚加其上，举尻。其可用行气，愈瘰疬、乳痛。交两脚，以两手从曲脚任捘，举十二通，愈瘰疬、乳痛也。

一百三十四、石痈候①

石痈之状，微强不甚大，不赤，微痛热，热自歇，是足阳明之脉，有下于乳者，其经虚，为风寒气客之，则血涩结成痈肿。而寒多热少者，则无大热，但结核如石，谓之石痈。

一百三十五、发背候

五脏不调则致疽，疽者，肿结皮强，如牛领之皮。六腑不和则致痈，痈者，肿结薄以泽是也。腑与脏为表里，其经脉循行于身，俞皆在背。腑脏不调和，而腠理开，受于风寒，折于血，则结聚成肿。深则为疽，浅乃为痈。随寒所客之处，血则否涩不通，热又加之，故成痈疽发背也。

一百三十六、改訾候

此为肉痈发于胁②，名为改訾。由邪气聚在下管，与经络血气相搏所生也。至其变败，状如痈疽。

---

① 石痈候：本书底本目录作"乳石痈候"。
② 肉：元本作"内"。

一百三十七、发乳后渴候

此谓发乳脓溃之后，血气虚竭，腑脏焦燥，故令渴也。渴引饮不止，饮入肠胃，则变为下利也。

一百三十八、发乳下利候

此谓发乳而肠胃虚，受冷则下利也。大肠为金，水谷之道；胃为土，水谷之海也。金土子母，而足阳明为胃之经，其脉有从缺盆下于乳者。因劳伤，其脉虚而受风寒，风寒搏血，气血否涩不通，故结痈肿。肿结皮薄以泽者，为痈。而风气乘虚入胃，则水谷糟粕变败不结聚，肠虚则泄为利。金土子母俱虚，故发乳而复利也。又，发乳渴引饮多，亦变利也。

一百三十九、发乳久不瘥候

此谓发乳痈而有冷气乘之，故痈疽结，经久不消不溃，而为冷所客，则脓汁出不尽，而久不瘥。

一百四十、发乳余核不消候

此谓发乳之后，余热未尽，而有冷气乘之，故余核不消。复遇热，蕴积为脓。亦有淋沥不瘥，而变为瘘也。

一百四十一、发乳瘘候

此谓因发痈疮，而脓汁未尽。其疮暴瘥，则恶汁内食。后更发，则成瘘者也。

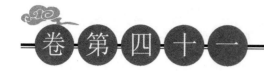

·妇人妊娠病诸候上·

凡二十论

一、妊娠候

经云：阴搏阳别，谓之有子。此是气血和调，阳施阴化也。

诊其手少阴脉动甚者，妊子也。少阴，心脉也，心主血脉。又，肾名胞门、子户。尺中，肾脉也，尺中之脉，按之不绝者，妊娠脉也。三部脉沉浮正等①，按之无断绝者，有娠也。

又，左手沉实为男，右手浮大为女。左右俱沉实，生二男；左右俱浮大，生二女。又，尺脉左偏大为男，右偏大为女；左右俱大，产二子。又，左右手尺脉俱浮，为产二男，不尔，女作男生；俱沉，为产二女，不尔，男作女生。又，左手尺中脉浮大者男，右手尺脉沉细者女。又，得太阴脉为男，得太阳脉为女。太阴脉沉，太阳脉浮。

欲知男女，遣面南行，还复呼之，左回首是男，右回首是女。又，看上圊时，夫从后急呼之，左回首是男，右回首是女。妇人妊娠，其夫左边乳房有核是男，右边乳房有核是女。

妊娠一月，名曰始形，饮食精熟，酸美受御，宜食大麦，无食腥辛之

---

① 脉：原无，据《脉经》卷九第九、《千金要方》卷二第二补。

中华医典 第四辑

物，是谓才贞①。足厥阴养之。足厥阴者，肝之脉也。肝主血，一月之时，血流涩，始不出，故足厥阴养之。足厥阴穴，在足大指歧间白肉际是。

妊娠二月，名曰始膏。无食腥辛之物，居必静处，男子勿劳，百节皆痛，是谓始藏也②。足少阳养之。足少阳者，胆之脉也，主于精。二月之时，儿精成于胞里，故足少阳养之。足少阳穴，在足小指间本节后附骨上一寸陷中者是。

妊娠三月，始胎。当此之时，血不流，形像始化，未有定仪，见物而变。欲令见贵盛公王，好人端正庄严，不欲令见伛偻侏儒，丑恶形人，及猿猴之类。无食姜兔，无怀刀绳。欲得男者，操弓矢，射雄鸡，乘肥马于田野，观虎豹及走犬。其欲得女者，则著簪珂环佩，弄珠玑。欲令子美好端正者，数视白璧美玉，看孔雀，食鲤鱼；欲令儿多智有力，则啖牛心，食大麦；欲令子贤良盛德，则端心正坐，清虚和一，坐无邪席，立无偏倚，行无邪径，目无邪视，耳无邪听，口无邪言，心无邪念，无妄喜怒，无得思虑，食无到裔③，无邪卧，无横足，思欲果瓜，啖味酸菹，好芬芳，恶见秽臭。是谓外象而变者也，手心主养之。手心主者，脉中精神，内属于心，能混神，故手心主养之。手心主穴，在掌后横文是。

诊其妊娠脉滑疾，重以手按之散者，胎已三月也。

妊娠四月之时，始受水精，以成血脉。其食宜稻粳，其羹宜鱼雁，是谓盛荣，以通耳目，而行经络。洗浴远避寒暑，是手少阳养之。手少阳者，三焦之脉也，内属于腑。四月之时，儿六腑顺成，故手少阳养之。手少阳穴，在手小指间本节后二寸是也。

诊其妊娠四月，欲知男女，左脉疾为男，右脉疾为女，左右俱疾，为生二子。当此之时，慎勿泻之，必致产后之殃。何谓也？是手少阳三焦之脉，内属于三焦，静形体，和心志，节饮食。

妊娠五月，始受火精，以成其气，卧必晏起，洗浣衣服，深其屋室，厚其衣裳，朝吸天光，以避寒殃。其食宜稻麦，其羹宜牛羊，和以茱萸，调以五味，是谓养气，以定五脏者也。一本云：宜食鱼鳖。足太阴养之。足太阴，脾之脉，主四季。五月之时，儿四肢皆成，故足太阴养之。足太阴穴，

---

①　贞：《千金要方》卷二第三引《徐之才逐月养胎方》作"正"。

②　始藏：《千金要方》卷二第三引《徐之才逐月养胎方》作"胎始结"。

③　到：据上下文例，疑为"邪"之误。《太平圣惠方》卷七十六《妊娠逐月十二经脉养胎将息慎护法》即为"邪"。

在足内踝上三寸也。

诊其妊娠脉，重手按之不散，但疾不滑者，五月也。又，其脉数者，必向坏；脉紧者，必胞阻；脉迟者，必腹满喘；脉浮者，必水坏为肿。

妊娠六月，始受金精，以成其筋。身欲微劳，无得静处，出游于野，数观走犬，及视走马，宜食鸷鸟猛兽之肉，是谓变腠膂筋，以养其爪，以牢其背膂。足阳明养之。足阳明者，胃之脉，主其口目。六月之时，儿口目皆成，故足阳明养之。足阳明穴，在太冲上二寸是也。

妊娠七月，始受木精，以成骨。劳躬摇肢，无使定止，动作屈伸①，居处必燥，饮食避寒，常宜食稻粳，以密腠理，是谓养骨牢齿者也。手太阴养之。手太阴者，肺脉，主皮毛。七月之时，儿皮毛已成，故手太阴养之。手太阴穴，在手大指本节后，白肉际陷中是。

诊其妊娠七月脉，实大牢强者生，沉细者死。怀躯七月，而不可知，时时䐴而转筋者，此为躯䐴；时嚏而动者，非躯也。怀躯七月，暴下斗余水，其胎必倚而堕，此非时孤浆预下故也。

妊娠八月，始受土精，以成肤革。和心静息，无使气极，是谓密腠理而光泽颜色。手阳明养之。手阳明者，大肠脉，大肠主九窍。八月之时，儿九窍皆成，故手阳明养之。手阳明穴，在大指本节后宛宛中是。

诊其妊娠八月脉，实大牢强弦紧者生，沉细者死。

妊娠九月，始受石精，以成皮毛，六腑百节，莫不毕备。饮醴食甘，缓带自持而待之，是谓养毛发，多才力。足少阴养之。足少阴者，肾之脉，肾主续缕。九月之时，儿脉续缕皆成，故足少阴养之。足少阴穴，在足内踝后微近下前动脉是也。

妊娠十月，五脏俱备，六腑齐通，纳天地气于丹田，故使关节人神咸备，然可预修滑胎方法也。

二、妊娠恶阻候

恶阻病者，心中愦闷，头眩，四肢烦疼，懈惰不欲执作，恶闻食气，欲啖咸酸果实，多睡少起，世云恶食，又云恶字是也。乃至三四月日以上，大剧者，不能自胜举也。此由妇人元本虚羸，血气不足，肾气又弱，兼当风饮

---

① 动作屈伸:《千金要方》卷二第三作"动作屈伸，以运血气"。

中华医典 第四辑

冷太过，心下有痰水挟之，而有娠也。经血既闭，水渍于脏①，脏气不宣通，故心烦愦闷，气逆而呕吐也。血脉不通，经络否涩，则四肢沉重。挟风则头目眩。故欲有胎，而病恶阻。所谓欲有胎者，其人月水尚来，而颜色皮肤如常，但苦沉重愦闷，不欲食饮，又不知其患所在，脉理顺时平和，即是欲有胎也。如此经二月日后，便觉不通，则结胎也。

三、妊娠转女为男候

阴阳和调，二气相感，阳施阴化，是以有娠。而三阴所会，则多生女。但妊娠二月，名曰始藏，精气成于胞里。至于三月，名曰始胎，血脉不流，象形而变，未有定仪，见物而化，是时男女未分，故未满三月者，可服药方术转之，令生男也。

四、妊娠养胎候

妊娠之人，有宿挟痾疹，因而有娠，或有娠之时，节适乖理，致生疾病，并令腑脏衰损，气力虚羸，令胎不长。故须服药去其疾病，益其气血，以扶养胎也。

五、妊娠禁忌候

妊娠男女未分之时，未有定仪，见物而化，故须端正庄严，清静和平②，无倾视，无邪听。儿在胎，日月未满，阴阳未备，腑脏骨节，皆未成足，故自初讫于将产，饮食居处，皆有禁忌。

六、妊娠胎间水气子满体肿候

胎间水气，子满体肿者，此由脾胃虚弱，腑脏之间有停水，而挟以妊娠故也。妊娠之人，经血壅闭，以养于胎。若挟有水气，则水血相搏，水渍于

---

① 渍：元本作"溃"，误。
② 平：元本作"一"。

胎，兼伤腑脏。脾胃主身之肌肉，故气虚弱，肌肉则虚，水气流溢于肌，故令体肿。水渍于胞，则令胎坏。

　　然妊娠临将产之月而脚微肿者，其产易。所以尔者，胞藏水血俱多，故令易产，而水乘于外，故微肿，但须将产之月耳。若初妊而肿者，是水气过多，儿未成具，故坏胎也。

　　怀胎脉浮者①，必腹满而喘。怀娠为水肿。

七、妊娠漏胞候

　　漏胞者，谓妊娠数月而经水时下。此由冲脉、任脉虚，不能约制太阳、少阴之经血故也。冲任之脉，为经脉之海，皆起于胞内。手太阳，小肠脉也；手少阴，心脉也。是二经为表里，上为乳汁，下为月水。有娠之人，经水所以断者，壅之以养胎，而蓄之为乳汁。冲任气虚，则胞内泄漏，不能制其经血，故月水时下，亦名胞阻。漏血尽，则人毙也。

八、妊娠胎动候

　　胎动不安者，多因劳役气力，或触冒冷热，或饮食不适，或居处失宜。轻者止转动不安，重者便致伤堕。若其母有疾以动胎，治母则胎安；若其胎有不牢固，致动以病母者，治胎则母瘥。若伤动甚者，候其母，面赤舌青者，儿死母活；母唇口青，口两边沫出者，母子俱死；母面青舌赤，口中沫出，母死子活。

九、妊娠僵仆胎上抢心下血候

　　此谓行动倒仆，或从高堕下，伤损胞络，致血下动胎，而血伤气逆者，胎随气上抢心。其死生之候，其母舌青者，儿死母活；唇口无沫，儿生；唇青沫出者，母子俱死；唇口青舌赤者，母死儿活。若下血不住，胞燥胎枯，则令胎死。

---

① 怀：原作"坏"，据元本改。下同。

中华医典　第四辑

十、妊娠胎死腹中候

此或因惊动倒仆，或染温疫、伤寒，邪毒入于胞脏，致令胎死。其候，当胎处冷，为胎已死也。

十一、妊娠腹痛候

腹痛，皆由风邪入于腑脏，与血气相击搏所为。妊娠之人，或宿挟冷疹，或新触风邪，疠结而痛。其腹痛不已，邪正相干，血气相乱，致伤损胞络，则令动胎也。

十二、妊娠心痛候

夫心痛，多是风邪痰饮，乘心之经络，邪气搏于正气，交结而痛也。若伤心正经而痛者，为真心痛。心为神，统领诸脏，不可受邪。邪若伤之，朝发夕死，夕发朝死。若伤心支别络而痛者，则乍间乍盛，休作有时。妊娠之人，感其病者，痛不已，气乘胞络，伤损子脏，则令动胎。凡胎动，则胎转移不安，不安而动于血者，则血下也。

十三、妊娠心腹痛候

妊娠心腹痛者，或由腹内宿有冷疹，或新触风寒，皆因脏虚而致发动。邪正相击，而并于气，随气下上，上冲于心则心痛，下攻于腹则腹痛，故令心腹痛也。妊娠而病之者，正邪二气交击于内。若不时瘥者，其痛冲击胞络，必致动胎，甚则伤堕。

十四、妊娠腰痛候

肾主腰脚，因劳损伤动，其经虚，则风冷乘之，故腰痛。妇人肾以系胞，妊娠而腰痛甚者，多堕胎也。

十五、妊娠腰腹痛候

肾主腰脚，其经虚，风冷客之，则腰痛；冷气乘虚入腹，则腹痛。故令腰腹相引而痛不止，多动胎，腰痛甚者，则胎堕也。

十六、妊娠小腹痛候

妊娠小腹痛者，由胞络宿有冷，而妊娠血不通，冷血相搏，故痛也。痛甚亦令动胎也。

十七、妊娠卒下血候

此谓卒有损动，或冷热不调和，致伤于胎，故卒痛。下血不止者，堕胎也。

十八、妊娠吐血候

吐血，皆由腑脏伤所为。忧思惊怒，皆伤脏腑，气逆故吐血。吐血而心闷胸满，未欲止，心闷甚者死。妊娠病之，多堕胎也。

十九、妊娠尿血候

尿血，由劳伤经络而有热，热乘于血，血得热流溢，渗入于胞，故尿血也。

二十、妊娠数堕胎候

阳施阴化，故得有胎。荣卫和调，则经养周足，故胎得安，而能成长。若血气虚损者，子脏为风冷所居，则血气不足，故不能养胎，所以致胎数堕。候其妊娠而恒腰痛者，喜堕胎也。

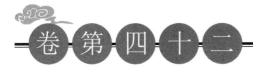

· 妇人妊娠病诸候下 ·

凡四十一论

二十一、妊娠伤寒候

冬时严寒，人体虚而为寒所伤，即成病为伤寒也。轻者啬啬恶寒，噏噏发热，微咳鼻塞，数日乃止；重者头痛体疼，增寒壮热。久不歇，亦伤胎也。

二十二、妊娠伤寒后复候

冬时严寒，人体虚，触冒之得病，名伤寒。其状，头痛，体疼，壮热。瘥后体虚，尚未平复，或起早，或饮食过度，病更如初，故谓之复也。

二十三、妊娠时气候

四时之间，忽有非节之气，如春时应暖而反寒，夏时应热而反冷，秋时应凉而反热，冬时应寒而反温，非其节而有其气。一气之至，无人不伤，长少虽殊，病皆相似者，多挟于毒。言此时普行此气，故云时气也。妊娠遇之，重者伤胎也。

二十四、妊娠温病候

冬时严寒，人有触冒之，寒气伏藏肌骨，未即病，至春而发，谓之温也。亦壮热，大体与伤寒相似。又，冬时应寒而反温，温气伤人即病，亦令壮热，谓之温病。妊娠遇此病，热搏于胎，皆损胎也。

二十五、妊娠热病候

冬时严寒，触冒伤之，藏于肌骨，夏至乃发，壮热，又为暑病。暑病，即热病也。此寒气蕴积，发即有毒。妊娠遇之，多致堕胎也。

二十六、妊娠寒热候

妊娠寒热病者，犹是时气之病也。此病起于血气虚损，风邪乘之，致阴阳并隔。阳胜则热，阴胜则寒，阴阳相乘，二气交争，故寒热。其妊娠而感此病者，热甚则伤胎也。

二十七、妊娠疟候①

夫疟者，由夏伤于暑，客于皮肤，至秋因劳动血气，腠理虚而风邪乘之，动前暑热，正邪相击，阴阳交争。阳盛则热，阴盛则寒，阴阳更虚更盛，故发寒热。阴阳相离，寒热俱歇。若邪动气至，交争则复发，故疟休作有时。

其发时节渐晏者，此由风邪客于风府，循膂而下，卫气一日一夜常大会于风府，其明日日下一节，故其作发日晏。其发日早者，卫气之行风府，日下一节，二十一日下至尾骶，二十二日入脊内，上注于伏冲之脉，其行九日，出于缺盆之内，其气既上，故其病发更早。

其间日发者，由风邪内薄五脏，横连募原，其道远，其气深，其行迟，不能日作，故间日蓄积乃发。

---

① 妊娠疟候：原作"妊娠寒疟候"，据本书底本目录改。

妊娠而发者，寒热之气迫伤于胎，多致损动也。

二十八、妊娠下利候

春伤于风，邪气留连，遇肠胃虚弱，风邪因而伤之，肠虚则泄，故为下利，然此水谷利也。

二十九、妊娠滞利候

冷热不调，肠虚者，冷热之气客于其间。热气乘之则赤，冷气乘之则白，冷热相交连滞，故赤白如鱼脑鼻涕相杂，为滞利也。

三十、妊娠胸胁支满候

妊娠经血不通，上为乳汁，兼以养胎。若宿有停饮者，则血饮相搏，又因冷热不调，动于血饮，血饮乘气逆上，抢于胸胁，胸胁胀满，而气小喘，谓之支满。

三十一、妊娠痰候

水饮停积，结聚为痰，人皆有之。少者不能为害，若多则成病，妨害饮食，乃至呕吐。妊娠病之，若呕吐甚者，伤胎也。

三十二、妊娠子烦候

脏虚而热，气乘于心，则令心烦；停痰积饮，在于心胸，其冷冲心者，亦令烦也。若虚热而烦者，但烦热而已；若有痰热而烦者，则呕吐涎沫。妊娠之人，既血饮停积，或虚热相搏，故亦烦。以其妊娠而烦，故谓之子烦也。

三十三、妊娠霍乱候

阴阳清浊相干，谓之气乱。气乱于肠胃之间，为霍乱也。但饮食过度，冒触风冷，使阴阳不和，致清浊相干，肠胃虚者受之，故霍乱也。先心痛则先吐，先腹痛则先利，心腹俱痛，吐利并发。

有头痛体疼，发热而吐利者，亦为霍乱。所以然者，挟风而有实故也。风折血气，皮肤闭密，血气不得宣，故令壮热；风邪乘其经脉，气上冲于头，则头痛；风气入于肠胃，肠虚则泄利，胃逆则呕吐，故吐利也。吐利甚则烦，腑脏虚故也。又，手足逆冷①，阴阳气暴竭②，谓之四逆也。妊娠而病之，吐利甚者，则伤损胎也。

三十四、妊娠中恶候

人有忽然心腹刺痛，闷乱欲死，谓之中恶。言恶邪之气中伤于人也。所以然者，人之血气自养，而精神为主，若血气不和，则精神衰弱，故厉毒鬼气得中之。妊娠病之，亦致损胎也。

三十五、妊娠腹满候

妊娠腹满者，由腹内宿有寒冷停饮，挟以妊娠，重因触冷，则冷饮发动，邪气相干③，故令腹满也。

三十六、妊娠咳嗽候

肺感于微寒，寒伤于肺，则成咳嗽。所以然者，肺主气，候皮毛，寒之伤人，先客皮毛，故肺受之。又，五脏六腑，俱受气于肺，以四时更王。五脏六腑亦皆有咳嗽，各以其时感于寒，而为咳嗽也。秋则肺受之，冬则肾受之，春则肝受之，夏则心受之，其诸脏咳嗽不已，各传于腑。妊娠而病之

---

① 冷：原无，据元本补。
② 阴：元本无此字。
③ 邪：元本作"燠"。

中华医典 第四辑

者，久不已，伤于胎也。

三十七、妊娠胸痹候

胸痹者，由寒气客于脏腑，上冲胸心，愊愊如满，噎塞，习习而痹痛，胸中栗栗然，饮食不下，谓之胸痹也。而脾胃渐弱，乃至毙人。妊娠而病之，非直妊妇为患，亦伤损于胎也。

三十八、妊娠咽喉身体著毒肿候

毒肿者，是风邪厉毒之气，客人肌肉，搏于血气，积聚所成。然邪毒伤人，无有定处，随经络虚处而留止之，故或著身体，或著咽喉。但毒之所停，血则否涩，血气与邪相搏，故成肿也。其毒发于身体，犹为小缓；若著咽喉最急，便肿塞痹痛，乃至水浆不通。毒入攻心，心烦闷。妊娠者，尤宜急救，不尔，子母俱伤也。

三十九、妊娠中蛊毒候

蛊毒者，人有以蛇、蝘、蜣螂诸虫，合著一处，令其自相残食。余一个在者，名之为蛊。诸山县人多作而敬事之，因饮食裹以毒毙人①。又，或吐血利血，是食人腑脏则死。又云有缓急，缓者延引日月，急者止在旦夕。以法术知其主，呼之蛊去乃瘥。平人遇之尚死，况妊娠者，故子母俱伤也。

四十、妊娠飞尸入腹候

飞尸者，是五尸中一尸也。其游走皮肤，贯穿脏腑，每发刺痛，变作无常，为飞尸也。妊娠病之者，亦损胎也。

---

① 裹：元本作"里"。

四十一、妊娠患子淋候

淋者，肾虚膀胱热也。肾虚不能制水，则小便数也。膀胱热则水行涩，涩而且数，淋沥不宣。妊娠之人，胞系于肾，肾患虚热成淋，故谓子淋也。

四十二、妊娠大小便不通候

人有腑脏气实，而生于热者，随停积之处成病。若热结大肠，大便不通；热结小肠，小便不通；若大小肠俱为热所结，故烦满，大小便不通也。凡大小便不通，则内热，肠胃气逆，令变干呕也[①]。

四十三、妊娠大便不通候[②]

三焦五脏不调和，冷热否结，津液竭燥，肠胃否涩，蕴积结于肠间，则大便不通，令腹否满烦热[③]，甚者变干呕。所以然者，胃内热气逆也。

四十四、妊娠大小便不利候

冷热之气不调，乘于大小肠，则谓之为游气，壅否而生热，或热病，热入大小肠，并令大小便不利也。凡大小便不利，则心胁满，食不下，而烦躁不安也。

四十五、妊娠小便利候

小便利者，肾虚胞冷，不能温制于小便，故小便利也。

---

① 令：元本作"今"。
② 大便不通：原作"大便秘不通"，据本书底本目录改。
③ 腹：元本作"肠"。

四十六、妊娠小便数候

肾与膀胱合，俱主水，肾气通于阴。肾虚而生热，则小便涩，虚则小便数，虚热相搏，虽数起而不宣快也。

四十七、妊娠小便不利候

肾与膀胱合，俱主水，水行入胞为小便。脏腑有热，热入于胞，故令小便不利也。

四十八、妊娠小便不通候

小肠有热，热入于胞，内热结甚者，故小便不通，则心胁小肠俱满①，气喘急也。

四十九、妊娠惊胎候

惊胎者，见怀妊月将满，或将产，其胎神识已具，外有劳伤损动，而胎在内惊动也。

五十、妊娠中风候

四时八方之气为风，常以冬至之日候之。风从其乡来者，长养万物；若不从乡来者，为虚风，贼于人，人体虚者则中之。五脏六腑，俞皆在背，脏腑虚，风邪皆从其俞入，人中之，随腑脏所感而发也。

心中风，但偃卧，不得倾侧②，汗出。唇赤汗流者，可治，急灸心俞百壮。若唇或青或白，或黄或黑，此是心坏为水，面目亭亭，时悚动者，皆不可治，五六日而死。

---

① 小肠：宋本缺此二字。
② 倾：宋本无。

若肝中风，但踞坐，不得低头，若绕两目连额上①，色微有青，唇青面黄，可治，急灸肝俞百壮。若大青黑，面一黄一白者，是肝已伤，不可治，数日而死。

若脾中风，踞而腹满，身通黄，吐咸汁出者②，可治，急灸脾俞百壮。若手足青者，不可治。

若肾中风，踞而腰痛，视胁左右，未有黄如饼糍大者③，可治，急灸肾俞百壮。若齿黄赤，鬓发直，面土色者，不可治也。

若肺中风，偃卧而胸满短气，冒闷汗出，视目下、鼻上下两边，下行至口，色白，可治，急灸肺俞百壮。若色黄，为肺已伤，化为血，不可治，其人当妄，掇空，或自拈衣，如此数日而死。妊娠而中风，非止妊妇为病，甚者损胎也。

五十一、妊娠痉候

体虚受风，而伤太阳之经，停滞经络，后复遇寒湿相搏，发则口噤背强，名之为痉。妊娠而发者，闷冒不识人，须臾醒，醒复发，亦是风伤太阳之经作痉也。亦名子痫，亦名子冒也。

五十二、妊娠鬼胎候

夫人腑脏调和，则血气充实，风邪鬼魅，不能干之。若荣卫虚损，则精神衰弱，妖魅鬼精，得入于脏，状如怀娠，故曰鬼胎也。

五十三、妊娠两胎一生一死候

阳施阴化，精盛有余者，则成两胎。胎之在胞，以血气资养。若寒温节适，虚实调和，气血强盛，则胎无伤夭；若冷热失宜，气血损弱，则胎翳燥不育。其两胎而一死者，是血遇于寒，其经养不周④，故偏夭死也。候其胎

---

① 上：原无，据本书卷三十七《中风候》及卷四十三《产后中风候》补。
② 吐咸汁出者：本书卷三十七《中风候》作"吐咸水，汗出者"。
③ 黄：本书卷三十七《中风候》及卷四十三《产后中风候》作"黄色"。
④ 其经养不周：元本作"挟经养不调"，宋本少"经"字。

上冷，是胎已死也。

五十四、妊娠胎痿燥候

胎之在胞，血气资养。若血气虚损，胞脏冷者，胎则翳燥，委伏不长。其状，儿在胎都不转动，日月虽满，亦不能生，是其候也。而胎在内痿燥，其胎多死。

五十五、妊娠过年久不产候

过年不产，由挟寒冷宿血在胞而有胎，则冷血相搏，令胎不长，产不以时。若其胎在胞，日月虽多，其胎翳小，转动劳羸，是挟于病，必过时乃产。

五十六、妊娠堕胎后血出不止候

堕胎损经脉，损经脉，故血不止也。泻血多者，便致烦闷，乃至死也。

五十七、妊娠堕胎后血不出候

此由宿有风冷，因堕胎，血冷相搏，气虚逆上者，则血结不出也。其血逆上抢心，则亦烦闷，甚者致死。

五十八、妊娠堕胎衣不出候

此由堕胎初下，妇人力羸，不能更用气产胞，便遇冷，冷则血涩，故胞衣不出也。若胞上掩心，烦闷，乃至于死也。

五十九、妊娠堕胎后腹痛虚乏候

此由堕胎之时，血下过少，后余血不尽，将摄未复，而劳伤气力，触冒风冷，风冷搏于血气，故令腹痛。劳伤血气不复则虚乏。而余血不尽，结搏于内，多变成血瘕，亦令月水不通也。

六十、妊娠堕胎后著风候

堕胎后荣卫损伤，腠理虚疏，未得平复，若起早当风取凉，即著于风。初止羸弱，或饮食减少，气力不即平复。若风挟冷入腹内搏于血，结成刺痛。若入肠胃，亦下利。入经络，或痹或疼痛。若入太阳之经，则腰背强直成痉，或角弓反张，或口㖞僻，或缓弱不随，或一边挛急。各随所伤处而成病也。

六十一、妊娠欲去胎候

此谓妊娠之人羸瘦，或挟疾病，既不能养胎，兼害妊妇，故去之。

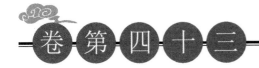

卷第四十三

·妇人将产病诸候·

凡三论

一、产法

人处三才之间，禀五行之气，阳施阴化，故令有子。然五行虽复相生，而刚柔刑杀，互相害克。至于将产，则有日游、反支禁忌。若犯触之，或横致诸病。故产时坐卧产处，须顺四时五行之气，故谓之产法也。

二、产防运法

防运者，诸临产若触犯日游、反支诸所禁忌，则令血气不调理，而致运也。其运之状，心烦闷，气欲绝是也，故须预以法术防之。

三、胞衣不出候

有产儿下，苦胞衣不落者，世谓之息胞。由产妇初时用力，比产儿出而体已疲顿，不能更用气产胞，经停之间，外冷乘之，则血道否涩，故胞久不出。弥须急以方药救治，不尔，害于儿。所以尔者，胞系连儿脐，胞不出，则不得以时断脐浴洗，冷气伤儿，则成病也。

旧方胞衣久不出，恐损儿者，依法截脐，而以物系其带一头。亦有产而看产人不用意慎护，而挽牵甚，胞系断者，其胞上掩心，则毙人也。纵令不死，久则成病也。

·妇人难产病诸候·

凡七论

一、产难候

产难者，或先因漏胎，去血脏燥，或子脏宿挟疹病，或触禁忌，或始觉腹痛，产时未到，便即惊动，秽露早下，致子道干涩，产妇力疲，皆令难也。

候其产妇，舌青者，儿死母活；唇青口青，口两边沫出者，子母俱死；面青舌赤，沫出者，母死子活。故将产坐卧产处，须顺四时方面，并避五行禁忌；若有犯触，多令产难。

产妇腹痛而腰不痛者①，未产也；若腹痛连腰甚者，即产。所以然者，肾候于腰，胞系于肾故也。

诊其尺脉，转急如切绳转珠者，即产也。

二、横产候

横产由初觉腹痛，产时未至，惊动伤早，儿转未竟，便用力产之，故令横也。或触犯禁忌所为。将产坐卧产处，须顺四时方面，并避五行禁忌；若触犯，多致灾祸也。

---

① 产妇：元本作"产难"。

三、逆产候

逆产者，初觉腹痛，产时未至，惊动伤早，儿转未竟，便用力产之，则令逆也。或触犯禁忌。故产处及坐卧，须顺四时方面，并避五行禁忌；若触犯，多致灾祸也。

《养生方》云：妊娠，大小便勿至非常之去处，必逆产杀人也。

四、产子上逼心候

妊娠将养得所，则气血调和，故儿在胎则安，当产亦易。若节适失宜，则血气乖理，儿在胎则驱动，至产育亦难。产而子上迫于心者，由产难用力，胎动气逆，胎上冲迫于心也。凡胎上迫于心，则暴闷绝，胎下乃苏，甚者至死。凡产处及坐卧，须顺四时方面，并避五行禁忌，若有触犯，多致灾祸也。

五、产子但趁后孔候

产子但趁后孔者，内坐卧未安①，匆遽强嗄，气暴冲击，故儿失其道。妇人产有坐有卧，若坐产者，须正坐，傍人扶抱肋腰持捉之，勿使倾斜，故儿得顺其理。卧产者，亦待卧定，背平著席，体不伛曲，则儿不失其道。若坐卧未安，身体斜曲，儿身转动②，匆遽强嗄，气暴冲击，则令儿趁后孔，或横或逆，皆由产时匆遽，或触犯禁忌，坐卧不安。审所为，故产坐卧须平正，顺四时方面，避五行禁忌，若有触犯，多致灾祸也。

六、产已死而子不出候

产妇已死，而子不出，或触犯禁忌，或产时未到，惊动伤早，或傍看产人抱腰持捉失理，皆令产难，而致胎上掩心，闷绝故死也。候其妇将困乏

---

① 内：疑为"由"字之误。
② 身：《太平圣惠方》卷七十七《治产难诸方》作"正"。

际，面青舌赤，口沫出者，则母死儿活也。故产处坐卧，须顺四时方面，避五行禁忌；若有触犯，多招灾祸也。

七、产难子死腹中候

产难子死腹中者，多因惊动过早，或触犯禁忌，致令产难。产难则秽沃下，产时未到，秽露已尽，而胎枯燥，故子死腹中。候其产妇舌青黑，及胎上冷者，子已死也。故产处坐卧，须顺四时方面，避五行禁忌；若有触犯，多招灾祸也。

·妇人产后病诸候上·

凡三十论

一、产后血运闷候

运闷之状，心烦气欲绝是也。亦有去血过多，亦有下血极少，皆令运。若产去血过多，血虚气极，如此而运闷者，但烦闷而已。若下血过少，而气逆者，则血随气上掩于心，亦令运闷，则烦闷而心满急。二者为异。亦当候其产妇血下多少，则知其产后应运与不运也。然烦闷不止，则毙人。凡产时当向坐卧，若触犯禁忌，多令运闷，故血下或多或少。是以产处及坐卧，须顺四时方面，避五行禁忌；若有触犯，多招灾祸也。

二、产后血露不尽候

凡妊娠当风取凉，则胞络有冷，至于产时，其血下必少。或新产而取风凉，皆令风冷搏于血，致使血不宣消，蓄积在内，则有时血露淋沥下不尽。

中华医典　第四辑

三、产后恶露不尽腹痛候

妊娠取风冷过度，胞络有冷，比产血下则少。或新产血露未尽，而取风凉，皆令风冷搏于血，血则壅滞不宣消，蓄积在内，内有冷气，共相搏击，故令痛也，甚者则变成血瘕，亦令月水不通也。

四、产后血上抢心痛候

产后气虚挟宿寒，寒搏于血，血则凝结不消，气逆上者，则血随上抢，冲击而心痛也。凡产，余血不尽，得冷则结，与气相搏则痛。因重遇于寒，血结弥甚，变成血瘕，亦令月水否涩不通。

五、半产候

半产，谓妊娠儿骨节腑脏渐具，而日月未足便产也。多因劳役惊动所致，或触犯禁忌亦然也。

六、产后血瘕痛候

新产后，有血气相击而痛者，谓之瘕痛。瘕之言假也，谓其痛浮假无定处也。此由宿有风冷，血气不治，至产血下少，故致此病也。不急治，多成积结，妨害月水，轻则否涩，重则不通。

七、产后风虚肿候

夫产伤血劳气，腠理则虚，为风邪所乘。邪搏于气，不得宣泄，故令虚肿。轻浮如吹者，是邪搏于气，气肿也；若皮薄如熟李状，则变为水肿也。气肿发汗即愈，水肿利小便即瘥。

八、产后腹中痛候

产后脏虚，或宿挟风寒，或新触冷，与气相击搏，故腹痛，若气逆上者，亦令心痛、胸胁痛也，久则变成疝瘕。

九、产后心腹痛候

产后气血俱虚，遇风寒乘之，与血气相击，随气而上冲于心，或下攻于腹，故令心腹痛。若久痛不止，则变成疝瘕。

十、产后心痛候

产后脏虚，遇风冷客之，与血气相搏，而气逆者，上攻于心之络，则心痛。凡心痛，乍间乍甚，心之支别络为邪所伤也。若邪伤心之正经，为真心痛，朝发夕死，夕发朝死。所以然者，心为诸脏之主，不受邪，邪伤即死也。

十一、产后小腹痛候

此由产时恶露下少，胞络之间有余血者，与气相击搏，令小腹痛也。因重遇冷，则血结，变成血瘕，亦令月水不利也。

十二、产后腰痛候

肾主腰脚，而妇人以肾系胞。产则劳伤，肾气损动，胞络虚；未平复，而风冷客之，冷气乘腰者，则令腰痛也。若寒冷邪气连滞腰脊，则痛久不已。后有娠，喜堕胎。所以然者，胞系肾，肾主腰脊也。

十三、产后两胁腹满痛候

膀胱宿有停水，因产恶露下少，血不宣消，水血壅否，与气相搏，积在膀胱，故令胁腹俱满，而气动与水血相击，则痛也，故令两胁腹满痛，亦令月水不利，亦令成血瘕也。

十四、产后虚烦短气候

此由产时劳伤重者，血气虚极，则其后未得平和，而气逆乘心，故心烦也。气虚不足，故短气也。

十五、产后上气候

肺主气，五脏六腑，俱禀气于肺。产则气血俱伤，脏腑皆损。其后肺气未复，虚竭逆上，故上气也。

十六、产后心虚候

肺主气，心主血脉，而血气通荣腑脏，遍循经络，产则血气伤损，脏腑不足，而心统领诸脏，其劳伤不足，则令惊悸恍惚，是心气虚也。

十七、产后虚烦候

产，血气俱伤，脏腑虚竭，气在内不宣，故令烦也。

十八、产后虚热候

产后脏腑劳伤，血虚不复，而风邪乘之，搏于血气，使气不宣泄，而否涩生热，或肢节烦愦，或唇干燥，但因虚生热，故谓之虚热也。

十九、产后虚羸候

夫产损动腑脏，劳伤气血。轻者，节养将摄，满月便得平复；重者，其日月虽满，气血犹未调和，故虚羸也。然产后虚羸，将养失所，多沉滞劳瘠，乍起乍卧。风冷多则辟瘦，颜色枯黑，食饮不消。风热多则腨退、虚乏，颜色无异于常，食亦无味。甚伤损者，皆著床，此劳瘵也。

二十、产后风冷虚劳候

产则血气劳伤，腑脏虚弱，而风冷客之，风冷搏于血气，血气不能自温于肌肤，使人虚乏疲顿，致羸损不平复，谓之风冷虚劳。若久不瘥，风冷乘虚而入腹，搏于血则否涩；入肠则下利不能养，或食不消；入子脏，则胞脏冷，亦使无子也。

二十一、产后汗出不止候

夫汗，由阴气虚而阳气加之，里虚表实，阳气独发于外，故汗出也。血为阴，产则伤血，是为阴气虚也；气为阳，其气实者，阳加于阴，故令汗出，而阴气虚弱不复者，则汗出不止也。凡产后皆血虚，故多汗，因之遇风，则变为痉。纵不成痉，则虚乏短气，身体柴瘦，唇口干燥，久变经水断绝，津液竭故也。

二十二、产后汗血候

肝藏血，心主血脉。产则劳损肝心，伤动血气。血为阴，阴虚而阳气乘之，即令汗血。此为阴气大虚，血气伤动，故因汗血出，乃至毙人。

二十三、产后虚渴候

夫产水血俱下，腑脏血燥，津液不足，宿挟虚热者，燥竭则甚，故令渴。

二十四、产后余疾候

产后余疾，由产劳伤腑脏，血气不足，日月未满，而起早劳役，虚损不复，为风邪所乘，令气力疲乏，肌肉柴瘦。若气冷入于肠胃，肠胃虚冷，时变下利；若入搏于血，则经水否涩；冷搏气血，亦令腹痛。随腑脏虚处，乘

中华医典　第四辑

虚伤之，变成诸疾。以其因产伤损，余势不复，致羸瘵疲顿，乍瘥乍甚，故谓产后余疾也。

二十五、产后中风候

产则伤动血气，劳损腑脏，其后未平复，起早劳动，气虚而风邪乘虚伤之，致发病者，故曰中风。若风邪冷气，初客皮肤经络，疼痹不仁，若乏少气；其人筋脉挟寒，则挛急喝僻；挟湿则强，脉缓弱；若入伤诸脏腑，恍惚惊悸。随其所伤腑脏经络，而为诸疾。

凡中风，风先客皮肤，后因虚入伤五脏，多从诸脏俞入。若心中风，但得偃卧，不得倾侧，汗出。若唇赤汗流者，可治，急灸心俞百壮。唇或青或白，或黄或黑，此是心坏为水，面目亭亭，时悚动，皆不可复治，五六日而死。

若肝中风，踞坐，不得低头，若绕两目连额上，色微有青，唇青面黄，可治，急灸肝俞百壮。若大青黑，面一黄一白者，是肝已伤，不可复治，数日而死。

若脾中风，踞而腹满，体通黄，吐咸水出，可治，急灸脾俞百壮。若手足青者，不可复治也。

肾中风，踞而腰痛，视胁左右，未有黄色如饼糕大者，可治，急灸肾俞百壮。若齿黄赤，鬓发直，面土色，不可复治也。

肺中风，偃卧而胁满短气[1]，冒闷汗出，视目下、鼻上下两边，下行至口，色白，可治，急灸肺俞百壮。若色黄，为肺已伤，化为血，而不可复治。其人当妄，掇空，或自拈衣，如此数日而死。

二十六、产后中风口噤候

产后中风口噤者[2]，是其气虚，而风入于颔颊夹口之筋也。手三阳之筋，结入于颔[3]。产则劳损腑脏，伤动筋脉。风乘之者，其三阳之筋偏虚，则风偏搏之，筋得风冷则急，故令口噤也。

---

① 胁：宋本作"胸"。
② 口：原作"日"，形误，据文义改。
③ 颔：本书卷四十八《中风口噤候》作"颔颊"。

二十七、产后中风痉候

产后中风痉者，因产伤动血脉，脏腑虚竭，饮食未复，未满日月。荣卫虚伤，风气得入五脏，伤太阳之经，复感寒湿，寒搏于筋则发痉。其状，口急噤，背强直，摇头马鸣，腰为反折，须臾十发，气急如绝，汗出如雨，手拭不及者，皆死。

二十八、产后中柔风候

柔风者，四肢不收，或缓或急，不得俯仰也。由阴阳俱虚，风邪乘之，风入于阳则表缓，四肢不收也；入于阴则里急，不得俯仰也。产则血气皆损，故阴阳俱虚，未得平复，而风邪乘之故也。

二十九、产后中风不随候

产后腑脏伤动，经络虚损，日月未满，未得平复，而起早劳动，风邪乘虚入。邪搏于阳经者，气行则迟，机关缓纵，故令不随也。

三十、产后风虚癫狂候

产后血气俱虚，受风邪，入并于阴，则癫忽发，卧地吐涎，口㖞目急，手足镣左右，无所觉知，良久乃苏是也。邪入并于阳则狂，发则言语倒错，或自高贤，或骂詈不避尊卑是也。产则伤损血气，阴阳俱虚，未平复者，为风邪所乘，邪乘血气，乍并于阳，乍并于阴，故癫狂也。

中华医典 第四辑

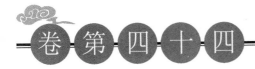

·妇人产后病诸候下·

凡四十一论

三十一、产后月水不利候

手太阳、少阴之经，主下为月水。太阳，小肠之经；少阴，心之经也，心主血脉。因产伤动血气，其后虚损未复，而为风冷客于经络，冷搏于血，则血凝涩，故令月水不利也。

三十二、产后月水不调候

夫产伤动血气，虚损未复，而风邪冷热之气客于经络，乍冷乍热，冷则血结，热则血消，故令血或多或少，乍在月前，乍在月后，故为不调也。

三十三、产后月水不通候

夫产伤动血气，其后虚损未平复，为风冷所伤。血之为性，得冷则凝结。故风冷伤经，血结于胞络之间，故令月水不通也。凡血结月水不通，则变成血瘕。水血相并，后遇脾胃衰弱，肌肉虚者，变水肿也。

三十四、产后带下候

带下之病，由任脉虚损。任脉为经络之海。产后血气劳损未平复，为风冷所乘，伤于任脉，冷热相交，冷多则白多，热多则赤多也，相兼为带下也。

又云：带下有三门，一曰胞门，二曰龙门，三曰玉门。产后属胞门，谓因产伤损胞络故也。

三十五、产后崩中恶露不尽候

产伤于经血，其后虚损未平复，或劳役损动，而血暴崩下，遂因淋沥不断时来，故谓崩中恶露不尽。

凡崩中，若小腹急满，为内有瘀血，不可断之。断之终不断，而加小腹胀满，为难愈。若无瘀血，则可断，易治也。

三十六、产后利候

产后虚损未平复而起早，伤于风冷。风冷乘虚入于大肠，肠虚则泄，故令利也。产后利若变为血利，则难治，世谓之产子利也。

三十七、产后利肿候

因产劳伤荣卫，脾胃虚弱，风冷乘之，水谷不结，大肠虚则泄成利也。利而肿者，脾主土，候肌肉，土性本克水，今脾气衰微，不能克消于水，水气流溢，散在皮肤，故令肿也。

三十八、产后虚冷洞利候

产劳伤而血气虚极，风冷乘之，入于肠胃。肠胃虚而暴得冷，肠虚则泄，遇冷极虚，故变洞利也。

三十九、产后滞利候

产后虚损，冷热之气客于肠胃，热乘血，血渗于肠则赤；冷搏肠间，津液则变白。其冷热相交，故赤白相杂，连滞不止，故谓滞利也。

四十、产后冷热利候

产后脏虚，而冷热之气入于肠胃，肠虚则泄，故成冷热利。凡利色青与白为冷，黄与赤为热。久不止，热甚则变生血，冷极则生白脓。脓血相杂，冷热不调，则变滞利也。

四十一、产后客热利候

产后脏虚，而热气乘之，热入于肠，肠虚则泄，故为客热利，色黄是也。热甚，则黄赤而有血也。

四十二、产后赤利候

赤利，血利也。因产后血虚，为热气所乘，热搏血渗入肠，肠虚而泄，为血利。凡血利，皆是多热，热血不止，蕴瘀成脓血利也。

四十三、产后阴下脱候

产而阴脱者，由宿有虚冷，因产用力过度，其气下冲，则阴下脱也。

四十四、产后阴道痛肿候

脏气宿虚，因产风邪乘于阴，邪与血气相搏，在其腠理，故令痛；血气为邪所壅否，故肿也。

四十五、产后阴道开候

子脏宿虚，因产冷气乘之，血气得冷不能相荣，故令开也。

四十六、产后遗尿候

因产用气，伤于膀胱，而冷气入胞囊，胞囊缺漏，不禁小便，故遗尿。多因产难所致。

四十七、产后淋候

因产虚损，而热气客胞内，虚则起数，热则泄少，故成淋也。

四十八、产后渴利候

渴利者，渴而引饮，随饮随小便，而谓之渴利也。膀胱与肾为表里，膀胱为津液之腑。妇人以肾系胞，产则血水俱下，伤损肾与膀胱之气，津液竭燥，故令渴也。而肾气下通于阴，肾虚则不能制水，故小便数，是为渴利也。

四十九、产后小便数候

胞内宿有冷，因产气虚，而冷发动，冷气入胞，虚弱不能制其小便，故令数。

五十、产后尿血候

夫产伤损血气，血气则虚，而挟于热，搏于血，血得热流散，渗于胞，故血随尿出，是为尿血。

中华医典 第四辑

五十一、产后大小便血候

夫产伤动血气，腑脏劳损，血伤未复，而挟于热，血得热则妄行。大肠及胞囊虚者，则血渗入之，故因大小便而血出也。

五十二、产后大小便不通候

大小肠宿有热，因产则血水俱下，津液暴竭，本挟于热，大小肠未调和，故令大小便涩结不通也。

五十三、产后大便不通候

肠胃本挟于热，因产又水血俱下，津液竭燥，肠胃否涩，热结肠胃，故大便不通也。

五十四、产后小便不通候

因产动气，气冲于胞，胞转屈辟，不得小便故也。亦有小肠本挟于热，因产水血俱下，津液竭燥，胞内热结，则小便不通也。然胞转则小腹胀满，气急绞痛；若虚热津液竭燥者，则不甚胀急，但不通；津液生，气和，则小便也。

五十五、产后小便难候

产则津液空竭，血气皆虚，有热客于胞者，热停积，故小便否涩而难出。

五十六、产后呕候

胃为水谷之海。水谷之精，以为血气，血气荣润腑脏。因产则腑脏伤动，有血虚而气独盛者，气乘肠胃，肠胃燥涩，其气则逆，故呕不下食也。

五十七、产后咳嗽候

肺感微寒，则成咳嗽。而肺主气，因产气虚，风冷伤于肺，故令咳嗽也。

五十八、产后时气热病候

四时之间，忽有非节之气而为病者，谓之时气。产后体虚，而非节之热气伤之，故为产后时气热病也。

诊其脉，弦小者，足温则生，足寒则死。凡热病，脉应浮滑，而反悬急，为不顺①，手足应温而反冷，为四逆，必死也。

五十九、产后伤寒候

触冒寒气而为病，谓之伤寒。产妇血气俱虚，日月未满，而起早劳动，为寒所伤，则啬啬恶寒，吸吸微热，数日乃歇。重者，头及骨节皆痛，七八日乃瘥也。

六十、产后寒热候

因产劳伤血气，使阴阳不和，互相乘克。阳胜则热，阴胜则寒，阴阳相加，故发寒热。

凡产余血在内，亦令寒热，其腹时刺痛者是也。

六十一、产后疟候

夫疟者，由夏伤于暑，客在皮肤，至秋因劳动血气，腠理虚而风邪乘之，动前暑热，正气相击②，阴阳交争，阳盛则热，阴盛则寒，阴阳更盛③，

---

① 为：元本此字前有"以"字。
② 气：元本作"邪"，本书卷三十九《疟候》亦作"邪"。
③ 阴阳：本书卷三十九《疟候》作"阴阳更虚"。

中华医典 第四辑

故发寒热；阴阳相离，则寒热俱歇。若邪动气至，交争复发，故疟休作有时。

其发时节渐晏者，此由邪客于风府，邪循膂而下，卫气一日一夜常大会于风府，其明日下一节，故其作日晏。其发早者，卫气之行风府，日下一节，二十一日下至尾骶，二十二日入脊内，上注于伏冲之脉，其行九日，出于缺盆之内，其气既上，故其病发更早。

其间日发者，由邪气内薄五脏，横连募原，其道远，其气深，其行迟，不能日作，故间日蓄积乃发。

产后血气损伤，而宿经伤暑热。今因产虚，复遇风邪相折，阴阳交争，邪正相干，故发作成疟也。

六十二、产后积聚候

积者阴气，五脏所生；聚者阳气，六腑所成。皆由饮食失节，冷热不调，致五脏之气积，六腑之气聚。积者，痛不离其部；聚者，其痛无有常处。所以然者，积为阴气，阴性沉伏，故痛不离其部；聚为阳气，阳性浮动，故痛无常处。产妇血气伤损，腑脏虚弱，为风冷所乘，搏于脏腑，与气血相结，故成积聚也。

六十三、产后癥候

癥病之候，腹内块，按之牢强，推之不移动是也。产后而有癥者，由脏虚，余血不尽，为风冷所乘，血则凝结，而成癥也。

六十四、产后癖候

癖病之状，胁下弦急刺痛是也。皆由饮食冷热不调，停积不消所成。产后脏虚，为风冷搏于停饮，结聚故成癖也。

六十五、产后内极七病候

产后血气伤竭，为内极七病，则旧方所云七害也。一者害食，二者害气，三者害冷，四者害劳，五者害房，六者害任，七者害睡。皆产时伤动血气，其后虚极未平复，犯此七条，而生诸病。

凡产后气血内极，其人羸疲萎黄，冷则心腹绞痛，热则肢体烦疼，经血否涩，变为积聚癥瘕也。

六十六、产后目瞑候

目不痛不肿，但视物不明，谓之目瞑。肝藏血，候应于目，产则血虚，肝气不足，故目瞑也。

六十七、产后耳聋候

肾气通耳，而妇人以肾系胞。因产血气伤损，则肾气虚，其经为风邪所乘，故令耳聋也。

六十八、产后虚热口生疮候

产后口生疮者，心脏虚热。心开窍于口，而主血脉。产则血气虚，脏有客热，气上冲胸膈，重发于口①，故生疮也。

六十九、产后身生疮候

产则血气伤损，腠理虚。为风所乘，风邪与血气相搏，脏腑生热，熏发肌肤，故生疮也。

七十、产后乳无汁候

妇人手太阳、少阴之脉，下为月水，上为乳汁。妊娠之人，月水不通，初以养胎，既产则水血俱下，津液暴竭，经血不足者，故无乳汁也。

---

① 重：据本卷《产后身生疮候》文例，疑为"熏"之误。

七十一、产后乳汁溢候

妇人手太阳、少阴之脉，上为乳汁。其产虽血水俱下，其经血盛者，则津液有余，故乳汁多而溢出也。

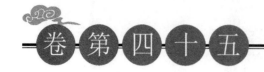

·小儿杂病诸候一·

凡二十九论

一、养小儿候

经说：年六岁已上为小儿，十八已上为少年，二十已上为壮年，五十已上为老年也。其六岁已还者，经所不载，是以乳下婴儿病难治者，皆无所承按故也。中古有巫方，立小儿《颅囟经》以占夭寿，判疾病死生，世所相传，有小儿方焉。逮乎晋宋，推诸苏家，传袭有验，流于人间。

小儿始生，肌肤未成，不可暖衣，暖衣则令筋骨缓弱。宜时见风日，若都不见风日，则令肌肤脆软，便易伤损。皆当以故絮著衣，莫用新绵也。天和暖无风之时，令母将抱日中嬉戏，数见风日，则血凝气刚，肌肉硬密，堪耐风寒，不致疾病。若常藏在帏帐之内，重衣温暖，譬如阴地之草木，不见风日，软脆不任风寒。又当薄衣，薄衣之法，当从秋习之，不可以春夏卒减其衣，则令中风寒。从秋习之，以渐稍寒，如此则必耐寒。冬月但当著两薄襦，一复裳耳，非不忍见其寒①，适当佳耳。爱而暖之，适所以害也。又当消息，无令汗出，汗出则致虚损，便受风寒。尽夜寤寐②，皆当慎之。

其饮乳食哺，不能无痰癖，常当节适乳哺。若微不进，仍当将护之。凡

---

① 非：宋本作"令"。
② 尽：元本作"昼"，义胜。

不能进乳哺，则宜下之，如此则终不致寒热也。

又，小儿始生，生气尚盛，无有虚劳，微恶则须下之，所损不足言。及其愈病，则致深益。若不时下，则成大疾，疾成则难治矣。其冬月下之，难将护，然有疾者，不可不下。夏月下之后，腹中常当小胀满，故当节哺乳将护之，数日间，又节哺之，当令多少有常剂。

儿稍大，食哺亦当稍增。若减少者，此是腹中已有小不调也。便当微将药，勿复哺之，但当乳之。甚者十许日，轻者五六日，自当如常。若都不肯食哺，而但饮乳者，此是有癖，为疾重，要当下之。不可不下，不下则致寒热，或吐而发痫，或致下利，此皆病重，不早下之所为也，则难治。先治其轻时，儿不耗损，而病速除矣。

小儿所以少病痫者，其母怀娠，时时劳役，运动骨血，则气强，胎养盛故也。若待御多，血气微，胎养弱，则儿软脆易伤，故多病痫。

儿皆须著帽、项衣，取燥，菊花为枕枕之。儿母乳儿，三时摸儿项风池，若壮热者，即须熨，使微汗。微汗不瘥，便灸两风池及背第三椎、第五椎、第七椎、第九椎两边各二壮，与风池凡为十壮。一岁儿七壮。儿大者，以意节度，增壮数可至三十壮，惟风池特令多。七岁已上可百壮。小儿常须慎护风池，谚云：戒养小儿，慎护风池。风池在颈项筋两辕之边，有病乃治之。疾微，慎不欲妄针灸，亦不用辄吐下，所以然者，针灸伤经络，吐下动腑脏故也。但当以除热汤浴之，除热散粉之，除热赤膏摩之，又以脐中膏涂之。令儿在凉处，勿禁水洗，常以新水洗。

新生无疾，慎不可逆针灸。逆针灸则忍痛动经脉，因喜成痫。河洛间土地多寒，儿喜病痉。其俗生儿三日，喜逆灸以防之，又灸颊以防噤。凡噤者，舌下脉急，牙车筋急，其土地寒，皆决舌下去血，灸颊以防噤。江东地温无此疾。古方既传有逆针灸之法，今人不详南北之殊，便按方用之，多害于小儿。是以田舍小儿，任自然，皆得无横夭。

又云：春夏决定不得下小儿。所以尔者，小儿腑脏之气软弱，易虚易实，下则下焦必益虚，上焦生热，热则增痰，痰则成病。自非当病，不可下也。

二、变蒸候

小儿变蒸者，以长血气也。变者上气，蒸者体热。变蒸有轻重，其轻者，体热而微惊，耳冷髋亦冷，上唇头白泡起，如死鱼目珠子，微汗出，而近者五日而歇，远者八九日乃歇；其重者，体壮热而脉乱，或汗或不汗，不欲食，食辄吐呗，无所苦也。变蒸之时，目白睛微赤，黑睛微白，亦无所苦。蒸毕，自明了矣。

先变五日，后蒸五日，为十日之中热乃除。变蒸之时，不欲惊动，勿令傍边多人。变蒸或早或晚，依时如法者少也。

初变之时，或热甚者，违日数不歇，审计日数，必是变蒸，服黑散发汗；热不止者，服紫双丸，小瘥便止，勿复服之。其变蒸之时，遇寒加之，则寒热交争，腹痛夭矫，啼不止者，熨之则愈。

变蒸与温壮、伤寒相似，若非变蒸，身热，耳热，髋亦热，此乃为他病，可为余治；审是变蒸，不得为余治。

其变日数，从初生至三十二日一变，六十四日再变，变且蒸；九十六日三变，变者丹孔出而泄也；至一百二十八日四变①，变且蒸；一百六十日五变；一百九十二日六变，变且蒸；二百二十四日七变；二百五十六日八变，变且蒸；二百八十八日九变；三百二十日十变，变且蒸。积三百三十日小蒸毕②。后六十四日大蒸，后百二十八日复蒸③，积五百七十六日，大小蒸毕也。

三、温壮候

小儿温壮者，由腑脏不调，内有伏热，或挟宿寒，皆搏于胃气。足阳明为胃之经，主身之肌肉，其胃不和调，则气行壅涩，故蕴积体热，名为温壮。

候小儿大便，其粪黄而臭，此腹内有伏热，宜将服龙须汤④；若粪白而酢臭，则挟宿寒不消，当服紫双丸。轻者少服药，令默除之；甚者小增药，令微利。皆当节乳哺数日，令胃气和调。若不节乳哺，则病易复，复则伤其胃气，令腹满。再、三利尚可，过此则伤小儿矣。

---

① 变者丹孔出而泄也；至：《千金要方》卷五第一、《外台秘要》卷三十五《小儿变蒸论》、《太平圣惠方》卷八十二《治小儿变蒸诸方》均无，疑为衍文。

② 三十日：据文义，疑为"二十日"之误，《千金要方》卷五第一亦作"二十日"。蒸毕：《外台秘要》卷三十五《小儿变蒸论》作"变蒸毕"。

③ 复：《千金要方》卷五第一在此字后有"大"字。

④ 须：《千金要方》卷五第三作"胆"。

四、壮热候

小儿壮热者，是小儿血气盛，五脏生热，熏发于外，故令身体壮热。大体与温壮相似，而有小异。或挟伏热，或挟宿寒。其挟伏热者，大便黄而臭；挟宿寒者，粪白而有酸气。

此二者，腑脏不调，冷热之气俱乘肠胃。蕴积染渐而发，温温然热不甚盛，是温壮也；其壮热者，是血气盛，熏发于外，其发无渐，壮热甚，以此为异。若壮热不歇，则变为惊，极重者，亦变痫也。

五、惊候

小儿惊者，由血气不和，热实在内，心神不定，所以发惊，甚者掣缩变成痫。

又，小儿变蒸，亦微惊，所以然者，亦由热气所为。但须微发惊，以长血脉，不欲大惊。大惊乃灸惊脉，若五六十日灸者，惊复更甚，生百日后灸惊脉，乃善耳。

六、欲发痫候

夫小儿未发痫欲发之候，或温壮连滞，或摇头弄舌，或睡里惊掣，数啮齿，如此是欲发痫之证也。

七、痫候

痫者，小儿病也。十岁已上为癫，十岁已下为痫。其发之状，或口眼相引，而目睛上摇，或手足掣纵，或背脊强直，或颈项反折。诸方说痫①，名证不同。大体其发之源，皆因三种。三种者，风痫、惊痫、食痫是也。风痫者，因衣厚汗出，而风入为之；惊痫者，因惊怖大啼乃发；食痫者，因乳哺不节所成。然小儿气血微弱，易为伤动，因此三种，变作诸痫。

---

① 痫：原作"癫"，据《医心方》卷二十五第八十九改。

凡诸痫正发，手足掣缩，慎勿捉持之，捉则令曲突不随也。

八、发痫瘥后身体头面悉肿满候

凡痫发之状，或口眼相引，或目睛上摇，或手足掣纵，或背脊强直，或头项反折，或屈指如数，皆由以儿当风取凉，乳哺失节之所为也。其痫瘥后而肿满者，是风痫。风痫，因小儿厚衣汗出，因风取凉而得之。初发之状，屈指如数，然后掣缩是也。其痫虽瘥，气血尚虚，而热未尽，在皮肤与气相搏，致令气不宣泄，故停并成肿也。

九、发痫瘥后六七岁不能语候

凡痫发之状，口眼相引，或目睛上摇，或手足瘈疭，或脊背强直，或头项反折，或屈指如数，皆由以儿当风取凉，乳哺失节所为也。而痫发瘥后不能语者，是风痫。风痫，因儿衣厚汗出，以儿乘风取凉太过，为风所伤得之。其初发之状，屈指如数，然后发瘈疭是也。心之声为言，开窍于口，其痫发虽止，风冷之气犹滞心之络脉，使心气不和，其声不发，故不能言也。

十、惊痫候

惊痫者，起于惊怖大啼，精神伤动，气脉不定，因惊而发作成痫也。初觉儿欲惊，急持抱之，惊自止。故养小儿常慎惊，勿闻大声。每持抱之间，常当安徐，勿令怖。又，雷鸣时常塞儿耳，并作余细声以乱之。

惊痫当按图灸之，摩膏，不可大下。何者？惊痫心气不定，下之内虚，则甚难治。凡诸痫正发，手足掣缩，慎不可捉持之，捉之则令曲突不随也。

十一、风痫候

风痫者，由乳养失理，血气不和，风邪所中；或衣厚汗出，腠理开，风因而入。初得之时，先屈指如数，乃发掣缩是也。当与豚心汤。

又，病先身热，瘈疭惊啼唤，而后发痫。脉浮者，为阳痫，内在六腑，外在肌肤，犹易治。病先身冷，不惊瘈，不啼唤，乃成病。发时脉沉者，为阴痫，内在五脏，外在骨髓，极者难治。

病发时，身软时醒者，谓之痫；身强直反张如尸①，不时醒者，谓之痓。

诊其心脉满大，痫瘛筋挛，肝脉小急，亦痫瘛筋挛。尺寸脉俱浮，直上直下，此为督脉。腰背强直，不得俯仰。小儿风痫，三部脉紧急，痫可治。小儿脉多似雀斗，要以三部脉为主，若紧者，必风痫。

凡诸痫发，手足掣缩，慎勿持之，捉则令曲突不随也。

十二、发痫瘥后更发候②

痫发之状，或口眼相引，目睛上摇，或手足瘛疭，或背脊强直，或头项反折，或屈指如数，皆由当风取凉③，乳哺失节之所为。其瘥之后而更发者，是余势未尽，小儿血气软弱，或因乳食不节，或风冷不调，或更惊动，因而重发。如此者，多成常疹。凡诸痫正发，手足掣缩，慎勿持之，捉则令曲突不随也。

十三、伤寒候

伤寒者，冬时严寒，而人触冒之，寒气入腠理，搏于血气，则发寒热，头痛体疼，谓之伤寒。又，春时应暖而反寒，此非其时有其气，伤人即发病，谓之时行伤寒者。小儿不能触冒寒气，而病伤寒者，多由大人解脱之时久，故令寒气伤之，是以小儿亦病之。

诊其脉来，一投而止者，便是得病一日。假令六投而止者，便是得病六日。其脉来洪者易治，细微者难治也。

十四、伤寒解肌发汗候

伤寒，是寒气客于皮肤，寒从外搏于血气，腠理闭密，冷气在内，不得外泄，蕴积，故头痛、壮热、体疼。所以须解其肌肤，令腠理开，津液为

---

① 尸：《千金要方》卷五第三及《太平圣惠方》卷八十五《治小儿风痫诸方》均作"弓"。
② 发：原作"患"，据本书底本目录改。
③ 当：原作"富"，形误，据元本改。

汗，发泄其气，则热歇。

凡伤寒，无问长幼男女，于春夏宜发汗。又，脉浮大宜发汗。所以然者，病在表故也。

十五、伤寒挟实壮热候

伤寒，是寒气客于皮肤，搏于血气，腠理闭密，气不宣泄，蕴积生热，故头痛、体疼而壮热。其人本脏气实者，则寒气与实气相搏，而壮热者，谓之挟实。实者有二种，有冷有热。其热实，粪黄而臭；其冷实，食不消，粪白而酸气。此候知之。其内虽有冷热之殊，外皮肤皆壮热也。

十六、伤寒兼惊候

伤寒，是寒气客于皮肤，搏于血气，使腠理闭密，气不宣泄，蕴积生热，故头疼、体痛而壮热也。其兼惊者，是热乘心。心主血脉。小儿血气软弱，心神易动，为热所乘，故发惊。惊不止，则变惊痫也。

十七、伤寒大小便不通候

伤寒，是寒气客于皮肤，搏于血气，使腠理闭密，不宣泄，蕴积生热，故头痛、体疼而壮热。其大便不通，是寒搏于气而生热，热流入大小肠，故涩结不通。凡大小便不通，则内热不歇，或干呕，或言语。而气还逆上，则心腹胀满也。

十八、伤寒腹满候

伤寒，是寒气客于皮肤，搏于血气，使腠理闭密，气不宣泄，蕴积生热，故头痛、体疼而壮热。其腹满者，是热入腹，传于脏，脏气结聚，故令腹满。若挟毒者，则腹满、心烦、懊闷，多死。

十九、伤寒咽喉痛候

伤寒，是寒气客于皮肤，搏于血气，使腠理闭密，气不宣泄，蕴积生热，故头痛、体疼、壮热。其咽喉痛者，是心胸热盛，气上冲于咽喉，故令痛。若挟毒，则喉痛结肿，水浆不入，毒还入心，烦闷者死。

二十、伤寒嗽候

伤寒，是寒气客于皮肤，搏于血气，使腠理闭密，气不宣泄，蕴积生热，故头痛、体疼而壮热。其嗽者，邪在肺。肺候身之皮毛而主气，伤寒邪气先客皮肤，随气入肺，故令嗽。重者，有脓血也。

二十一、伤寒后嗽候

伤寒，是寒气客于皮肤，搏于血气，使腠理闭密，气不宣泄，蕴积生热，故头痛、壮热、体疼也。瘥后而犹嗽者，是邪气犹停在肺未尽也。寒之伤人，先客皮毛。皮毛肺之候，肺主气，寒搏肺气，入五脏六腑，故表里俱热。热退之后，肺尚未和，邪犹未尽，邪随气入肺，与肺气相搏，故伤寒后犹病嗽也。

二十二、伤寒汗出候

伤寒者，是寒气客于皮肤，搏于血气，使腠理闭密，气不宣泄，蕴积生热，故头痛、体疼、壮热也。而汗出者，阳虚受邪，邪搏于气，故发热。阴气又虚，邪又乘于阴，阴阳俱虚，不能制其津液，所以伤寒而汗出也。

二十三、伤寒余热往来候

伤寒，是寒气客于皮肤，搏于血气，腠理闭密，气不宣泄，蕴积生热，使头痛、体疼而壮热也。其余热往来者，是邪气与正气交争。正气胜，则邪气却散，故寒热俱歇。若邪气未尽者，时干于正气，正气为邪气所干，则壅否还热，故余热往来不已也。

二十四、伤寒已得下后热不除候

伤寒，是寒气客于皮肤，搏于血气，使腠理闭密，不得宣泄，蕴积生热，故头痛、体疼而壮热也。若四五日后，热归入里，则宜下之。得利后，热犹不除者，余热未尽故。其状，肉常温温而热也。

二十五、伤寒呕候

伤寒，是寒气客于皮肤，搏于血气，腠理闭密，气不宣泄，蕴积生热，故头痛、体疼而壮热。其呕者，是胃气虚，热乘虚入胃，胃得热则气逆，故呕也。

二十六、伤寒热渴候

伤寒，是寒气客于皮肤，搏于血气，腠理闭密，气不宣泄，蕴积生热，故头痛、体疼而壮热。其渴者，是热入脏，脏得热则津液竭燥，故令渴也。

二十七、伤寒口内生疮候

伤寒，是寒气客于皮肤，搏于血气，腠理闭密，气不宣泄，蕴积生热，故头痛、体疼而壮热。其口生疮，热毒气在脏，上冲胸鬲，气发于口，故生疮也。

二十八、伤寒鼻衄候

伤寒，是寒气客于皮肤，搏于血气，腠理闭密，气不得宣泄，蕴积毒气，故头痛、体疼而壮热。其鼻衄，是热搏于气而乘于血也。肺候身之皮毛，其气开窍于鼻。寒先客于皮肤①，搏于气而成热。热乘于血，血得热而

---

① 寒：宋本、元本作"蕴寒"。

妄行，发从鼻出者，名鼻衄也。

凡候热病而应衄者，其人壮热，频发汗，不止，或未及发汗，而鼻燥喘息，鼻气鸣即衄。凡衄，小儿止一升或数合，则热因之为减；若一升二升者，死。

二十九、伤寒后下利候

伤寒，是寒气客于皮肤，搏于血气，使腠理闭密，气不宣泄，蕴积毒气，头痛、体疼而壮热也。其热歇后而利者，是热从表入里故也。表热虽得解，而里热犹停肠胃，与水谷相并，肠胃虚则泄利。其状，利色黄。若壮热不止，则变为血利。若重遇冷，则冷热相加，则变赤白泻利也。

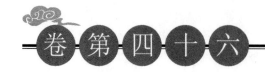

·小儿杂病诸候二·

凡三十四论

三十、时气病候

时气病者，是四时之间，忽有非节之气，如春时应暖而寒，夏时应热而冷，秋时应凉而热，冬时应寒而温。其气伤人，为病亦头痛壮热，大体与伤寒相似，无问长幼，其病形证略同。言此时通行此气，故名时气，亦呼为天行。

三十一、天行病发黄候

四时之间，忽有非节之气伤人，谓之天行。大体似伤寒，亦头痛壮热。其热入于脾胃，停滞则发黄也。脾与胃合，俱象土，其色黄，而候于肌肉。热气蕴积，其色蒸发于外，故发黄也。

三十二、时气腹满候

时气之病，是四时之间，忽有非节之气伤人，其病状似伤寒，亦头痛壮热也。而腹满者，是热入腹，与脏气相搏，气否涩在内，故令腹满。若毒而

中华医典 第四辑

满者，毒气乘心，烦懊者死。

三十三、时气病结热候①

时气之病，是四时之间，忽有非节之气伤人，其病状似伤寒，亦头痛壮热。热入腹内，与腑脏之气相结，谓之结热。热则大小肠否涩，大小便难而苦烦热是也。

三十四、败时气病候

时气之病，是四时之间，忽有非节之气伤人，其病状似伤寒，亦头痛壮热。若施治早晚失时，投药不与病相会，致令病连滞不已，乍瘥乍剧，或寒或热，败坏之证，无常是也。

三十五、时气病兼疟候

时气之病，是四时之间，忽有非节之气伤人，其病状似伤寒，亦头痛壮热。而又兼疟者，是日数未满，本常壮热，而邪不退，或乘于阴，或乘于阳。其乘于阳，阳争则热；其乘于阴，阴争则寒。阴阳之气为邪所并，互相乘加，故发寒热成疟也。

三十六、时气病得吐下后犹热候

时气之病，是四时之间，忽有非节之气伤人，其病似伤寒②，亦头痛壮热。而得吐下之后，壮热犹不歇者，是肠胃宿虚，而又吐利，则为重虚，其热乘虚而入里，则表里俱热，停滞不歇，故虽吐下而犹热也。

三十七、时气病后不嗜食面青候

时气之病，是四时之间，忽有非节之气伤人，客于肌肤，与血气相搏，

---

① 病：原无，据本书底本目录补。
② 伤寒：原作"伤伤"，据元本改。

故头痛壮热。热歇之后，不嗜食而面青者，是胃内余热未尽，气满，故不嗜食也。诸阳之气，俱上荣于面，阳虚未复，本带风邪，风邪挟冷，冷搏于血气，故令面青也。

三十八、时气病发复候

时气之病发复者，是四时之间，忽有非节之气伤人，客于肌肤，搏于血气，蕴积则变壮热头痛。热退之后，气血未和，腑脏热势未尽，或起早劳动，或饮食不节，故其病重发，谓之复也。然发复多重于初病者，血气已虚，重伤故也。

三十九、温病候

温病者，是冬时严寒，人有触冒之，寒气入肌肉，当时不即发，至春得暖气而发，则头痛壮热，谓之温病。又，冬时应寒而反暖，其气伤人即发，亦使人头痛壮热，谓之冬温病。凡邪之伤人，皆由触冒，所以感之。小儿虽不能触冒，其乳母抱持解脱，不避风邪冷热之气，所以感病也。

四十、温病下利候

温病，是冬时严寒，人有触冒之，寒气入肌肉，当时不即发，至春成病，得暖气而发，则头痛壮热，谓之温病。又，冬时应寒而反温，其气伤人，即发成病，使人头痛壮热，谓之冬温病也。其下利者，是肠胃宿虚，而感于温热之病，热气入于肠胃，与水谷相搏，肠虚则泄，故下利也。

四十一、温病鼻衄候

温病者，是冬时严寒，人有触冒之，寒气入肌肉，当时不即发，至春得暖气而发，则头痛壮热，谓之温病。又，冬时应寒而反温，其气伤人，即发成病，谓之冬温病，并皆头痛壮热。其鼻衄者，热乘于气，而入血也。肺候身之皮毛，主于气，开窍于鼻。温病则邪先客皮肤，而搏于气，结聚成热，热乘于血，血得热则流散，发从鼻出者，为衄也。

中华医典　第四辑

凡候热病鼻欲衄，其数发汗，汗不出，或初染病已来都不汗，而鼻燥喘息，鼻气有声，如此者，必衄也。小儿衄，止至一升数合，热因得歇；若至一斗数升，则死矣。

四十二、温病结胸候[①]

温病，是冬时严寒，人有触冒之，寒气入肌肉，当时不即发，至春得暖气而发，则头痛壮热，谓之温病。又，冬时应寒而反温，其气伤人，即发成病，谓之冬温病，并皆头痛壮热。凡温热之病，四五日之后，热入里，内热腹满者，宜下之。若热未入里，而下之早者，里虚气逆，热结胸上，则胸否满短气，谓之结胸也。

四十三、患斑毒病候

斑毒之病，是热气入胃。而胃主肌肉，其热挟毒，蕴积于胃，毒气熏发于肌肉。状如蚊蚤所啮，赤斑起，周匝遍体。此病或是伤寒，或时气，或温病，皆由热不时歇，故热入胃，变成毒乃发斑也[②]。凡发赤斑者，十生一死，黑者，十死一生。

四十四、黄病候

黄病者，是热入脾胃，热气蕴积，与谷气相搏，蒸发于外，故皮肤悉黄，眼亦黄。脾与胃合，俱象土，候肌肉，其色黄。故脾胃内热积蒸发，令肌肤黄。此或是伤寒，或时行，或温病，皆由热不时解，所以入胃也。

凡发黄而下利、心腹满者，死。诊其脉沉细者，死。

又有百日半岁小儿，非关伤寒、温病，而身微黄者，亦是胃热，慎不可灸也，灸之则热甚。此是将息过度所为，微薄其衣，数与除热粉散，粉之自歇，不得妄与汤药及灸也。

---

① 结胸：原倒作"胸结"，据本候内容及宋本目录乙正。

② 乃：原作"及"，据元本改。

四十五、黄疸病候

黄疸之病，由脾胃气实，而外有温气乘之，变生热。脾与胃合，候肌肉，俱象土，其色黄。胃为水谷之海，热搏水谷气，蕴积成黄，蒸发于外，身疼髆背强，大小便涩，皮肤面目齿爪皆黄，小便如屋尘色，著物皆黄是也。小便宜利者，易治；若心腹满，小便涩者，多难治也。不渴者易治，渴者难治。脉沉细而腹满者，死也。

四十六、胎疸候

小儿在胎，其母脏气有热，熏蒸于胎，至生下小儿，体皆黄，谓之胎疸也。

四十七、疟病候

疟病者，由夏伤于暑，客于皮肤，至秋因劳动血气，腠理虚而风邪乘之①，动前暑热，正邪相击，阴阳交争，阳盛则热，阴盛则寒，阴阳更盛更虚，故发寒热；阴阳相离，则寒热俱歇。若邪动气至，交争复发，故疟休作有时。

其发时节渐晏者，此由邪客于风府，邪循膂而下，卫气一日一夜常大会于风府，其明日日下一节，故其作日晏。其发早者，卫气之行风府，日下一节，二十一日下至尾骶，二十二日入脊内，上注于伏冲之脉，其行九日，出于缺盆之内，其气日上，故其病发更早。

其间日发者，由邪气内薄五脏，横连募原，其道远，其气深，其行迟，不能日作，故间日蓄积乃发也。

小儿未能触冒于暑，而亦病疟者，是乳母抱持解脱，不避风者也。

---

① 风：原无，据本书卷三十九《疟候》及卷四十二《妊娠疟候》补。

中华医典　第四辑

四十八、疟后余热候

夫风邪所伤，是客于皮肤，而痰饮渍于脏腑，致令血气不和，阴阳交争。若真气胜，则邪气退。邪气未尽，故发疟也。邪气虽退，气血尚虚，邪气干于真气，脏腑壅否，热气未散，故余热往来也。

四十九、患疟后胁内结硬候

疟是夏伤于暑，热客于皮肤，至秋复为风邪所折，阴阳交争，故发寒热。其病正发，寒热交争之时，热气乘脏，脏则燥而渴，渴而引饮，饮停成癖，结于胁下，故瘥后胁内结硬也。

五十、疟后内热渴引饮候

疟病者，是夏伤于暑，热客于皮肤，至秋复为风邪所折，阴阳交争，故发寒热成疟。凡疟发欲解则汗，汗则津液减耗。又热乘于脏，脏虚燥。其疟瘥之后，腑脏未和，津液未复，故内犹热渴而引饮也。若引饮不止，小便涩者，则变成癖也。

五十一、寒热往来候

风邪外客于皮肤，内而痰饮渍于腑脏，致令血气不和，阴阳更相乘克，阳胜则热，阴胜则寒。阴阳之气，为邪所乘，邪与正相干，阴阳交争，时发时止，则寒热往来也。

五十二、寒热往来五脏烦满候

风邪外客于皮肤，内而痰饮渍于腑脏，致令血气不和，阴阳交争，故寒热往来。而热乘五脏，气积不泄，故寒热往来而五脏烦满。

五十三、寒热往来腹痛候

风邪外客于皮肤，内而痰饮渍于腑脏，血气不和，则阴阳交争，故寒热往来。而脏虚本挟宿寒，邪入于脏，与寒相搏，而击于脏气，故寒热往来而腹痛也。

五十四、寒热结实候

外为风邪客于皮肤，内而痰饮渍于腑脏，使血气不和，阴阳交争，则发寒热。而脏气本实，复为寒热所乘，则积气在内，使人胸胁心腹烦热而满，大便苦难，小便亦涩，是为寒热结实。

五十五、寒热往来食不消候

风邪外客于皮肤，内有痰饮渍于腑脏，使血气不和，阴阳交争，则寒热往来。其脾胃之气，宿挟虚冷，表虽寒热，而内冷发动，故食不消也。

五十六、寒热往来能食不生肌肉候

风邪外客于皮肤，内而痰饮渍于腑脏[1]，使血气不和，阴阳交争，故发寒热往来。胃气挟热，热则消谷，谷消则引食，阴阳交争，为血气不和，血气不和，则不能充养身体。故寒热往来，虽能食而不生肌肉也。

五十七、胃中有热候

小儿血气俱盛者，则腑脏皆实，故胃中生热。其状，大便则黄，四肢壮，翕然体热。

---

[1] 而：宋本作"有"。

中华医典 第四辑

五十八、热烦候

小儿脏腑实，血气盛者，表里俱热，则苦烦躁不安，皮肤壮热也。

五十九、热渴候

小儿血气盛者，则腑脏生热，热则脏燥，故令渴。

六十、中客忤候

小儿中客忤者，是小儿神气软弱，忽有非常之物，或未经识见之人触之，与鬼神气相忤而发病，谓之客忤也，亦名中客，又名中人。其状，吐下青黄白色，水谷解离，腹痛反倒夭矫，面变易五色。其状似痫，但眼不上摇耳，其脉弦急数者是也。若失时不治，久则难治。若乳母饮酒过度，醉及房劳喘后乳者最剧，能杀儿也。

六十一、为鬼所持候

小儿神气软弱，精爽微羸，而神魂被鬼所持录。其状，不觉有余疾，直尔萎黄，多大啼唤，口气常臭是也。

六十二、卒死候

小儿卒死者，是三虚而遇贼风，故无病仓卒而死也。三虚者，乘年之衰，一也；逢月之空，二也；失时之和，三也。有人因此三虚，复为贼风所伤，使阴气偏竭于内，阳气阻隔于外，而气壅闭①，阴阳不通，故暴绝而死也。若腑脏未竭②，良久乃苏。亦有兼挟鬼神气者，皆有顷邪退，乃生也。

凡中客忤及中恶卒死，而邪气不尽，停滞心腹，久乃发动，多变成

① 而：本书卷二十三《卒死候》作"二"。
② 未竭：本书卷二十三《卒死候》作"气未竭"。

注也。

六十三、中恶候

小儿中恶者，是鬼邪之气卒中于人也。无问大小，若阴阳顺理，荣卫平和，神守则强，邪不干正。若精气衰弱，则鬼毒恶气中之。其状，先无他病，卒然心腹刺痛，闷乱欲死是也。

凡中恶腹大而满，脉紧大而浮者死，紧细而微者生。余势不尽，停滞脏腑之间，更发后，变为注也。

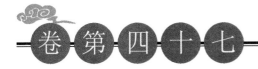

·小儿杂病诸候三·

凡四十五论

六十四、注候

注之言住也，谓其风邪气留人身内也。人无问大小，若血气虚衰，则阴阳失守，风邪鬼气因而客之，留在肌肉之间，连滞腑脏之内。或皮肤瞤动，游易无常，或心腹刺痛，或体热皮肿，沉滞至死。死又注易傍人，故为注也。

小儿不能触冒风邪，多因乳母解脱之时，不避温凉暑湿，或抱持出入，早晚其神魂软弱，而为鬼气所伤，故病也。

六十五、尸注候

尸注者，是五尸之中一尸注也。人无问小大，腹内皆有尸虫，尸虫为性忌恶，多接引外邪，共为患害。小儿血气衰弱者，精神亦羸，故尸注因而为病。其状沉默，不的知病处，或寒热淋沥，涉引岁月，遂至于死。死又注易傍人，故名之为尸注也。

六十六、蛊注候

人聚虫蛇杂类，以器皿盛之，令相啖食，余一存者，即名为蛊，能变化。或随饮食入腹，食人五脏。小儿有中者，病状与大人、老子无异，则心腹刺痛，懊闷。急者即死，缓者涉历岁月，渐深羸困，食心脏尽利血，心脏烂乃至死。死又注易傍人，故为蛊注也。

六十七、阴肿候

足少阴为肾之经，其气下通于阴。小儿有少阴之经虚而受风邪者，邪气冲于阴，与血气相搏结，则阴肿也。

六十八、腹胀候

腹胀，是冷气客于脏故也。小儿腑脏嫩弱，有风冷邪气客之，搏于脏气，则令腹胀。若脾虚，冷移入于胃，食则不消。若肠虚，冷气乘之，则变下利。

六十九、霍乱候

霍乱者，阴阳清浊二气相干，谓之气乱。气乱于肠胃之间，为霍乱也。小儿肠胃嫩弱，因解脱逢风冷，乳哺不消，而变吐利也。或乳母触冒风冷，食饮生冷物，皆冷气流入乳，令乳变败。儿若饮之，亦成霍乱吐利。皆是触犯腑脏，使清浊之气相干，故霍乱也。挟风而络实者，则身发热，头痛骼疼①，而复吐利。

凡小儿霍乱，皆须暂断乳，亦以药与乳母服，令血气调适，乳汁温和故也。小儿吐利不止，血气变乱，即发惊痫也。

---

① 骼：本书卷二十二《霍乱候》及《太平圣惠方》卷四十七《霍乱论》作"体"。

七十、吐利候

吐利者，由肠虚而胃气逆故也。小儿有解脱，而风冷入肠胃，肠胃虚则泄利，胃气逆则呕吐。此大体与霍乱相似而小轻，不剧闷顿，故直云吐利，亦不呼为霍乱也。

七十一、服汤中毒毒气吐下候①

春夏以汤下小儿，其肠胃脆嫩，不胜药势，遂吐下不止。药气薰脏腑，乃烦懊顿乏者，谓此为中毒，毒气吐下也。

七十二、呕吐逆候

儿啼未定，气息未调，乳母忽遽以乳饮之，其气尚逆，乳不得下，停滞胸膈，则胸满气急，令儿呕逆变吐。

又，乳母将息取冷，冷气入乳，乳变坏，不捻除之，仍以饮儿，冷乳入腹，与胃气相逆，则腹胀痛，气息喘急，亦令呕吐。

又，解脱换易衣裳及洗浴，露儿身体，不避风冷，风冷因客肤腠，搏血气则冷②，入于胃，则腹胀痛而呕吐也。凡如此，风冷变坏之乳，非直令呕吐，胃虚冷入于大肠，则为利也。

七十三、哕候

小儿哕，由哺乳冷，冷气入胃，与胃气相逆，冷折胃气不通，则令哕也。

七十四、吐血候

小儿吐血者，是有热气盛而血虚，热乘于血，血性得热则流散妄行，气

---

① 毒毒：原作"毒"，据本书底本目录补。
② 冷：元本作"热"。

逆即血随气上，故令吐血也。

七十五、难乳候

凡小儿初生，看产人见儿出，急以手料拭儿口，无令恶血得入儿口，则儿腹内调和，无有疾病；若料拭不及时，则恶血秽露儿咽入腹，令心腹否满短气，儿不能饮乳，谓之难乳。

又云：儿在胎之时，母取冷过度，冷气入胞，令儿著冷，至儿生出，则喜腹痛，不肯饮乳，此则胎寒，亦名难乳也。

七十六、吐呗候

小儿吐呗者，由乳哺冷热不调故也。儿乳哺不调，则停积胸膈，因更饮乳哺，前后相触，气不得宣流，故吐呗出。诊其脉浮者，无苦也。

七十七、百病候

小儿百病者，由将养乖节，或犯寒温，乳哺失时，乍伤饥饱，致令血气不理，肠胃不调，或欲发惊痫，或欲成伏热。小儿气血脆弱，病易动变，证候百端。若见其微证，即便治之，使不成众病，故谓之百病也。治之若晚，其病则成。

凡诸病，至于困者，汗出如珠，著身不流者，死也。病如胸陷者，其口唇干，目反张①，口中气出冷，足与头相抵卧，不举手足，四肢垂，其卧正直如缚状，其掌中冷，至十日必死，不可治也。

七十八、头身喜汗出候

小儿有血气未实者，肤腠则疏。若厚衣温卧，腑脏生热，蒸发腠理，津液泄越，故令头身喜汗也②。

---

① 目反张：宋本、正保本作"目皮反"。
② 也：宋本作"出"。

中华医典 第四辑

七十九、盗汗候

盗汗者，眠睡而汗自出也。小儿阴阳之气嫩弱，腠理易开，若将养过温，因睡卧阴阳气交，津液发泄，而汗自出也。

八十、痰候

痰者，水饮停积胸膈之间，而结聚也。小儿饮乳，因冷热不调，停积胸膈之间，结聚成痰。痰多则令儿饮乳不下，吐涎沫变结，而微壮热也；痰实，壮热不止，则发惊痫。

八十一、胸膈有寒候

三焦不调，则寒气独留，膈上不通，则令儿乳哺不得消下，噫气酸臭，胸膈否满，甚则气息喘急。

八十二、癥瘕癖结候

五脏不和，三焦不调，有寒冷之气客之，则令乳哺不消化，结聚成癥癖也。其状，按之不动，有形段者①，癥也；推之浮移者，瘕也；其弦急牢强，或在左，或在右，癖也。皆由冷气、痰水、食饮结聚所成，故云癥瘕癖结也。

八十三、否结候

否者，塞也。小儿胸膈热实，腹内有留饮，致令荣卫否塞，腑脏之气不宣通。其病②，腹内气结胀满，或时壮热是也。

---

① 段：元本作"叚"，同"瘕"，疑是。
② 病：原作"痛"，据本书卷二十《诸否候》改。

八十四、宿食不消候

小儿宿食不消者，脾胃冷故也。小儿乳哺饮食，取冷过度，冷气积于脾胃，脾胃则冷。胃为水谷之海，脾气磨而消之，胃气和调，则乳哺消化。若伤于冷，则宿食不消。诊其三部脉沉者，乳不消也。

八十五、伤饱候

小儿食不可过饱，饱则伤脾。脾伤不能磨消于食，令小儿四肢沉重，身体苦热，面黄腹大是也。

八十六、食不知饱候

小儿有嗜食，食已仍不知饱足，又不生肌肉。其但腹大，其大便数而多泄，亦呼为豁泄，此肠胃不守故也。

八十七、哺露候

小儿乳哺不调，伤于脾胃，脾胃衰弱，不能饮食，血气减损，不荣肌肉，而柴辟羸露。其腑脏之不宣，则吸吸苦热，谓之哺露也。

八十八、大腹丁奚候

小儿丁奚病者，由哺食过度，而脾胃尚弱，不能磨消故也。哺食不消，则水谷之精减损，无以荣其气血，致肌肉消瘠。其病腹大颈小，黄瘦是也。若久不瘥，则变成谷癥。

伤饱，一名哺露，一名丁奚，三种大体相似，轻重立名也。

八十九、洞泄下利候

春伤于风，夏为洞泄。小儿有春时解脱衣服，为风冷所伤，藏在肌肉，至夏因饮食居处不调，又被风冷入于肠胃，先后重沓，为风邪所乘，则下利也。其冷气盛，利甚为洞泄。洞泄不止，为注下也。凡注下不止者，多变惊痫。所以然者，本挟风邪，因利脏虚，风邪乘之故也。亦变眼痛生障，下焦偏冷，热结上焦，熏于肝故也。

九十、利后虚羸候

肠胃虚弱，受风冷则下利。利断之后，脾胃尚虚，谷气犹少，不能荣血气，故虚羸也。

九十一、赤白滞下候

小儿体本挟热，忽为寒所折，气血不调，大肠虚弱者，则冷热俱乘之。热搏血，渗肠间，其利则赤；冷搏肠，津液凝，其利则白。冷热相交，血滞相杂，肠虚者泄，故为赤白滞下也。

九十二、赤利候

小儿有挟客热，客热入于经络，而血得热则流散，渗入大肠，肠虚则泄，故为赤利也。

九十三、热利候

小儿本挟虚热，而为风所乘，风热俱入于大肠而利。是水谷利而色黄者，为热利也。

九十四、冷利候

小儿肠胃虚，或解脱遇冷，或饮食伤冷，冷气入于肠胃而利，其色白，是为冷利也。冷甚则利青也。

九十五、冷热利候

小儿先因饮食，有冷气在肠胃之间，而复为热气所伤，而肠胃宿虚，故受于热，冷热相交，而变下利，乍黄乍白，或水或谷，是为冷热利也。

九十六、卒利候

小儿卒利者，由肠胃虚，暴为冷热之气所伤，而为卒利。热则色黄赤，冷则色青白，若冷热相交，则变为赤白滞利也。

九十七、久利候

春伤于风，至夏为洞泄。小儿春时解脱，为风所伤，藏在肌肉，至夏因为水谷利，经久连滞不瘥也。

凡水谷利久，肠胃虚，易为冷热。得冷则变白脓，得热则变赤血，苦冷热相加，则赤白相杂。利久则变肿满，亦变病虐，亦令呕哕，皆由利久脾胃虚所为也。

九十八、重下利候

重下利者，此是赤白滞下，利而挟热多者，热结肛门，利不时下，而久噫气，谓之重下利也。

九十九、利如膏血候

此是赤利肠虚极，肠间脂与血俱下，故谓利如膏血也。

一百、蛊毒利候

岁时寒暑不调，而有毒厉之气，小儿解脱，为其所伤，邪与血气相搏，入于肠胃，毒气蕴积，值大肠虚者，则变利血。其利状，血色蕴瘀如鸡鸭肝片，随利下。此是毒气盛热，食于人脏，状如中蛊，故谓之蛊毒利也。

一百一、利兼渴候

此是水谷利，津液枯竭，腑脏虚燥则引饮。若小便快者，利断，渴则止。若小便涩，水不行于小肠，渗入肠胃，渴亦不止，利亦不断。凡如此者，皆身体浮肿，脾气弱，不能克水故也。亦必眼痛生障。小儿上焦本热，今又利，下焦虚，上焦热气转盛，热气熏肝故也。

一百二、被魅候

小儿所以有魅病者，妇人怀娠，有恶神导其腹中胎，妒嫉而制伏他小儿令病也。妊娠妇人，不必悉能致魅①，人时有此耳。魅之为疾，喜微微下，寒热有去来，毫毛发鬈髻不悦，是其证也。

一百三、惊啼候

小儿惊啼者，是于眠睡里忽然啼而惊觉也。由风热邪气乘于心，则心脏生热，精神不定，故卧不安，则惊而啼也。

一百四、夜啼候

小儿夜啼者，脏冷故也。夜阴气盛，与冷相搏则冷动。冷动与脏气相并，或烦或痛，故令小儿夜啼也。然亦有犯触禁忌，亦令儿夜啼，则可法术断之。

一百五、躯啼候

小儿在胎时，其母将养伤于风冷，邪气入胞，伤儿脏腑。故儿生之后，邪犹在儿腹内，邪动与正气相搏则腹痛，故儿躯张蹙气而啼。

---

① 致：元本作"制"。

一百六、胎寒候

小儿在胎时，其母将养取冷过度，冷气入胞，伤儿肠胃。故儿生之后，冷气犹在肠胃之间。其状，儿肠胃冷，不能消乳哺，或腹胀，或时谷利，令儿颜色素肥，时啼者，是胎寒故也。

一百七、腹痛候

小儿腹痛，多由冷热不调，冷热之气与脏腑相击，故痛也。其热而痛者，则面赤，或壮热四肢烦，手足心热是也；冷而痛者，面色或青或白，甚者乃至面黑，唇口爪皆青是也。

一百八、心腹痛候

小儿心腹痛者，肠胃宿挟冷，又暴为寒气所加，前后冷气重沓，动与脏气相搏，随气上下冲击心腹之间，故令心腹痛也。

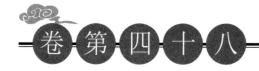

·小儿杂病诸候四·

凡四十六论

一百九、解颅候

解颅者,其状,小儿年大,囟应合而不合,头缝开解是也。由肾气不成故也。肾主骨髓,而脑为髓海。肾气不成,则髓脑不足,不能结成,故头颅开解也。

一百十、囟填候

小儿囟填,由乳哺不时,饥饱不节,或热或寒,乘于脾胃,致腑脏不调,其气上冲所为也。其状,囟张如物填其上,汗出,毛发黄而短者是也。若寒气上冲,即牢坚;热气上冲,即柔软。

又,小儿胁下有积,又气满而体热,热气乘于脏,脏气上冲于脑囟,亦致囟填。又,咳且啼,而气乘脏上冲,亦病之。啼甚久,其气未定,因而乳之,亦令囟填。所以然者,方啼之时,阴阳气逆上冲故也。

一百十一、囟陷候

此谓囟陷下不平也。由肠内有热,热气熏脏,脏热即渴引饮。而小便泄利者，即腑脏血气虚弱，不能上充髓脑，故囟陷也。

一百十二、重舌候

小儿重舌者，心脾热故也。心候于舌，而主于血。脾之络脉，又出舌下。心火脾土二脏，母子也，有热即血气俱盛。其状，附舌下，近舌根，生形如舌而短，故谓之重舌。

一百十三、滞颐候

滞颐之病，是小儿多涎唾流出，渍于颐下，此由脾冷液多故也。脾之液为涎，脾气冷，不能收制其津液，故令涎流出，滞渍于颐也。

一百十四、中风候

小儿血气未定，肌肤脆弱，若将养乖宜，寒温失度，腠理虚开，即为风所中也。

凡中风，皆从背诸脏俞入。

若心中风，但得偃卧，不得倾侧。汗出，唇赤，若汗流者，可治，急灸心俞。若唇或青或白，或黄或黑，此是心坏为水，面目亭亭，时悚动，皆不复可治，五六日而死。

若肝中风，踞坐，不得低头，若绕两目连额上，色微有青，唇色青而面黄，可治，急灸肝俞。若大青黑，面一黄一白者，是肝已伤，不可复治，数日而死。

若脾中风，踞而腹满，身通黄，吐咸汁出者，可治，急灸脾俞。若手足青者，不可复治也。

若肾中风，踞而腰痛，视胁左右，未有黄色如饼糒大者，可治，急灸肾俞。若齿黄赤，鬓发直，面土色，不可治也。

肺中风，偃卧而胸满短气，冒闷汗出，视目下、鼻上下两边，下行至口，色白，可治，急灸肺俞。若黄，为肺已伤，化为血，不可复治也。其人

中华医典　第四辑

当要掇空①，或自拈衣，如此数日而死。此五脏之中风也。其年长成童者，灸皆百壮。若五六岁已下，至于婴儿灸者，以意消息之。凡婴儿若中于风，则的成癫痫也。

一百十五、中风四肢拘挛候

小儿肌肉脆弱，易伤于风，风冷中于肤腠，入于经络，风冷搏于筋脉，筋脉得冷即急，故使四肢拘挛也。

一百十六、中风不随候

夫风邪中于肢节，经于筋脉，若风挟寒气者，即拘急挛痛；若挟于热，即缓纵不随。

一百十七、白虎候

按《堪舆历游年图》有白虎神，云太岁在卯，即白虎在寅，准此推之，知其神所在。小儿有居处触犯此神者，便能为病。其状，身微热，有时啼唤，有时身小冷，屈指如数，似风痫，但手足不瘛疭耳。

一百十八、卒失音不能语候

喉咙者，气之道路，喉厌者，音声之门户。有暴寒气客于喉厌，喉厌得寒，即不能发声，故卒然失音也。不能语者，语声不出，非牙关噤也。

一百十九、中风口噤候

小儿中风口噤者，是风入颔颊之筋故也。手三阳之筋，入结颔颊。足阳明之筋，上夹于口。肤腠虚，受风冷，客于诸阳之筋，筋得寒冷则挛急，故机关不利而口噤也。

---

① 要：本书卷一《中风候》、卷四十三《产后中风候》作"妄"，疑为"妄"之误。

一百二十、中风口㖞邪僻候

小儿中风，口㖞邪僻，是风入于颔颊之筋故也。足阳明之筋，上夹于口，手三阳之脉偏急，而口㖞邪僻也。

一百二十一、中风痉候

小儿风痉之病，状如痫，而背脊项颈强直，是风伤太阳之经。小儿解脱之，脐疮未合，为风所伤，皆令发痉。

一百二十二、羸瘦候

夫羸瘦不生肌肤，皆为脾胃不和，不能饮食，故血气衰弱，不能荣于肌肤。凡小儿在胎，而遇寒冷，或生而挟伏热，皆令儿不能饮食，故羸瘦也。挟热者，即温壮身热，肌肉微黄；其挟冷者，即时时下利，唇口青皅。

一百二十三、虚羸候

此谓小儿经诸大病，或惊痫，或伤寒，或温壮，而服药或吐利、发汗，病瘥之后，血气尚虚，脾胃犹弱，不能传化谷气，以荣身体，故气力虚而羸也。

一百二十四、嗽候

嗽者，由风寒伤于肺也。肺主气，候皮毛，而俞在于背。小儿解脱，风寒伤皮毛，故因从肺俞入伤肺，肺感微寒，即嗽也。故小儿生，须常暖背，夏月亦须单背裆。若背冷得嗽，月内不可治；百日内嗽者，十中一两瘥耳。

一百二十五、咳逆候

咳逆，由乳哺无度，因挟风冷伤于肺故也。肺主气，为五脏上盖，在胸间。小儿啼，气未定，因而饮乳，乳与气相逆，气相引乳射于肺，故咳而气逆，谓之咳逆也。冷乳、冷哺伤于肺，搏于肺气，亦令咳逆也。

一百二十六、病气候

肺主气，肺气有余，即喘咳上气。若又为风冷所加，即气聚于肺，令肺胀，即胸满气急也。

一百二十七、肿满候

小儿肿满，由将养不调，肾脾二脏俱虚也。肾主水，其气下通于阴；脾主土，候肌肉而克水。肾虚不能传其水液，脾虚不能克制于水，故水气流溢于皮肤，故令肿满。其挟水肿者，即皮薄如熟李之状也。若皮肤受风，风搏而气致肿者，但虚肿如吹，此风气肿也。

一百二十八、毒肿候

毒肿，是风热湿气搏于皮肤①，使血气涩不行，蕴积成毒，其肿赤而热是也。

一百二十九、耳聋候

小儿患耳聋，是风入头脑所为也。手太阳之经，入于耳内。头脑有风，风邪随气入乘其脉，与气相搏，风邪停积，即令耳聋。

一百三十、耳鸣候

手太阳之经脉，入于耳内。小儿头脑有风者，风入乘其脉，与气相击，故令耳鸣。则邪气与正气相击，久即邪气停滞，皆成聋也。

---

① 湿：原作"温"，据元本改。

一百三十一、耳中风掣痛候①

小儿耳鸣及风掣痛，其风染而皆起于头脑有风，其风入经脉，与气相动而作，故令掣痛。其风染而渐至，与正气相击，轻者动作几微，故但鸣也。其风暴至，正气又盛，相击则其动作疾急，故掣痛也。若不止，则风不散，津液壅聚，热气加之，则生黄汁。甚者亦有薄脓也。

一百三十二、聤耳候

耳，宗脉之所聚，肾气之所通。小儿肾脏盛而有热者，热气上冲于耳，津液壅结，即生脓汁。亦有因沐浴，水入耳内，而不倾沥令尽，水湿停积，搏于血气，蕴结成热，亦令脓汁出。皆谓之聤耳，久不瘥，即变成聋也。

一百三十三、目赤痛候

肝气通于目。脏内客热，与胸膈痰饮相搏，熏渍于肝，肝热气冲发于目，故令目赤痛也。甚则生翳。

一百三十四、眼障翳候

眼是腑脏之精华，肝之外候，而肝气通于眼也。小儿腑脏痰热，熏渍于肝，冲发于眼，初只热痛。热气蕴积，变生障翳。热气轻者，止生白翳结聚，小者如黍粟，大者如麻豆。随其轻重。轻者止生一翳，重者乃至两三翳也。

若不生翳，而生白障者，是疾重极，遍覆黑睛，满眼悉白，则失明也。其障亦有轻重，轻者黑睛边微有白膜，来侵黑睛，渐染散漫。若不急治，热势即重，满目并生白障也。

---

① 耳：原无，据本书底本目录补。

中华医典 第四辑

一百三十五、目盲候

眼无障翳而不见物，谓之盲。此由小儿脏内有停饮而无热，但有饮水积渍于肝也。目是五脏之精华，肝之外候也。肝气通于目，为停饮水渍①，脏气不宣和，精华不明审，故不赤痛，亦无障翳，而不见物，故名青盲也。

一百三十六、雀目候

人有昼而晴明，至瞑便不见物，谓之雀目。言如鸟雀，瞑便无所见也。

一百三十七、缘目生疮候

风邪客于睑眦之间，与血气相搏，挟热即生疮，浸渍缘目，赤而有汁，时瘥时发。世云小儿初生之时，洗浴儿不净，使秽露津液浸渍眼睑睫眦，后遇风邪，发即目赤烂生疮，喜难瘥，瘥后还发成疹，世人谓之胎赤。

一百三十八、鼻衄候

小儿经脉血气有热，喜令鼻衄。夫血之随气，循行经脉，通游腑脏。若冷热调和，行依其常度，无有壅滞，亦不流溢也。血性得寒即凝涩结聚，得热即流散妄行。小儿热盛者，热乘于血，血随气发，溢于鼻者，谓之鼻衄。凡人血虚受热，即血失其常度，发溢妄行，乃至发于七窍，谓之大衄也。

一百三十九、䘌鼻候

䘌鼻之状，鼻下两边赤，发时微有疮而痒是也。亦名赤鼻，亦名疳鼻。然鼻是肺气所通，肺候皮毛，其气不和，风邪客于皮毛，次于血气。夫邪在血气，随虚处而入停之，其停于鼻两边，与血气相搏成疮者，谓之䘌鼻也。

---

① 水：元本作"所"。

一百四十、齆鼻候

肺主气而通于鼻，而气为阳，诸阳之气，上荣头面。若气虚受风冷，风冷客于头脑，即其气不和，令气停滞，搏于津液，脓涕结聚，即鼻不闻香臭，谓之齆。

一百四十一、鼻塞候

肺气通于鼻，而气为阳，诸阳之气，上荣头面。其气不和，受风冷，风冷邪气入于脑，停滞鼻间，即气不宣和，结聚不通，故鼻塞也。

一百四十二、喉痹候

喉痹，是风毒之气客于咽喉之间，与血气相搏，而结肿塞，饮粥不下，乃成脓血。若毒入心，心即烦闷懊恼，不可堪忍，如此者死。

一百四十三、马痹候

马痹与喉痹相似，亦是风热毒气客于咽喉颔颊之间，与血气相搏，结聚肿痛。其状，从颔下肿连颊，下应喉内肿痛，塞水浆不下，甚者脓溃。毒若攻心，则心烦懊闷致死。

一百四十四、齿不生候

齿是骨之所终，而为髓之所养也。小儿有禀气不足者，髓即不能充于齿骨，故齿久不生。

一百四十五、齿痛风龋候

手阳明、足太阳之之脉，并入于齿。风气入其经脉，与血气相搏，齿即肿痛，脓汁出①，谓之风龋。

一百四十六、齿根血出候

手阳明、足太阳之脉，并入于齿。小儿风气入其经脉，与血相搏，血气虚热，即齿根血出也。

一百四十七、数岁不能行候

小儿生，自变蒸至于能语，随日数血脉骨节备成。其膑骨成，即能行。骨是髓之所养，若禀生血气不足者，即髓不充强，故其骨不即成，而数岁不能行也。

一百四十八、鹤节候

小儿禀生血气不足，即肌肉不充，肢体柴瘦，骨节皆露，如鹤之脚节也。

一百四十九、头发黄候

足少阴为肾之经，其血气华于发。若血气不足，则不能润悦于发，故发黄也。

一百五十、头发不生候

足少阴为肾之经，其华在发。小儿有禀性少阴之血气不足，即发疏薄不生。亦有因头疮而秃落不生者，皆由伤损其血，血气损少，不能荣于发也。

---

① 脓：原作"浓"，据元本改。

一百五十一、惛塞候

人有禀性阴阳不和，而心神惛塞者，亦有因病而精采暗钝，皆由阴阳之气不足，致神识不分明。

一百五十二、落床损瘀候

血之在身，随气而行，常无停积。若因堕落损伤，即血行失度，随伤损之处即停积。若流入腹内，亦积聚不散，皆成瘀血。凡瘀血在内，颜色萎黄，气息微喘，涩涩小寒，噏噏微热，或时损痛也。

一百五十三、唇青候

小儿脏气不和，血虚为冷所乘，即口唇青吧。亦有脏气热，唇生疮，而风冷之气入，疮虽瘥，之后血色不复，故令唇青。

一百五十四、无辜病候

小儿面黄发直，时壮热，饮食不生肌肤，积经日月，遂致死者，谓之无辜。言天上有鸟，名无辜，昼伏夜游。洗浣小儿衣席，露之经宿，此鸟即飞从上过。而取此衣与小儿著，并席与小儿卧，便令儿著此病。

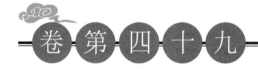

·小儿杂病诸候五·

凡五十论

一百五十五、丹候

风热毒气客于腠理，热毒搏于血气，蒸发于外，其皮上热而赤，如丹之涂，故谓之丹也。若久不瘥，即肌肉烂伤。

一百五十六、五色丹候

五色丹，发而改变无常，或青、黄、白、黑、赤。此由风毒之热，有盛有衰，或冷或热，故发为五色丹也。

一百五十七、赤黑丹候

丹病，本是毒热折于血气，蕴蒸色赤，而得有冷气乘之①，冷热互交，更相积瘀，令色赤黑。

---

① 得：元本作"复"。

一百五十八、白丹候

丹，初是热毒挟风，热搏于血，积蒸发赤也。热轻而挟风多者，则其色微白也。

一百五十九、丹火候

丹火之状，发赤，如火之烧，须臾熛浆起是也。

一百六十、天火丹候

丹发竟身体，斑赤如火之烧，故谓之天火丹也。

一百六十一、伊火丹候

丹发于髀，青黑色，谓之伊火丹也。

一百六十二、熛火丹候

丹发于臂、背、谷道者，谓之熛火丹也。

一百六十三、骨火丹候

丹发初在臂起，正赤若黑，谓之骨火丹也。

一百六十四、厉火丹候

丹发初从髂下起，皆赤，能移走，谓之厉火丹也。

一百六十五、火丹候

火丹之状，往往如伤赤著身，而日渐大者，谓之火丹也。

一百六十六、飞火丹候

丹著两臂及背膝，谓之飞火丹也。

一百六十七、游火丹候

丹发两臂及背，如火灸者，谓之游火丹也。

一百六十八、殃火丹候

丹发两胁及腋下、髀上，谓之殃火丹也。

一百六十九、尿灶火丹候

丹发膝上，从两股起及脐间，走入阴头，谓之尿灶火丹也。

一百七十、风火丹候

丹初发肉黑，忽肿起，谓之风火丹也。

一百七十一、暴火丹候

暴火丹之状，带黑皏色，谓之暴火丹也。

一百七十二、留火丹候

留火丹之状，发一日一夜，便成疮，如枣大，正赤色，谓之留火丹也。

一百七十三、朱田火丹候

丹先发背起，遍身，一日一夜而成疮，谓之朱田火丹也。

一百七十四、郁火丹候

丹发从背起，谓之郁火丹也。

一百七十五、神火丹候

丹发两髈，不过一日便赤黑，谓之神火丹也。

一百七十六、天灶火丹候

丹发两髈里，尻间正赤，流阴头，赤肿血出，谓之天灶火丹也。

一百七十七、鬼火丹候

丹发两臂，赤起如李子，谓之鬼火丹也。

一百七十八、石火丹候

丹发通身，目突起如细粟大①，色青黑，谓之石火丹也。

一百七十九、野火丹候

丹发赤，斑斑如梅子，竟背腹，谓之野火丹也。

---

① 目：原作"自"，据本书卷三十一《石火丹候》改。

中华医典 第四辑

一百八十、茱萸火丹候

丹发初从背起，遍身如细缬，谓之茱萸人丹也。

一百八十一、家火丹候

丹初发，著两腋下、两髀上，名之曰家火丹也。

一百八十二、废灶火丹候

丹发从足跌起，正赤者，谓之废灶火丹也。

一百八十三、萤火丹候

丹发如灼，在胁下，正赤，初从髂起而长上，痛，是萤火丹也。

一百八十四、赤丹候

此谓丹之纯赤色者，则是热毒搏血气所为也。

一百八十五、风瘙隐胗候

小儿因汗解脱衣裳，风入腠理，与血气相搏，结聚起，相连成隐胗，风气止在腠理，浮浅，其势微，故不肿不痛，但成隐胗瘙痒耳。

一百八十六、卒腹皮青黑候

小儿因汗，腠理则开，而为风冷所乘，冷搏于血，随肌肉虚处停之，则血气沉涩，不能荣其皮肤，而风冷客于腹皮，故青黑。

一百八十七、蓝注候

小儿为风冷乘其血脉，血得冷则结聚成核，其皮肉色如蓝，乃经久不歇，世谓之蓝注。

一百八十八、身有赤处候

小儿因汗，为风邪毒气所伤，与血气相搏，热气蒸发于外，其肉色赤，面壮热是也。

一百八十九、赤游肿候

小儿有肌肉虚者，为风毒热气所乘，热毒搏于血气，则皮肤赤而肿起。其风随气行游不定，故名赤游肿也。

一百九十、大便不通候

小儿大便不通者，腑脏有热，乘于大肠故也。脾胃为水谷之海，水谷之精华，化为血气，其糟粕行于大肠。若三焦五脏不调和，热气归于大肠，热实，故大便燥涩不通也。

一百九十一、大小便不利候

小儿大小便不利者，腑脏冷热不调，大小肠有游气，气壅在大小肠，不得宣散，故大小便涩，不流利也。

一百九十二、大小便血候

心主血脉，心脏有热，热乘于血，血性得热，流散妄行，不依常度。其流渗于大小肠者，故大小便血也。

一百九十三、尿血候

血性得寒则凝涩，得热则流散，而心主于血。小儿心脏有热，乘于血，血渗于小肠，故尿血也。

一百九十四、痔候

痔有牡痔、牝痔、脉痔、肠痔、血痔、酒痔，皆因劳伤过度，损动血气所生。小儿未有虚损，而患痔，止是大便有血出，肠内有结热故也。

一百九十五、小便不通利候

小便不通利者，肾与膀胱热故也。此二经为表里，俱主水。水行于小肠，入胞为小便，热气在其脏腑，水气则涩，故小便不通利也。

一百九十六、大小便数候

脾与胃合，胃为水谷之海。水谷之精，化为血气，以行经脉，其糟粕、水液，行之于大小肠。若三焦平和，则三脏调适①，虚实冷热不偏。其脾胃气弱，大小肠偏虚，下焦偏冷，不能制于水谷者，故令大小便数也。

一百九十七、诸淋候

小儿诸淋者，肾与膀胱热也。膀胱与肾为表里，俱主水。水入小肠，下于胞，行于阴，为小便也。肾气下通于阴，阴，水液之道路。膀胱，津液之腑，膀胱热，津液内溢，而流于泽，水道不通，水不上不下，停积于胞，肾气不通于阴，肾热，其气则涩，故令水道不利，小便淋沥，故谓为淋。其状，小便出少起数，小腹急②，痛引脐是也。又有石淋、气淋、热淋、血

---

① 三：元本作"五"。
② 腹：本书卷十四《诸淋候》其下有"弦"字。

淋、寒淋。诸淋形证，随名具说于后章，而以一方治之者，故谓诸淋也。

一百九十八、石淋候

石淋者，淋而出石也。肾主水，水结则化为石，故肾容砂石①。肾为热所乘②，热则成淋。其状，小便茎中痛，尿不能卒出，时自痛引小肠③。膀胱里急，砂石从小便道出。甚者水道塞痛，令闷绝。

一百九十九、气淋候

气淋者，肾虚，膀胱受肺之热气，气在膀胱，膀胱则胀。肺主气，气为热所乘，故流入膀胱。膀胱与肾为表里，膀胱热则气壅不散，小腹气满，水不宣利，故小便涩成淋也。其状，膀胱小腹满，尿涩，常有余沥是也。亦曰气癃。

诊其少阴脉数者，男子则气淋也。

二百、热淋候

热淋者，三焦有热气，传于肾与膀胱，而热气流入于胞，而成淋也。

二百一、血淋候

血淋者，是热之甚盛者，则尿血，谓之血淋。心主血，血之行身，通遍经络，循环腑脏。其热甚者，血即散失其常经，溢渗入胞，而成血淋矣。

二百二、寒淋候

寒淋者，其病状先寒战，然后尿是也。小儿取冷过度，下焦受之，冷气入胞，与正气交争，寒气胜则战寒，正气胜则战寒解，故得小便也。

---

① 容：本书卷十四《石淋候》作"客"。
② 肾：本书卷十四《石淋候》作"肾虚"。
③ 肠：本书卷十四《石淋候》作"腹"。

二百三、小便数候

小便数者，膀胱与肾俱有客热乘之故也。肾与膀胱为表里，俱主水，肾气下通于阴。此二经既受客热，则水行涩，故小便不快而起数也。

二百四、遗尿候

遗尿者，此由膀胱有冷，不能约于水故也。足太阳为膀胱之经，足少阴为肾之经，此二经为表里。肾主水，肾气下通于阴。小便者，水液之余也。膀胱为津液之腑，既冷，气衰弱，不能约水，故遗尿也。

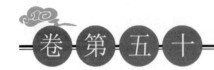

中华医典 第四辑

·小儿杂病诸候六·

凡五十一论

二百五、三虫候

三虫者，长虫、赤虫、蛲虫，为三虫也，犹是九虫之数也。长虫，蛔虫也，长一尺。动则吐清水而心痛，贯心即死。赤虫，状如生肉，动则肠鸣。蛲虫，至细微，形如菜虫也，居胴肠间，多则为痔，剧则为癞，因人疮处，以生诸痈、疽、癣、瘘、痟、疥、䘌虫，无所不为。

此既九虫之内三者，而今则别立名，当以其三种偏发动成病，故谓之三虫也。

二百六、蛔虫候

蛔虫者，九虫内之一虫也。长一尺，亦有长五六寸者。或因腑脏虚弱而动，或因食甘肥而动。其动则腹中痛，发作肿聚，行来上下，痛有休止，亦攻心痛。口喜吐涎及清水，贯伤心者则死。

诊其脉，腹中痛，其脉法当沉弱而弦，今反脉洪而大，则是蛔虫也。

二百七、蛲虫候

蛲虫者，九虫内之一虫也。形甚细小，如今之瘑虫状。亦因腑脏虚弱而致发，甚者则成痔、瘘、瘑、疥也。

二百八、寸白虫候

寸白者，九虫内之一虫也。长一寸而色白，形小褊。因腑脏虚弱而能发动。或云饮白酒，一云以桑树枝贯串牛肉炙，并食生栗所作。或云食生鱼后，即食乳酪，亦令生之。其发动则损人精气，腰脚疼弱。

又云：此虫生长一尺，则令人死也。

二百九、脱肛候

脱肛者，肛门脱出也。肛门，大肠之候，小儿患肛门脱出，多因利久肠虚冷，兼用躯气，故肛门脱出，谓之脱肛也。

二百十、病㿉候

㿉者，阴核气结肿大也。小儿患此者，多因啼哭躯气不止，动于阴气，阴气而击，结聚不散所成也。

二百十一、差㿉候

差㿉者，阴核偏肿大，亦由啼哭躯气，击于下所致。其偏肿者，气偏乘虚而行，故偏结肿也。

二百十二、狐臭候

人有血气不和，腋下有如野狐之气，谓之狐臭。而此气能染易著于人。小儿多是乳养之人先有此病，染著小儿。

二百十三、四五岁不能语候

人之五脏有五声，心之声为言。小儿四五岁不能言者，由在胎之时，其母卒有惊怖，内动于儿脏，邪气乘其心，令心气不和，至四五岁不能言语也。

二百十四、气瘿候

气瘿之状，颈下皮宽，内结突起，腌腌然，亦渐长大，气结所成也。小儿啼未止，因以乳饮之，令气息喘逆，不得消散，故结聚成瘿也。

二百十五、胸胁满痛候

看养小儿，有失节度，而为寒冷所伤，寒气入腹内，乘虚停积，后因乳哺冷热不调，触冒宿寒，与气相击不散，在于胸胁之间，故令满痛也。

二百十六、服汤药中毒候

小儿有疹患，服汤药，其肠胃脆嫩，不胜药气，便致烦毒也，故谓之中毒。

二百十七、蠼螋毒绕腰痛候

蠼螋虫，长一寸许，身有毛如毫毛，长五六分，脚长而甚细，多处屋壁之间。云其游走遇人，则尿人影，随所尿著影处，人身即应之生疮。世病之者，多著腰。疮初生之状，匝匝起，初结瘖瘟，小者如黍粟，大者如麻豆，染渐生长阔大，绕腰，生脓汁成疮也。

二百十八、疣目候

人有附皮肉生，与肉色无异，如麦豆大，谓之疣子，即疣目也。亦有三数相聚生者。割破里状如筋而强，亦微有血，而亦复生。此多由风邪客于皮肤，血气变化所生。故亦有药治之瘊者，亦有法术治之瘊者，而多生于手足也。

二百十九、头疮候

腑脏有热，热气上肿于头，而复有风湿乘之，湿热相搏，折于血气而变生疮也。

二百二十、头多虱生疮候

虱者，按《九虫论》云蛲虫多所变化，亦变为虱。而小儿头栉沐不时，则虱生。滋长偏多，啮头，遂至生疮。疮处虱聚也，谓之虱窠。然人体性自有偏多虱者。

二百二十一、白秃候

白秃之候，头上白点斑剥，初似癣，而上有白皮屑，久则生痂瘰成疮，遂至遍头。洗刮除其痂，头皮疮孔如箸头大，里有脓汁出，不痛而有微痒，时其里有虫，甚细微难见。《九虫论》亦云是蛲虫动作而成此疮，乃至自小及长大不瘥，头发秃落。故谓之白秃也。

二百二十二、头面身体诸疮候

腑脏热甚，热气冲发皮肤，而外有风湿折之，与血气相搏，则生疮甚壮。初赤起痦瘰，后乃生脓汁，随瘥随发。或生身体，或出头面，或身体头面皆有也。

二百二十三、恶疮候

夫人身体生疮，皆是脏热冲外，外有风湿相搏所生。而风湿之气，有挟热毒者，其疮则痛痒肿掀，久不瘥，故名恶疮也。

二百二十四、燻疮候

小儿为风热毒气所伤，客于皮肤，生燻浆，而溃成疮，名为燻疮也。

二百二十五、瘰疬候

小儿身生热疮，必生瘰疬。其状作结核，在皮肉间，三两个相连累也。是风邪搏于血气，壅结所生也。

二百二十六、恶核候

恶核者，是风热毒气与血气相搏，结成核，生颈边。又遇风寒所折，遂不消不溃，名为恶核也。

二百二十七、漆疮候

人无问男女大小，有禀性不耐漆者，见漆及新漆器，便着漆毒，令头面身体肿起，隐胗色赤，生疮痒痛是也。

二百二十八、痈疮候

六腑不和，寒气客于皮肤，寒搏于血，则壅遏不通，稽留于经络之间，结肿而成痈。其状，肿上皮薄而泽是也。热气乘之，热胜于寒，则肉血腐败，化为脓。脓溃之后，其疮不瘥，故曰痈疮。

二百二十九、肠痈候

肠痈之状，小肠微强而痛是也。由寒热气搏于肠间，血气否结所生也。

二百三十、疖候

肿结长一寸至二寸，名之为疖。亦如痈热痛，久则脓溃，捻脓血尽便瘥。亦是风热之气客于皮肤，血气壅结所成。凡痈疖，捻脓血不尽，而疮口便合，其恶汁在里，虽瘥，终能更发，变成漏也。

二百三十一、疽候

五脏不调则生疽，亦是寒气客于皮肤，折于血气，血气否涩不通，结聚所成。大体与痈相似，所可为异，其上如牛领之皮而硬是也。痈则浮浅，疽则深也。至于变败脓溃，重于痈也，伤骨烂筋，遂至于死。

二百三十二、疽疮候

此疽疮者，非痈疽也，是癣之类，世谓之癣疽。多发于指节脚胫间，相对生，作细痦瘟子，匝匝而细孔，疮里有虫，痒痛，搔之有黄汁出，随瘥随发也。

二百三十三、瘘候

寒热邪气，客于经络，使血气否涩。初生作细瘰疬，或作梅李核大，或如箭干，或圆或长者，至五六分，不过一寸。或一或两三相连，时发寒热，仍脓血不止，谓之漏也。是皆五脏六腑之气不和，致血气不足，而受寒热邪气。然瘘者，有鼠瘘、蝼蛄瘘、蚯蚓瘘、蛴螬等瘘，以其于当病名处说之也。

二百三十四、瘑候

瘑者，风湿搏于血气所成。多著手足节腕间，匝匝然，搔之痒痛，浸淫生长，世谓之瘑。以其疮有细虫，如瘑虫故也。

二百三十五、疥候

疥疮，多生手足指间，染渐生至于身体，痒有脓汁。按《九虫论》云：蛲虫多所变化，亦变作疥。其疮里有细虫，甚难见。小儿多因乳养之人病疥，而染着小儿也。

二百三十六、癣候

癣病，由风邪与血气相搏于皮肤之间不散，变生隐轸。轸上如粟粒大，作匡郭，或邪或圆，浸淫长大，痒痛，搔之有汁，名之为癣。

小儿面上癣，皮如甲错起，干燥，谓之乳癣。言儿饮乳，乳汁渍污儿面，变生此。仍以乳汁洗之便瘥。

二百三十七、赤疵候

小儿有血气不和，肌肉变生赤色，染渐长大无定，或如钱大，或阔三数寸是也。

二百三十八、脐疮候

脐疮，由初生断脐，洗浴不即拭燥，湿气在脐中，因解脱遇风，风湿相搏，故脐疮久不瘥也。脐疮不瘥，风气入伤经脉，则变为痫也。

二百三十九、虫胞候

小儿初生，头即患疮，乃至遍身，其疮有虫，故因名虫胞也。

二百四十、口疮候

小儿口疮，由血气盛，兼将养过温，心有客热，熏上焦，令口生疮也。

二百四十一、鹅口候

小儿初生，口里白屑起，乃至舌上生疮，如鹅口里，世谓之鹅口。此由在胎时，受谷气盛，心脾热气熏发于口故也。

二百四十二、燕口生疮候

此由脾胃有客热，热气熏发于口，两吻生疮。其疮白色，如燕子之吻，故名为燕口疮也。

二百四十三、口下黄肥疮候

小儿有涎唾多者，其汁流溢，浸渍于颐，生疮，黄汁出，浸淫肥烂。挟热者，疮汁则多也。

二百四十四、舌上疮候

心候于舌。若心脏有热，则舌上生疮也。

二百四十五、舌肿候

心候舌，脾之络脉出舌下。心脾俱热，气发于口，故舌肿也。

二百四十六、噤候

小儿初生，口里忽结聚，生于舌上，如黍粟大，令儿不能取乳，名之曰噤。此由在胎时，热入儿脏，心气偏受热故也。

二百四十七、冻烂疮候

小儿冬月，为寒气伤于肌肤，搏于血气，血气壅滞，因即生疮。其疮亦焮肿而难瘥,乃至皮肉烂,谓之为冻烂疮也。

二百四十八、金疮候

小儿为金刃所伤,谓之金疮。若伤于经脉,则血出不止,乃至闷顿;若伤于诸脏俞募,亦不可治;自余腹破肠出,头碎脑露,并不难治①;其伤于肌肤,浅则成疮,终不虑死。而金疮得风,则变痉。

二百四十九、辛惊疮候

此由金疮未瘥,忽为外物所触,及大啼呼,谓为惊疮也。凡疮惊,则更血出也。

二百五十、月食疮候

小儿耳鼻口间生疮,世谓之月食疮,随月生死,因以为名也。世云小儿见月初生,以手指指之,则令耳下生疮,故呼为月食疮也。

二百五十一、耳疮候

疮生于小儿两耳,时瘥时发,亦有脓汁。此是风湿搏于血气所生,世亦呼之为月食疮也。

二百五十二、浸淫疮候

小儿五脏有热,熏发皮肤,外为风湿所折,湿热相搏身体。其疮初出甚小,后有脓汁,浸淫渐大,故谓之浸淫疮也。

---

① 不:元本作"亦"。

二百五十三、王灼恶疮候

腑脏有热，热熏皮肤，外为湿气所乘，则变生疮。其热偏盛者，其疮发势亦盛。初生如麻子，须臾王大，汁流溃烂，如汤火所灼，故名王灼疮。

二百五十四、疳湿疮候

疳湿之病，多因久利，脾胃虚弱，肠胃之间虫动，侵蚀五脏，使人心烦恼闷。其上蚀者，则口鼻齿龂生疮；其下蚀者，则肛门伤烂。皆难治。或因久利，或因脏热，嗜眠，或好食甘美之食，并令虫动，致生此病也。

二百五十五、阴肿成疮候

阴肿下焦热，热气冲阴，阴头忽肿合，不得小便，乃至生疮。俗云尿灰火所为也。